内经精要译注

主编◎郑红斌　包素珍

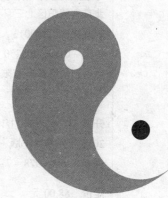

中国中医药出版社

·北 京·

图书在版编目（CIP）数据

内经精要译注 / 郑红斌，包素珍主编 . —北京：中国中医药出版社，2016.9

ISBN 978 – 7 – 5132 – 3610 – 2

Ⅰ . ①内… Ⅱ . ①郑… ②包… Ⅲ . ①《内经》–译文 ②《内经》–注释 Ⅳ . ① R221

中国版本图书馆 CIP 数据核字（2016）第 211398 号

中国中医药出版社出版

北京市朝阳区北三环东路 28 号易亨大厦 16 层
邮政编码　100013
传真　010 64405750
廊坊市晶艺印务有限公司印刷
各地新华书店经销

开本 710×1000　1/16　印张 30　字数 471 千字
2016 年 9 月第 1 版　2016 年 9 月第 1 次印刷
书号　ISBN 978 – 7 – 5132 – 3610 – 2

定价　88.00 元
网址　www.cptcm.com

如有印装质量问题请与本社出版部调换
版权专有　侵权必究

社长热线　010 64405720
购书热线　010 64065415　010 64065413
微信服务号　zgzyycbs

书店网址　csln.net/qksd/
官方微博　http：//e.weibo.com/cptcm

淘宝天猫网址　http：//zgzyycbs.tmall.com

　　《黄帝内经》是中华民族文化宝库中的瑰宝，是中医学经典著作中一部辉煌巨著，向有"群经之祖""医家之宗"之美誉，是历代学习中医必读之书。本书是按《黄帝内经》学术理论体系对原文进行分类，内容分为阴阳五行、藏象、精气血津液神、经络、发病、病因、病机、诊法、病证、防治原则、养生等，精选原文后设注释、译文、按语栏目。全书选文精当，条分缕析，提纲挈领，简明扼要，体现了作者的学术见解和多年的教学和临床经验，本书不仅适宜中医药院校师生使用，也适合中医爱好者学习参考。

　　《黄帝内经》(以下简称《内经》)是中医学经典中的一部辉煌巨著，全面地总结了西汉时期及其以前的医学成就，奠基了中医学的理论基础，有"群经之祖""医家之宗"之美誉，是历代学习中医必读之书，也是中医学教育的基本课程。它不仅主导着中医学的基本发展方向，也指导着中医临床各科的医疗实践，其独特的理论体系与特有的思维方法，以及关于生命科学的论断，奠定了中医理论的基本框架，开启了中医学不断进步的先河，成为中华文化辉煌灿烂的瑰宝。

　　《内经》原著由于成书年代久远，文辞古奥难懂，医理哲理幽微，于初学者阅读原文困难颇大。虽然历代整理注释《内经》者不乏其人，类分研究演绎经义者也有不少，但是，时至今日，选择其精而要者依据《内经》学术理论体系的基本框架加以分类编写，力求符合现代人快速阅读习惯，并能较快地提高掌握运用《内经》理论能力的辑注工作，对于广大爱好者与初学者而言仍然非常必要。有鉴于此，我们在继承前辈整理研究《内经》条文的基础上，根据多年来教学和临床实践的经验体会，汇集体之力编写了这本《内经精要译注》以飨读者，希望在传承经典、发扬中医学术方面做出我们应有的贡献。

　　本书所选原文，《黄帝内经素问》以明顾从德重刻影印本（简称顾从德本）、《灵枢经》以明赵府居敬堂本（简称赵府居敬堂本）为底本，并进行必要的校勘。

　　本书编辑过程中，按《内经》学术理论体系对原文进行分类选辑，内容分为阴阳五行、藏象、精气血津液神、经络、发病、病因、病机、诊法、病证、防治原则、养生共 11 章。每章下分数节，每节下辑录相关经文条目，列以序号。全书层次较分明，便于读者按章节内容检索学习《内经》要义；每条经文之后，除明白晓畅者外，一般均加以注释，分别针对原文的难字音义和名词术语进行简要注解、个别重要字词加以校勘说明；其后针对每条经文附加译文，用白话文进行翻译解读，尽可能做到简明扼要、通俗易懂，力求最大限度体现经文的旨意，努力发掘经文的精髓和内涵；重要条文或小节后，又附按语进行提要阐述，针对《内经》理论的深刻内涵，重要的学术观点，以及后人的学术思想发挥，教学中的体会和临床应用指导意义等分别进行提要钩玄，务求更好地阐释经文的微言大义，裨益广大读者。

本书可以作为高等院校课堂教学的参考用书，也可以作为医学生以及中医爱好者研习中医经典的辅助读本，更可以作为写作中医科技文献的检索工具书，同时对西医学习中医者提高中医理论水平也具有一定的参考价值。阅读过程中，通过有选择地撷取《内经》理论精华以及具有较高临床指导意义的经文加以体悟，对于提高中医基础理论水平，传承《内经》学术思想，以及提高临床实践能力等也有较好的借鉴指导意义。

本书是浙江中医药大学内经教研室各位同仁多年来《内经》教学实践探索的成果之一，也是多年来经典理论临床应用以及指导研究生的智慧结晶。全书确定体例后由各位老师分工撰著，部分博士、硕士研究生协助编写完成，最后由主编统稿审定。其中，第一章、第八章由刘玉良副教授负责，第二章、第六章、第七章由郑红斌教授负责，第三章、第十一章由李慧副教授负责，第四章、第十章由夏瑢教授负责，第五章、第九章由包素珍教授负责完成。参与全书的注释与译文校对工作的人员有：第一章由陈淇负责，第二章由水楠楠负责，第三章由李美娜负责，第四、第十章由陈淇、张誉引负责，第五章由章卓滢负责，第六章由钱赟达负责，第七章由倪致雅负责，第八章由高雅婷负责，第九、第十一章由朱伟、姜涛负责，郑若衡负责全书的文字校对工作。

虽然历时二年有余，大家也都尽了最大努力，但限于我们知识水平和编写能力，全书疏漏错误之处一定不少；更因为《内经》原文的深邃多义性，各位老师在辑选时的角度不同，也存在部分条文重复多见的情况。希望读者提出宝贵意见，以便不断改进与提高，共同为传承中医经典做出更大贡献。

郑红斌　包素珍
2016 年 5 月 2 日

目　录

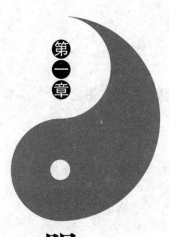

第一章

阴阳五行

第一节 阴 阳

一、阴阳总纲

【原文】

1101 夫自古通天[1]者，生之本[2]，本于阴阳。(《素问·生气通天论》)

【注释】

[1] 通天：意为人与天地自然息息相通。

[2] 本：指根本。

【译文】

自古以来，都以通于天气为生命的根本，而这个根本不外天之阴阳。

【原文】

1102 阴阳者，天地之道[1]也，万物之纲纪[2]，变化之父母[3]，生杀之本始[4]，神明之府[5]也。治病必求于本[6]。(《素问·阴阳应象大论》)

【注释】

[1] 天地之道：天地，泛指自然界。道，法则、规律。

[2] 纲纪：即纲领。

[3] 父母：是本原、根本的意思。

[4] 生杀之本始：生，新生；杀，消亡。本始，即本原和起点。

[5] 府：居舍、藏物的场所。

[6] 本：指阴阳。吴崑曰："天地万物，变化生杀而神明者，皆本乎阴阳，则阴阳为病之本可知。故治病必求其本；或本于阴，或本于阳，必求其故而施治也。"

【译文】

黄帝说：阴阳，是自然界的根本规律，是分析和归纳万事万物的纲领，是事物发展变化的根源，是事物产生与消亡的本原和起点，也是千变万化的各种运动现象之原动力。因此，在治疗疾病时，必须推求它的阴阳变化的根本。

【按语】

1. 关于生气通天的认识

"生气通天"是《内经》的基本命题，其形成的依据乃源于元气论与中国古代哲学的天人合一观。从元气论而言，人与自然万物均由气构成，有共同的物质基础，所以人与自然相通应。天人合一观则不仅认为人与自然万物同源，而且具有相似或相同的结构及规律，故能够相互影响，相互通应。

"生气通天"是中医学对人是自然和社会的统一体的基本认识，这种统一体在"天人合一"的意义上便是自然性和社会性的贯通，是将天和人的自然性、社会性共熔一炉的一种关系的认读。

2. 关于阴阳总纲的认识

"阴阳者，天地之道也，万物之纲纪，变化之父母，生杀之本始，神明之府也"，是对阴阳含义的高度概括说明，也是阴阳学说的总纲领。《内经》认为气是构成宇宙万物的原初物质。正由于宇宙万物由阴阳二气的交互作用所生成，由此决定了宇宙万物无不包含着阴阳的对立统一。所以，阴阳既是宇宙万物之本源及其发展变化之动力，所谓"变化之父母，生杀之本始，神明之府"，又是宇宙万物中存在的普遍规律，是认识宇宙万物之纲领。《素问·阴阳离合论》说："阴阳者，数之可十，推之可百；数之可千，推之可万。万之大，不可胜数，然其要一也。"强调宇宙空间变化万千的事物和现象无一不是阴阳对立统一的展开和体现。《素问·四气调神大论》"阴阳四时者，万物之终始也，死生之本也"，则从时间角度，强调万物的产生和消亡，始终贯穿着阴阳的对立统一，以朴素的形式，表述了阴阳对立统一无处不在，无时不在的思想。

3. 对"治病必求于本"的理解

在论述阴阳的基本含义之后，《内经》用"治病必求于本"一语，将阴阳直接引入医学领域，其目的就在于指导临床对疾病的诊治。由于阴阳是自然界事物运动变化的基本规律和普遍法则，是认识万物之纲领，是事物发生、发展和衰退、消亡的根本，而疾病变化是万事万物运动变化的现象之一，自然也遵循阴阳对立统一的法则。所以，医生在临床诊治疾病时，就必须寻求疾病变化的阴阳之本。正如张志聪《素问集注》说："本者，本于阴阳也。人之脏腑气血，表里上下，皆本乎阴阳；而外淫之风寒暑湿，四时五行，亦总属阴阳二气。至于治病之气味，用针之左右，诊别脉色，引越高下，皆不出乎阴阳之理，故曰治病求本。"

自《内经》指出治病求本观念之后，历代医家对"本"的具体含义之理解、表述各有发挥，如《丹溪心法》认为"不离于阴阳二邪"，张介宾《景岳全书》认为本于表里寒热虚实六变，李中梓《医宗必读》则认为本于脾肾，其他尚有肾阴肾阳为本、脾胃为本等不同认识。然从中医临床实践来看，病证是中医学对疾病的本质认识，包含了病因、病性、病位、邪正关系诸要素，也包含着病原体、体质、机体反应性等因素，当为本之所指。治病求本是以基本治则为基础，是中医治疗疾病的最基本的治疗观。

"治病必求于本"之"本"指阴阳。此句从哲学的高度提示了治疗疾病的总则，即以调节阴阳为治疗总纲，故《素问·至真要大论》云："谨察阴阳所在而调之，以平为期。"疾病的发生，从根本上说是阴阳的相对平衡协调遭到了破坏，出现偏盛偏衰的结果。所以在诊断疾病时，最重要的是先分清阴阳，看病的种类究竟是阴证还是阳证，治疗时总的原则就是要恢复"阴平阳秘，精神乃治"的协调状态。总之，抓住了阴阳这个总纲，认识和治疗疾病就不会出现大的偏差。

二、阴阳的特性

1. 天地阴阳

【原文】

1103 清阳[1]为天，浊阴[2]为地。

以天地为之阴阳，阳之汗，以天地之雨名之；阳之气，以天地之疾风名之。

天地者，万物之上下也；阴阳者，血气之男女也[3]；左右者，阴阳之道路也[4]；水火者，阴阳之征兆也；阴阳者，万物之能始[5]也。

天不足西北，故西北方阴也[6]，而人右耳目不如左明也。地不满东南，故东南方阳也[6]，而人左手足不如右强也。

故天有精[7]，地有形，天有八纪[8]，地有五理[9]，故能为万物之父母。清阳上天，浊阴归地，是故天地之动静，神明为之纲纪。（《素问·阴阳应象大论》）

【注释】

[1]清阳：指大自然的清阳之气。

[2]浊阴：指浊阴之气。

[3]阴阳者，血气之男女也：张志聪曰："阴阳之道，其在人则为男为女，在体则为气为血。"

[4]左右者，阴阳之道路也：古代浑天说认为天体运转是自东向西旋转，称右旋。日月星辰不断地自左向右旋转，才有昼夜、四时变迁。《内经》受此影响，认为左右为阴阳升降之道路。

[5]能（tāi胎）始：即元始、本始的意思。能，胎之借字。《史记·天官书》云："胎、台、能，古字并通用。"《尔雅·释诂》云："胎，始也。"

[6]天不足西北，故西北方阴也，地不满东南，故东南方阳也：《类经》云："天为阳，西北阴方，故天不足西北；地为阴，东南阳方，故地不满东南。"

[7]精：指清轻之气。《春秋繁露·通国身》云："气之清者为精。"

[8]八纪：《太素》云："天有八风之纪，纪生万物。"王冰曰："八纪，谓八节之纪。"八节，即立春、立夏、立秋、立冬、春分、秋分、冬至、夏至八个主要节气。八风指八方之风，而八风与八节是相互对应的，二注义同。

[9]五理：指五行之理。《太素》云："地有五行之理，理成万物。"

【译文】

清阳之气上升而为天，浊阴之气凝聚而为地。

以天地自然比类人体的阴阳，则阳气发泄所形成的汗，就像天地间的雨；

阳气的运行就像天地间的疾风。

天的西北方不足，西北方属阴，而人右边的耳目不如左边的聪明。地的东南方不足，东南方属阳，而人左边的手足不如右边的强壮。

所以天有精气，地有形体，天有八风的纲纪，地有五行之道理，因而天地是万物的根源。清阳上升于天，浊阴下归于地，所以天地的动静，以变幻莫测的阴阳变化为纲纪。

【原文】

1104 天地阴阳者，不以数推，以象之谓也。(《素问·五运行大论》)

【译文】

阴阳的变化，若进一步推演之，可以从十而至百，由千而及万，所以天地阴阳的变化，不能用数字去类推，只能从自然物象的变化中去推求。

【原文】

1105 平旦至日中[1]，天之阳，阳中之阳也。日中至黄昏[2]，天之阳，阳中之阴也。合夜至鸡鸣[3]，天之阴，阴中之阴也。鸡鸣至平旦[4]，天之阴，阴中之阳也。(《素问·金匮真言论》)

【注释】

[1] 平旦至日中：自卯时到午时。即6～12时。

[2] 日中至黄昏：自午时到酉时。即12～18时。

[3] 合夜至鸡鸣：自酉时到子时。即18～24时。合夜，日落之后，黑夜来临之时。李今庸曰："合字乃台字形近致误，台读为始，合夜即始夜。"可参。

[4] 鸡鸣至平旦：自子时到卯时。即0～6时。

【译文】

白昼属阳，清晨到中午，为阳中之阳。中午到日落，则属阳中之阴。黑夜属阴，日落到半夜，为阴中之阴。半夜到清晨，为阴中之阳。

【原文】

1106 阴阳者，数之可十，推之可百，数之可千，推之可万，万之大，不可胜数，然其要一也[1]。(《素问·阴阳离合论》)

【注释】

［1］然其要一也：张介宾曰："谓阴阳之道，合之则一，散之则十百千万，亦无非阴阳之变化。故于显微大小，象体无穷，无不有理存焉。然变化虽多，其要则一，一即理而已。"

【译文】

阴阳在具体运用时，经过进一步推演，可以由一及十，由十及百，由百及千，由千及万，甚至数也数不尽，但是概括起来，它的规律却只有一个。

【按语】

1. 关于阴阳的特性

阴阳在其运动变化过程中，既是对立的，又是相互依存、相互为用，在一定条件下，又能相互转化的。《内经》以天地、静躁、寒热、云雨等自然现象说明阴阳的属性特征及其相互对立、相互依存、相互转化的关系，明确了阴阳学说的基本内容。以阴阳升降运动说明人体的生理病理现象，并提出清浊升降出人的生理观。清阳之气具有向上、向外升发；浊阴之气则具有向下、向内沉降的特性，为后世阴阳学说的应用提供了理论依据。

阴阳特性较典型的是"水为阴，火为阳"及"水火者，阴阳之征兆也"的论述，因火性炎热、升腾、轻浮、活动，较集中地体现了阳的特性；水性寒冷、沉静、下降，较集中地反映了阴的特性。因此，对阴阳的性质，《内经》用水和火的特性来代表，借助水和火这对具体的事物，来理解阴阳这对抽象概念的含义。诚如张介宾《类经·阴阳类》所说："水润下而寒，故为阴；火炎上而热，故为阳。水火者，即阴阳之征兆。阴阳者，即水火之性情。凡天地万物之气，无非水火之运用。故天以日月为水火，《易》以坎离为水火，医以心肾为水火，丹以精炁（音义同'气'）为水火。"

2. 关于阴阳的可分性

《内经》认为阴阳主要代表事物的功能之象，一切事物之中都存在着对立统一或曰相反相成的功能属性，所以，用阴阳来说明的具体事物可十、可百、可千、可万，乃至不可胜数，阴阳本身具有无限的可分性。《灵枢·禁服》说："其大则无外，小则无内。"就是说宇宙之大可用阴阳分属，极微小的事物也可分阴阳。

宇宙间任何相互关联的事物都可概括为阴阳两大类，任何一种事物内部也都可分为阴和阳两个方面，而每个事物中的阴和阳任何一方，还可以再分阴阳，如《素问·金匮真言论》说："阴中有阴，阳中有阳，平旦至日中，天之阳，阳中之阳也；日中至黄昏，天之阳，阳中之阴也。合夜至鸡鸣，天之阴，阴中之阴也；鸡鸣至平旦，天之阴，阴中之阳也。"这种事物既相互对立，又相互关联的现象，在自然界是无穷无尽的，在人体也是如此。所以《素问·阴阳离合论》说："阴阳之变，其在人者，亦数之可数。"阴阳的可分性，虽然不可胜数，然"其要一也"，归根到底还是一阴一阳的对立属性。

3. 关于阴阳的"象"与"数"

阴阳不能以数量来限定，只是对事物和现象相互关联的对立双方的概括。而且阴阳本为一气，合而为一，分之为二，推之无数。正如《素问·五运行大论》中说："天地阴阳者，不以数推，以象之谓也。"就是说，天地之间阴阳的变化不能够全部用数字来标明，而是要领悟和把握其象的本质意义。象是蕴涵着某种抽象意义的物象，其来源于具体事物的形象与气象；数即数字，是将物象所蕴涵的意义经过数学抽象而形成，用数字来表示某种抽象意义，是一种经过变化的象。吴崑曰："此言天地之阴阳，推之无尽，不以数求，以象求之可也。"张介宾亦曰："此天地之阴阳无穷，诚有不可以限数推言者，故当因象求之，则无不有理存焉。"

分析事物阴阳的基本方法，一是"数推"，即对事物阴阳不断地进行一分为二和合二为一，说明对于事物的认识，既要看到它是无限可分的，又要看到它所蕴涵的整体规律，即"其要一也"。二是"取象"，即事物的运动变化纷繁复杂，不可胜数，用"取象"方法对事物本质进行一定的分析把握。

2. 人身阴阳

【原文】

1107 言人身之脏腑中阴阳，则脏者为阴，腑者为阳。肝、心、脾、肺、肾五脏皆为阴[1]，胆、胃、大肠、小肠、膀胱、三焦六腑皆为阳[1]。

背为阳，阳中之阳[2]，心也；背为阳，阳中之阴[3]，肺也；腹为阴，阴中之阴^[4]，肾也；腹为阴，阴中之阳^[5]，肝也；腹为阴，阴中之至阴^[6]，脾也。此皆阴阳、表里、内外、雌雄相输应也^[7]，故以应天之阴阳也。(《素问·金匮真言论》)

【注释】

[1] 五脏皆为阴，六腑皆为阳：李中梓曰："五脏属里，藏精气而不泻，故为阴。六腑属表，传化物而不藏，故为阳。"

[2] 阳中之阳：杨上善曰："心肺在膈以上，又近背上，所以为阳也。心以属火，火为太阳，故为阳中之阳。"

[3] 阳中之阴：杨上善曰："肺以属金，金为少阴，故为阳中之阴。"

[4] 阴中之阴：杨上善曰："肾肝居膈以下，又近下极，所以为阴也，肾以属水，水为太阴，故为阴中之阴。"

[5] 阴中之阳：杨上善曰："肝以属木，木为少阳，故为阴中之阳。"

[6] 阴中之至阴：杨上善曰："脾居腹中至阴之位，以资四脏，故为阴中之至阴。"

[7] 此皆阴阳表里内外雌雄相输应也：杨上善曰："五脏六府，即表里阴阳也。皮肤筋骨，即内外阴阳也。肝肺左右，即左右阴阳也。牝脏牡脏，即雌雄阴阳也。腰上腰下，即上下阴阳也。此五阴阳气相轮会，故曰合于天也。"

【译文】

从脏腑的阴阳划分来说，则脏属阴，腑属阳，肝、心、脾、肺、肾五脏都属阴，而胆、胃、小肠、大肠、三焦、膀胱六腑都属阳。

背部为阳，阳中之阳为心。背部为阳，阳中之阴为肺。腹部为阴，阴中之阴为肾。腹部为阴，阴中之阳为肝。腹部为阴，阴中之至阴为脾。以上所说的都是人体的阴阳、表里、内外、雌雄的相互联系又相互对应的例证，所以人与自然界的阴阳是相应的。

【原文】

1108 腰以上为天，腰以下为地，故天为阳，地为阴。故足之十二经脉^[1]，以应十二月，月生于水^[2]，故在下者为阴；手之十指，以应十日，日主火^[3]，故在上者为阳。

故足之阳者，阴中之少阳也；足之阴者，阴中之太阴也^[4]。手

之阳者，阳中之太阳也[5]；手之阴者，阳中之少阴也[6]。腰以上者为阳，腰以下者为阴。(《灵枢·阴阳系日月》)

【注释】

[1]故足之十二经脉：杨上善曰："腰下为地，故两足各有三阴三阳应十二月，故十二脉也。人身左右，随是一边，即有十二脉者，天地通取也。"

[2]月生于水：杨上善曰："月为太阴之精生水。"

[3]日主火：杨上善曰："日为太阳之精生火。"

[4]足之阳者，阴中之少阳也；足之阴者，阴中之太阴也：张介宾曰："此谓两仪四象之道。阴中无太阳，阳中无太阴。故足为阴，而阴中之阳，唯少阳耳；阴中之阴，唯太阴也。"

[5]手之阳者，阳中之太阳也：杨上善曰："手之六阳，乃是腰以上阳中之阳，故曰太阳。"

[6]手之阴者，阳中之少阴也：杨上善曰："手之六阴，乃是腰以上阳中之阴，阳大阴少，故曰少阴。"

【译文】

就人体而言，常把在腰以上的部分称为天，把在腰以下的部分称为地，那是因为天在上属阳，地在下属阴。足的十二经脉，可和一年之中的十二月相应，因为月亮为自然界的阴水之精凝结而生，所以凡是位居于下的都属于阴。手的十指，可和一旬之中的十天相应，因为太阳为自然界的阳火之精搏聚而生，所以凡是位居于上的均属于阳。

足部位居于下而性属于阴，所以足部的阳经之气为初生于阴气之中的柔弱之阳，而足部的阴经之气则是阴气之中的盛极之阴。因为手部位居于上而性属于阳，所以手部的阳经之气为阳气之中的盛极之阳，而手部的阴经之气则是初生于阳气之中的柔弱之阴。总而言之，人体腰以上的部分属阳，腰以下的部分属阴。

【按语】

1.阴阳说明人体组织结构

阴阳为万物之纲纪，人乃万物之一，阴阳亦其根本，因此对于人体结构的认识，可根据阴阳理论来认识和分析。手为阳，足为阴，故手之阳经为阳中之太阳，手之阴经为阳中之少阴，足之阳经为阴中之少阳，足之阴经为阴中之太阴；胸膈上焦属阳，脘腹下焦属阴，故心在胸应夏为阳中之太阳，肺在胸应秋为阳中之少阴，肝居腹应春为阴中之少阳，肾居腹应冬为阴中之太阴，脾居中焦应长夏为阴中之至阴。

再以人体内外论，外为阳、内为阴，在外之病证为表为阳，在内之病证便为里为阴。人体在外的形体为阳，在内的内脏便为阴，因此某一内脏的外内位置便决定了其生理特点、病理特征以及治疗法则。故《内经》将人身之脏腑中阴阳确定为五脏属阴，六腑属阳，五脏之中则阳中之阳为心，阳中之阴为肺，阴中之阴为肾，阴中之阳为肝，并将脾的阴阳属性确定为阴中之至阴。

2. 阴阳学说的临床应用

阴阳为万物之纲纪，人乃万物之一，阴阳亦其根本，因此阴阳学说具有较好的临床指导意义。如胸部的心脏被称为"阳中之太阳"，临床上胸闷胸痛、心悸心痛这些常见病证表现，可用温振阳气、驱散阴邪之法，如瓜蒌薤白半夏汤、瓜蒌薤白白酒汤、枳实薤白桂枝汤、人参汤、茯苓杏仁甘草汤、橘枳姜汤、薏苡附子散、桂枝生姜枳实汤、乌头赤石脂丸等。又如奔豚气，即病人自觉由下肢或小腹有一团气向上冲顶，乃阴寒之气上冲，阳气不能震慑住阴寒之气的缘故，张仲景用能温阳的桂枝加桂汤，加重桂枝的量以温阳驱寒降逆。再如位于半表半里之间的少阳病证，运用以小柴胡汤为代表的柴胡类调理。而对于中焦脾胃的病证，张仲景也用了以半夏泻心汤为代表的泻心汤调理。这些方剂均为依据阴阳理论寒热并用而取效，体现了阴阳学说在临床上的指导作用，也即所谓"医道虽繁，可以一言蔽之，曰阴阳而已"。

三、阴阳的基本内容

1. 阴阳消长

【原文】

1109 是故冬至四十五日，阳气微上[1]，阴气微下；夏至四十五日，阴气微上[2]，阳气微下。(《素问·脉要精微论》)

【注释】

[1] 阳气微上：杨上善曰：“冬至以后，阳气渐长，故曰微上。阴气渐降，故曰微下。”

[2] 阴气微上：杨上善曰：“夏至以后，阴气渐长，故曰微上。阳气渐降，故曰微下。”

【译文】

四时的阴阳情况，冬至到立春的四十五天，阳气微升，阴气微降；夏至到立秋的四十五天，阴气微升，阳气微降。

【按语】

自然界阴阳二气的消长决定了春、夏、秋、冬四时变化，而自然界阴阳的变化规律，以冬至和夏至为两个转折点，冬至一阳生，夏至一阴生，阴阳消长，四时更迭，从而有春温、夏暑、秋凉、冬寒的气候特征。“四变之动，脉与之上下”，人与天地相参，脉象规矩权衡，相期而至，随四时阴阳的变化规律而呈现周期性的变化。若脉象与四时阴阳消长变化不能相应而出现错乱，即可通过错乱之脉而诊知发病的脏腑部位，并可根据五行生克规律进一步推测疾病的预后吉凶。因此，察时脉辨病，并进一步施治，必须把握天人合一的规律。

人与自然息息相关，自然界有春、夏、秋、冬的四时变化，脉有“四时动”，脉象的变化与天体运转的规律相应，有同样广博精深的道理。脉时相应的机制关键在于自然界阴阳二气的消长变化。自然界阴阳的变化规律，以冬至和夏至为两个转折点，冬至一阳生，“冬至四十五日，阳气微上，阴气微下”，夏至一阴生，“夏至四十五日，阴气微上，阳气微下”，反映了自然界阴阳消长，四时更迭的关系。

2. 阴阳自和

【原文】

1120 凡阴阳之要，阳密乃固[1]，两者不和[2]，若春无秋，若冬无夏[3]，因而和之，是谓圣度。（《素问·生气通天论》）

【注释】

[1] 阳密乃固:《太素》作"阳密阴固",可参。

[2] 不和:是指偏胜,指阴阳偏胜。

[3] 若春无秋,若冬无夏:高世栻曰:"如阴不胜其阳,而阳气胜,若春无秋矣;阳不胜其阴,而阴气胜,若冬无夏矣。"

【译文】

大凡阴阳的关键,以阳气的致密最为重要,阳气致密,阴气就能固守于内。阴阳二者不协调,就像一年之中,只有春天而没有秋天,只有冬天而没有夏天一样。因此,阴阳的协调配合,相互为用,是维持正常生理状态的最高标准。

【按语】

经文指出了阴阳互根互用的关系、阳气的主导作用以及阴阳失调的危害性,强调了阴阳协调的重要意义。阴阳之间不仅有对立制约关系,同时也存在互根互用关系,即阴为阳之基,阳为阴之用。彼此都以对方的存在作为自己存在的条件,没有阴,就无所谓阳,没有阳,也就无所谓阴。正所谓"孤阴不生,独阳不长"。这种既对立又互根互用的辩证关系,构成了《内经》阴阳学说的基本思想。

文中以"凡阴阳之要,阳密乃固"来强调阳气在阴阳平衡中之作用。在生理情况下,阳气致密,阴气才能固守,从而保持阴阳的协调平衡。若"阳强不能密",则"阴气乃绝",阴阳平衡协调关系就会遭到破坏,体现了《内经》重视阳气思想。正如姚止庵《素问经注节解》卷一所言:"本篇专重阳气,至阳气者卫外而为固,阴者藏精起亟一段,始平论阴阳;及至阴阳之要,阳密乃固一段,则仍归重于阳矣。"石寿棠《医原·阴阳治法大要论》亦指出:"然就二气而权衡之,阴承阳,阳统阴,阳气一分不到即病,阳气一分不尽不死,人自当以阳气为重。"

3. 阴阳互根

【原文】

1121 阴在内,阳之守也;阳在外,阴之使也[1]。(《素问·阴阳应象大论》)

【注释】

[1] 阴在内，阳之守也；阳在外，阴之使也：阴守持于内，以支援阳；阳运行于外，而保护阴。《类经》云："阴性静，故为阳之守；阳性动，故为阴之使。守者守于中，使者运于外。"

【译文】

阴气居于内，为阳气之守持；阳气居于外，为阴气之役使。

【按语】

原文对阴阳互根互用关系作了描述，明确指出："阴在内，阳之守也；阳在外，阴之使也。"赵献可《医贯·阴阳论》进一步发挥曰："阴阳又各互为其根，阳根于阴，阴根于阳，无阳则阴无以生，无阴则阳无以化。"阴气居于内为阳气之镇守，阳气居于外为阴气之役使。说明阴阳之间相反相成，互根互用的关系。

阴阳互根指相互对立的事物之间的相互依存、相互依赖，任何一方都不能脱离另一方而单独存在。阴阳互根，是阴阳之间的相互依存，互为根据和条件。阴阳双方均以对方的存在为自身存在的前提和条件。阴阳所代表的性质或状态，如天与地、上与下、动与静、寒与热、虚与实、散与聚等，不仅互相排斥，而且互为存在的条件。阳根于阴，阴根于阳，无阳则阴无以生，无阴则阳无以化。阳蕴含于阴之中，阴蕴含于阳之中。阴阳一分为二，又合二为一，对立又统一。中医学就是用阴阳互根的观点，阐述人体脏与腑、气与血、功能与物质等在生理病理上的关系。

4. 阴阳互藏

【原文】

1122 阳中有阴，阴中有阳。(《素问·天元纪大论》)

【译文】(略)

5. 阴阳交感

【原文】

1123 动静相召[1]，上下相临[2]，阴阳相错[3]，而变由生也。

（《素问·天元纪大论》）

【注释】

[1] 召：指感召。

[2] 临：指加临。

[3] 错：指交错。

【译文】

由于动和静互相感召，天气和地气互相加临，阴气和阳气互相交错，而运气的变化就发生了。

【原文】

1124 地气上为云[1]，天气下为雨[2]。雨出地气[3]，云出天气[4]。（《素问·阴阳应象大论》）

【注释】

[1] 地气上为云：地面之水，由于蒸发，化气上升为云。

[2] 天气下为雨：地气上升为云，突遇冷空气，就凝结成水而下降为雨。

[3] 雨出地气：虽然天气下为雨，但是雨的来源还是由于地面上升的水气。

[4] 云出天气：地气之所以上升为云，必须是以天上的热力蒸发，因此说云出天气。

【译文】

地气上升成为云，天气作用于云，下降而为雨，雨来源于地面的水气，云成于天气的蒸化。

【原文】

1125 天气下降，气流于地；地气上升，气腾于天。故高下相召，升降相因，而变作矣[1]。

出入废则神机化灭[2]，升降息则气立孤危[3]。故非出入，则无以生长壮老已；非升降，则无以生长化收藏。是以升降出入，无器[4]不有。故器者，生化之宇，器散则分之，生化息矣。故无不出入，无不升降。化有大小，期有近远[5]，四者之有，而贵常守，反常则灾害至矣。（《素问·六微旨大论》）

【注释】

[1]高下相召，升降相因，而变作矣：《类经》云："召，犹招也。上者必降，下者必升，此天运循环之道也。阳必招阴，阴必招阳，此阴阳配合之理也。故高下相召，则有升降，有升降则强弱相因而变作矣。"

[2]出入废则神机化灭：张介宾曰："凡物之动者，血气之属也，皆生气根于身之中，以神为生死之主，故曰神机。然神之存亡，由于饮食呼吸之出入，出入废则神机化灭而动者息矣。"《素问·五常政大论》云："根于中者，命曰神机，神去则机息。"

[3]升降息则气立孤危：张介宾曰："物之植者，草木金石之属也，皆生气根于形之外，以气为荣枯之主，故曰气立。然气之盛衰，由于阴阳之升降，升降息则气立孤危而植者败矣。"《素问·五常政大论》云："根于外者，命曰气立，气止则化绝。"

[4]器：谓有形之物。

[5]化有小大，期有近远：高世栻曰："生化有大小，死期有远近，如朝菌晦朔，蟪蛄春秋，此化之小，期之近者也。冥灵大椿，千百岁为春，千百岁为秋，此化之大，期之远者也。"

【译文】

天气下降，其气乃流荡于地；地气上升，其气乃蒸腾于天。由于天气和地气的相互招引，上升和下降的相互为因，天气和地气才能不断地发生变化。

物体的内部存有生生不息之机，名曰"神机"，物体的外形依赖于气化的作用而存在，名曰"气立"。若出入的功能废止了，则"神机"毁灭；升降的作用停息了，则"气立"危亡。因此，没有出入，也就不会有发生、成长、壮实、衰老与灭亡；没有升降，也就不会有发生、成长、变化、收敛与闭藏。所以升降出入，是没有一种物体不具备的。因而物体就像是生化之器，若器物的形体不存在了，则升降出入也就要分离，生化之机也就停止了。因此说，任何物体，无不存有出入升降之机。不过化有大小的不同，时间有远近的区别，不管大小远近，贵在保持正常，如果反常，就要发生灾害。

【按语】

1. 关于阴阳升降

一般来说，阳主升，阴主降，这是阴阳运动的基本规律，但《素问·阴阳应象大论》却提出了"地气上为云，天气下为雨"的阴升阳降的理论，看起来似乎矛盾，其实根据阴阳的可分性，阴中有阳，阳中有阴，天气虽然为阳，但要通过阴寒的凝聚作用，才能下降为雨，这种寒凝作用，就是阳中之阴；地气虽然为阴，但要经过阳热的蒸腾作用，才能上升为云，这种蒸腾作用就是阴中之阳。正如明·马莳曰："地虽在下，而阴中之阳者升，故其上升为云；天虽在上，而阳中之阴者降，故其下为雨。"所以本文的"地气上为云，天气下为雨"与阳升阴降的特性并不矛盾。

2. 关于"神机"与"气立"

神机与气立是两个相对独立，而又密切相关的概念，揭示了生命体生化运动及其内外环境整体联系的两个重要的方面。

所谓"神机"，相对于"气立"而言，主要指神对生命体内气化活动的调控与主宰，是生命存在的内在根据，是生命之所以能存在的根本，即生命体的生命力。它通过有组织、有目的的自我调控和运动，实现了人体内环境的稳态，同时在"气立"过程的协助下，维持着人体内外环境的协调。

所谓"气立"，主要指生命体与自然环境之间"气"的交流与转化，也可以说，是生命体与外环境之间的物质、能量、信息的交换活动，是生命体赖以生存的条件，实则也是"神机"调控作用的表现。人体的气立的作用具体体现在两个方面：一是生命体有选择地摄入外界的物质，如"五谷""五畜""五菜""五果"、自然界空气、阳光、雨露等，经过体内加工，将代谢物排出体外；二是在神机的主持调控下，顺应自然环境的变化，进行调节及适应性生理活动，如《灵枢·五癃津液别》所云"天寒衣薄则为溺与气，天热衣厚则为汗"等，以保证人体内外环境的协调统一。

神机是生命存在的根本，是主宰调控生命活动的机制，而气立则是生命得以维持的条件，二者相辅相成，共同维持着生命体的正常生命活动。

6.阴阳转化

【原文】

1126 寒极生热，热极生寒。

重阴[1]必阳，重阳[2]必阴。（《素问·阴阳应象大论》）

【注释】

[1]重阴：指阴极。

[2]重阳：指阳极。

【译文】

寒到极点会生热，热到极点会生寒。

阴极可以转化为阳，阳极可以转化为阴。

【原文】

1127 寒胜则热，热甚则寒。《灵枢·论疾诊尺》

【译文】

寒盛从而转化为热，热盛从而转化为寒。

【按语】

转化即转换与变化，指矛盾的双方经过斗争，在一定条件下走向自己的反面。阴阳转化，是指阴阳对立的双方，在一定条件下可以相互转化，阴可以转化为阳，阳可以转化为阴。阴阳的对立统一包含着量变和质变。事物的发展变化，表现为由量变到质变，又由质变到量变的互变过程。如果说"阴阳消长"是一个量变的过程，那么"阴阳转化"便是一个质变的完成。

阴阳转化是事物运动变化的基本规律。在阴阳消长过程中，事物由"化"至"极"，即发展到一定程度，超越了阴阳正常消长的阈值，事物必然向着相反的方面转化。阴阳的转化，必须具备一定的条件，这种条件中医学称之为"重"或"极"。故曰"重阴必阳，重阳必阴""寒极生热，热极生寒"（《素问·阴阳应象大论》）。阴阳之理，极则生变。《国语·越语》"阳至而阴，阴至而阳，日困而还，月盈而匡"便是此意。

但必须指出的是，阴阳的相互转化是有条件的，不具备一定的条件，二者就不能各自向相反的方向转化。阴阳的消长（量变）和转化（质变）是事物发展变化全过程密不可分的两个阶段,阴阳消长是阴阳转化的前提,而阴阳转化则是阴阳消长的必然结果。

以季节气候变化为例,一年四季,春至冬去,夏往秋来。春夏属阳,秋冬属阴,春夏秋冬四季运转不已,就具体体现了阴阳的互相转化。当寒冷的冬季结束转而进入温暖的春季,便是阴转化为阳;当炎热的夏季结束转而进入凉爽的秋季,则是由阳转化为阴。

四、阴阳的应用

1. 说明生理

【原文】

1128 阴静阳躁[1],阳生阴长[2],阳杀阴藏[3]。阳化气,阴成形[4]。

清阳出上窍,浊阴出下窍;清阳发腠理,浊阴走五脏;清阳实[5]四肢,浊阴归六腑。(《素问·阴阳应象大论》)

【注释】

[1] 阴静阳躁:阴是比较静止的,阳是比较躁动的。

[2] 阳生阴长:阳主生成,阴主成长。

[3] 阳杀阴藏:阳主肃杀,阴主收藏。

[4] 阳化气,阴成形:阳能化生力量,阴能构成形体。

[5] 实:指充实。

【译文】

阴是比较静止的,阳是比较躁动的;阳主生成,阴主成长;阳主肃杀,阴主收藏。阳能化生力量,阴能构成形体。

清阳之气出于上窍,浊阴之气出于下窍;清阳发泄于腠理,浊阴内注于五脏;清阳充实于四肢,浊阴内走于六腑。

【原文】

1129 阴者,藏精而起亟[1]也,阳者,卫外而为固也。

阳气者，若天与日，失其所[2]则折寿而不彰，故天运[3]当以日光明。是故阳因[4]而上，卫外者也。

是以圣人陈[5]阴阳，筋脉和同，骨髓坚固，气血皆从。如是则内外调和，邪不能害，耳目聪明，气立[6]如故。(《素问·生气通天论》)

【注释】

[1]起亟(qi气)：指阴精不断地起而与阳气相应。亟，频数。

[2]所：《太素》作"行"。可参。

[3]天运：天体的运行。

[4]因：顺应，依顺之意。

[5]陈：此作调和、协调解。

[6]立：《吕氏春秋·慎大览·贵因》云："立，犹行也。"

【译文】

阴是藏精于内不断地扶持阳气的，阳是卫护于外使体表固密的。

人身的阳气，如像天上的太阳一样重要，假若阳气失却了正常的位次而不能发挥其重要作用，人就会减损寿命或夭折，生命机能亦暗弱不足。所以天体的正常运行，是因太阳的光明普照而显现出来，而人的阳气也应在上在外，并起到保护身体，抵御外邪的作用。

所以圣人使阴阳平衡，无所偏胜，从而达到筋脉调和，骨髓坚固，血气畅顺。这样，则会内外调和，邪气不能侵害，耳目聪明，气机正常运行。

【按语】

1. 关于"阳化气，阴成形"的理解

"阳化气，阴成形"按照最为基本和朴素的理解，阳具备动和变的特征，凡只见其气化功能表现，而不见其形质者，为阳的特征；阴具有主静、凝聚有形的特征，凡相对静止，不见其变动变化，只见其形质者，为阴之属性。从这一基本区别点理解，凡形质上偏少偏衰，气化功能上旺盛者为阳，即阳化气为主的表现；凡形质上较多较盛，气化功能表现较弱者为阴，即阴成形的含义。以此点来理解人体与自然各种现象均会有豁然开朗的解悟。

就人体形体而言，中医有"肥人多气虚、多痰湿；瘦人多阴虚、多火旺"。

肥人在形质上较盛，具备了阴成形的特质，阴盛则阳偏虚，阳化气的功能便差，故肥人多（阳）气虚，气虚气化不利，则"阴成形"凸显，则易生痰湿及形体丰盛；同样，由于阴气不足，阴成形的功能虚弱，故阴虚之人则形体消瘦，"阴成形"减弱，则阳化气相对偏盛，致阴虚之人虚火旺盛，故而阳化气功能相对增强，阴虚之人亦多表现为功能亢进，如兴奋躁动、多食易饥等。此便是瘦人多阴虚的内在机理。

临床上，凡阴虚阳盛的病人多表现为功能亢盛（化气），形质减少（成形）；而阳虚阴盛之人，多表现为功能减弱，有形的物质病理性增多。如患者舌体胖大，舌苔厚者，大家均知道为阳虚湿盛的表现，由于阳化气不足，故阴成形相对旺盛，便出现了舌体胖大，舌苔厚的有形物质的增多的"阴成形"变化；而舌体瘦小，少苔或无苔者，大家均熟悉是阴虚的舌象，这是因为阴虚则阴成形功能不足，故有形之舌体瘦小与舌苔减少。

2. 关于"阳生阴长，阳杀阴藏"的理解

关于"阳生阴长，阳杀阴藏"的理解，历代对此句原文的认识，可总结为三种：一是认为生与长，杀与藏，是为避免修饰限制下互换使用的相对同义词，意为阴阳同主生、长、杀、藏，二者协调统一，相辅为用，与前文"阴阳者……生杀之本始"同义。二是认为"阳生阴长，阳杀阴藏"为阴阳之治，即事物在四时的春生、夏长、秋收、冬藏正常变化。如张志聪《素问集注》曰："春夏者，天之阴阳也，故主阳生阴长；秋冬者，地之阴阳也，故主阳杀阴藏。"所谓天之阴阳，指上半年的司天之气；地之阴阳，指下半年的在泉之气。三是认为"阳生阴长"是阴阳之治，"阳杀阴藏"是阴阳之乱。如《类经·阴阳类》又说："一曰，阳之和者为发生，阴之和者为成实，故曰阳生阴长；阳之亢者为焦枯，阴之凝者为固闭，故曰阴杀阴藏，此以阴阳之淑慝言，于义亦通。"《素问经注节解》卷一亦从此说，并结合临床实践进行了论证，注云："阳杀者，盛夏之酷烈，烁石流金，万物焦枯，阳极而亢。人之为病，邪热火炽，纯阳无阴，若伤寒之阳邪内传，杂病之风盛火焰。又若饮食辛热之人，火郁痰结，大便硬燥，并属亢阳，失此不治，杀人甚速，急宜苦寒之类是也。"此说承上文"阴阳者，生杀之本始"之后，似是对其义理的进一步说明，于义较胜。

3.关于"藏精"和"卫外"的关系

"藏精"和"卫外"分别概括人体阴精和阳气的主要功能，以"起亟"和"为固"说明两者的相互为用的关系。《素问·阴阳应象大论》亦指出："阴在内，阳之守也；阳在外，阴之使也。"在正常情况下，阴藏精，须阳气推动，又为化生阳气提供物质和能量；阳卫外，须阴精化气，又为阴精起推动和固卫作用。如此，二者相互为用，才能保持阴阳的平衡协调，维持正常的生命活动。诚如张介宾《景岳全书·本神论》说："阴阳之理，原自互根，彼此相须，缺一不可，无阳则阴无以生，无阴则阳无以化。"其在《类经附翼·求正录》中又指出："阴不可以无阳，非气无以生形也；阳不可以无阴，非形无以载气也。故物之生也生于阳，物之成也成于阴。"进一步阐发了阴阳互根互用的理论。若阴阳互根互用之关系失常，则会导致阴损及阳、阳损及阴的阴阳互损的病理变化，甚则"阴阳离决，精气乃绝"，而危及生命。

2. 说明病理

【原文】

1130 阴盛[1]则阳病，阳盛[2]则阴病。

阳胜则身热，腠理闭，喘麤为之俛仰[3]，汗不出而热，齿干以烦冤[4]，腹满死，能[5]冬不能夏。阴胜则身寒，汗出，身常清[6]，数慄[7]而寒，寒则厥，厥则腹满死，能夏不能冬。此阴阳更胜[8]之变，病之形能[9]也。（《素问·阴阳应象大论》）

【注释】

[1]阴盛：原指酸苦涌泄太过，后指阴邪偏胜。

[2]阳盛：原指辛甘发散太过，后指阳邪偏胜。

[3]喘麤（cū粗）为之俛（fǔ俯）仰：呼吸急粗而困难，前俯后仰之状。麤，粗的异体字。俛，俯的异体字。

[4]烦冤：即烦闷不舒。张介宾曰："冤，郁而乱也。"

[5]能（nài耐）：音义同耐。

[6]身常清：身体常有清冷的感觉。清，同清，冷也。

[7]数（shuò硕）慄：即频频战栗。数，频繁，多次之义。慄，战抖。

［8］更胜：阴阳胜负交替。更，更迭，更换之义。张介宾曰："更胜，迭为胜负也。即阴胜阳病、阳胜阴病之义。"

［9］形能（tài态）：即形态。指疾病所产生的症状和体征。形，指形体、形状。能，同态。

【译文】

阴邪偏胜，损伤阳气；阳邪偏胜，则伤阴气。

阳气太过，身体就会发热，腠理紧闭，喘息急迫，俯仰反侧汗不出，热不散，牙齿干燥，心里烦闷，若再有腹部胀满的感觉，就是死症。经得起冬天，而经不起夏天。阴气太过，身体就会恶寒，出汗，身上时常觉冷，屡屡寒战，夹杂作冷，最后就会出现手足厥冷的现象，再感腹部胀满，就是死症。经得起夏天，而经不起冬天。这就是阴阳偏胜，失去平衡，所引起的疾病症状的机理。

【原文】

1131 阴不胜其阳，则脉流薄疾[1]，并乃狂[2]。阳不胜其阴，则五脏气争[3]，九窍不通。

故阳强不能密，阴气乃绝，阴平阳秘[4]，精神乃治[5]，阴阳离决，精气乃绝。（《素问·生气通天论》）

【注释】

［1］脉流薄疾：指脉之气血流动急迫迅速。"薄"，通"迫"。

［2］并乃狂：即阳邪入于阳分，阳热内盛，扰乱神明而发为狂病。并，交并，合并，引申为聚合之意。

［3］五脏气争：指五脏功能失调，气机失和。

［4］阴平阳秘：互文句，即阴阳平秘，阴阳平和协调之意。秘，通"密"，致密。

［5］精神乃治：指精神旺盛。

【译文】

假如阴不胜阳，那么脉之往来就搏疾有力，病会发狂；如果阳不胜阴，那么五脏之气就会静息，以致九窍不通。

如果阳气过强，不能密藏，那么阴气就要亏耗；阴气和平，阳气密藏，精神就会旺盛;如果阴阳离决而不相交,那么精气也就随之而竭尽了。

【按语】

1. 关于阴阳病理变化

阳邪胜故身热,阳邪实于表则腠理闭塞,实于里则喘粗不得卧,前俯后仰。若不出汗,阳邪不得泄越则全身内外皆热。齿干,津液耗伤之症也。烦冤是阳邪胜极扰乱心神所致。腹满,乃阳邪结于中焦,阳胜阴绝,中土败坏,故死。这种阳盛阴绝之证,得冬阴之助,尚能支持,若遇夏阳之热,则不能耐受了。此言病证之预后、转归,与季节气候密切相关。

高世栻把腠理闭之"闭"字改为"开",他说:"如阳胜则火热有余,而身热;热气在表,则腠理开;热气在里则喘粗;表里皆病,则为之俛仰,汗不出而内外皆热也。齿干,津液竭也;以烦冤腹满死者,津液既竭,又心烦而俛仰不舒,腹满而土气内绝,故死。虽不即死,也能冬不能夏。冬时寒冷,阳胜可容,夏时炎暑,不堪煎厥矣。"此说可参。

阴盛则阳衰,身体不得温热,故身寒。阳气衰微,卫表不固,则常常汗出而身觉清冷。甚则时时战栗,四肢厥逆。若阴寒盛极则阳气衰竭,阴邪盛于中州,脾胃阳气败绝,亦可腹满而死也。这种阴盛阳绝之证,夏日得阳热之助,犹可支持,若遇冬日之阴寒,则不能耐受了。故张介宾说:"阴胜则阳衰,故身寒。阳衰则表不固,故汗出而身冷。栗,战栗也,厥,厥逆也。阴极者,阳竭于中,故腹满而死。阳衰者喜煖(暖)恶寒,故能夏不能冬也。"

2. 关于阴阳平秘离决

阴阳平和协调关系,以"阴平阳秘,精神乃治"来表述。阴精宁静不耗,阳气固密不散,阴阳双方保持动态平衡,才能使人精神旺盛,生命活动正常。若阴阳动态平衡被破坏,任何一方出现偏盛偏衰,即为病态。原文从生理、病理以及诊治与养生等方面,充分阐述了阴阳平衡的重要性。人之生理状态,即"阴平阳秘,精神乃治"。故李中梓《内经知要》说:"阴血平静于内,阳气秘密于外,阴能养精,阳能养神,精足神全,命之曰治。"

若阴阳动态平衡被破坏,任何一方出现偏盛偏衰,即为病态。原文并以四季变化为喻作了形象说明,指出:"两者不和,若春无秋,若冬无夏。"若发展到"阴阳离决"的地步,就会导致"精气乃绝"的严重后果。说明阴阳之平衡与否，关系到人体之健康与疾病、生存与死亡。故诊断疾病，当"善诊者，察色按脉，先别阴阳"（《素问·阴阳应象大论》），而治疗和养生的根本，就在于恢复或保持阴阳的动态平衡，所谓"因而和之，是谓圣度"。《素问·至真要大论》则更为明确地指出："谨察阴阳所在而调之，以平为期。"

3. 说明药物的性能

【原文】

1132 阳为气，阴为味[1]。

阴味出下窍，阳气出上窍。味厚者为阴，薄为阴之阳[2]。气厚者为阳，薄为阳之阴。味厚则泄[3]，薄则通[4]。气薄则发泄[5]，厚则发热[6]。

气味，辛甘发散为阳，酸苦涌泄[7]为阴。（《素问·阴阳应象大论》）

【注释】

[1] 阳为气，阴为味：药物饮食之气，因其无形而升散，故为阳。药物饮食之味，因为其有质而沉降，故属阴。

[2] 味厚者为阴，薄为阴之阳：王冰曰："阳为气，气厚者为纯阳；阴为味，味厚者为纯阴。故味薄者为阴中之阳；气薄者为阳中之阴。"

[3] 泄：指泄泻。

[4] 通：指肠胃通利。

[5] 发泄：指渗泄邪气。

[6] 发热：指助阳发热。

[7] 涌泄：泛指呕吐泄泻。

【译文】

药物饮食之气，因为其无形而升散，故为阳。药物饮食之味，因为其有质而沉降，故属阴。

属阴的五味从下窍排出，属阳的真气从上窍发散。五味之中，味厚的属于纯阴，味薄的属于阴中之阳；阳气之中，气厚属于纯阳，气薄属于阳中之阴。作为五味来说，味厚会使人泄泻，味薄能使肠胃通利。作为阳气，气薄能渗泄

25

邪气，气厚会助阳发热。

气味之中，辛甘而有发散作用的属于阳；酸苦而有涌泄作用的，属于阴。

【按语】

根据阴阳理论，阐述药物饮食气味的阴阳属性划分与作用，以及饮食进入人体后的转化过程。

药物饮食有气味、滋味之别，相比较而言，气味轻清上升挥发，多作用于人体的上部；滋味重浊下行，多作用于人体的下部。故原文说："阳为气，阴为味。阴味出下窍，阳气出上窍。"然阴阳之中又可再分阴阳，以气味之厚薄而言，气为阳，则气厚者为阳中之阳，气薄者为阳中之阴；味为阴，则味厚者为阴中之阴，味薄者为阴中之阳。气厚者有助阳增热作用，如附子之属；气薄者有发汗解表作用，如麻黄之类；味厚者有泄泻作用，如大黄之属；味薄者有淡泄通利作用，如茯苓之类等。

从五味而言，亦可再分阴阳，"气味辛甘发散为阳，酸苦涌泄为阴"。即辛味主散有发散、理气、活血等作用；甘味性缓，能缓急补中。辛甘之品有发散化生阳气的作用，故属阳。苦味主泄，其性下行；酸主收敛。苦酸相伍，作用多趋下趋里，故属阴。

《内经》以阴阳的道理，对药物饮食气味厚薄及其作用进行了阐释，这种说明和解释构成中药药理学的基本理论之一，为后世药物性能的归类和药物学的发展奠定了基础。

4. 说明脉象

【原文】

1133 善诊者，察色按脉，先别阴阳。(《素问·阴阳应象大论》)

【译文】

善于治病的医生，看病人的色泽，按病人的脉搏，首先要辨明病属阴还是属阳。

【原文】

1134 脉从阴阳，病易已；脉逆阴阳，病难已[1]。(《素问·平人气象论》)

【注释】

[1] 脉从阴阳，病易已；脉逆阴阳，病难已：张介宾曰："阴病得阴脉，阳病得阳脉谓之从，从者易已；脉病相反者为逆，逆者难已。"

【译文】

脉顺阴阳，病易痊愈；脉逆阴阳，病就不容易好了。

【按语】

论述脉证、脉时的阴阳逆从及其病证预后。脉证阴阳相从，正气尚未衰竭，故易已；若脉证阴阳相反，则是邪盛正衰退，故难已。脉象与四时阴阳变化相应，正气不衰，尚能自我调节，保持人与自然的统一，病轻易愈，相反则邪盛正衰而难愈。脉与四时阴阳相反，如见到"春夏而脉瘦，秋冬而脉浮大"等逆四时者，则有预后不良。

5. 说明治疗

【原文】

1135 谨察阴阳所在而调之，以平为期。

诸寒之而热者取之阴，热之而寒者取之阳，所谓求其属[1]也。（《素问·至真要大论》）

【注释】

[1] 属：指属类。

【译文】

要细心地观察三阴三阳司天在泉的所在而加以调治，以达到正常为目的。

凡是用寒药而反热的，应该滋阴，用热药而反寒的，应该补阳，这就是求其属类的治疗方法。

【原文】

1136 春夏养阳，秋冬养阴[1]。（《素问·四气调神大论》）

【注释】

[1] 春夏养阳，秋冬养阴：养阳即养生养长，养阴即养收养藏。

【译文】

人在春夏季节要顺应自然界生长规律调养阳气，在秋冬季节要顺应自然界收藏的规律调养阴气。

【原文】

1137 冬病在阴[1]，夏病在阳[2]，春病在阴[3]，秋病在阳[4]，皆视其所在，为施针石[5]也。(《素问·金匮真言论》)

【注释】

[1] 冬病在阴：是指冬季所患咳嗽等疾病得之于秋日伤湿。此谓阴也。

[2] 夏病在阳：是指夏天所患泄泻等疾病得之于春日伤风。此谓阳也。

[3] 春病在阴：是指春天所患温病得之于冬日伤寒。此谓阴也。

[4] 秋病在阳：是指秋天所患疟疾等疾病得之于夏日伤暑。此谓阳也。

[5] 石：指砭石。

【译文】

冬季所患咳嗽等疾病得之于秋日伤湿，夏天所患泄泻等疾病得之于春日伤风，春天所患温病得之于冬日伤寒，秋天所患疟疾等疾病得之于夏日伤暑，都应按照疾病所在的部位来进行针刺或砭石治疗的缘故。

【按语】

1. 阴阳寒热虚实的治法

本段原文以寒热辨证为例，进一步阐述了治病求本的方法及重要性。一般而言，阳胜则热，治以寒凉清热；阴胜则寒，治以温热散寒。但寒热之象又有虚实真假之别，上述治法乃针对实热、实寒之法。若用于虚寒、虚热或真寒假热、真热假寒之证，势必出现"有病热者，寒之而热，有病寒者，热之而寒，两者皆在，新病复起"的局面，对此，当详辨病机，以求其属。对"寒之而热者"，当从阴的方面考虑，或为阴虚内热，治宜甘寒、咸寒以滋阴清热：所谓"壮水之主，以制阳光"；或为阴盛格阳，真寒假热，治须用温热药物以回阳救逆，均不可用苦寒清热泻火之品。对"热之而寒者"，当从阳的方面考虑，或为阳虚之虚寒，治宜温阳散寒，所谓"益火之源，以消阴翳"；或为阳盛格阴，真热假寒，治须寒凉清热或攻下，均不可用辛热（温）散寒之品。

2. 关于"春夏养阳，秋冬养阴"的理解

"春夏养阳，秋冬养阴"作为养生的原则，是综合春养生气，夏养长气，秋养收气，冬养藏气得出的结论。生长属阳，收藏属阴；春夏属阳，故养生养长；秋冬属阴，故养收养藏。

对于"春夏养阳，秋冬养阴"，后世医家多有发挥，主要观点有四：①马莳、高世栻等认为春夏宜顺其生长之气即养阳，秋冬宜顺其收藏之气即养阴。②王冰认为养即制也。春夏阳盛，故宜食寒凉以制其亢阳；秋冬阴盛，故宜食温热以抑其盛阴。③张介宾认为阳为阴之根，养春夏之阳是为了养秋冬之阴；阴为阳之基，养秋冬之阴是为了养春夏之阳。④张志聪认为春夏阳盛于外而虚于内，故当养其内虚之阳；秋冬阴盛于外而虚于内，故当养其内虚之阴。上述各说，均从不同角度阐发了原文精神，扩大了养生防病的应用范围。近人据此进一步提出许多新观点，如认为春夏温补阳气、秋冬滋养阴液；春夏调理心肝、秋冬调理肺肾；以及冬病夏治，夏病冬治等。后世所论均为养阳养阴的具体方法，而"春夏养阳，秋冬养阴"是养生的原则，其内涵甚广，当从衣、食、住、行、精神情志等方面，因人、因时、因地制宜，不可拘泥一法。

第二节 五 行

一、五行特性

【原文】

1201 天地之间，六合[1]之内，不离于五[2]，人亦应之。(《灵枢·阴阳二十五人》)

【注释】

[1] 六合：四时上下。

[2] 不离于五：张介宾曰："由阴阳而化五行，所以天地万物之理，总不离五，而人身之相应者，亦推此耳。"

【译文】

天地之间，四方上下之内，离不开五行，人也和它相应。

【原文】

1202 东方生风[1]，风生木[2]，木生酸[3]，酸生[4]肝，肝生筋，筋[5]生心，肝主目。其[6]在天为玄[7]，在人为道[8]，在地为化[9]。化生五味，道生智，玄生神[10]。神在天为风，在地为木，在体为筋，在脏为肝，在色为苍[11]，在音为角[12]，在声为呼[13]，在变动为握[14]，在窍为目，在味为酸，在志为怒。

南方生热，热生火，火生苦，苦生心，心生血，血生脾，心主舌。其在天为热，在地为火，在体为脉，在脏为心，在色为赤，在音为徵，在声为笑，在变动为忧[15]，在窍为舌，在味为苦，在志为喜。

中央生湿，湿生土，土生甘，甘生脾，脾生肉，肉生肺，脾主口。其在天为湿，在地为土，在体为肉，在脏为脾，在色为黄，在音为宫，在声为歌，在变动为哕[16]，在窍为口，在味为甘，在志为思。

西方生燥，燥生金，金生辛，辛生肺，肺生皮毛，皮毛生肾，肺主鼻。其在天为燥，在地为金，在体为皮毛，在脏为肺，在色为白，在音为商，在声为哭，在变动为咳，在窍为鼻，在味为辛，在志为忧。

北方生寒，寒生水，水生咸，咸生肾，肾生骨髓，髓生肝，肾主耳。其在天为寒，在地为水，在体为骨，在脏为肾，在色为黑，在音为羽，在声为呻，在变动为栗[17]，在窍为耳，在味为咸，在志为恐。(《素问·阴阳应象大论》)

【注释】

[1] 东方生风：我国所处的地理位置，形成了东方和春季温和、南方和夏季炎热、中央和长夏潮湿、西方和秋季干燥、北方和冬季寒冷的气候特征。与下文"南方生热""中央生湿""西方生燥""北方生寒"联系，东南中西北，称为五方，也有五时的含义。风热湿燥寒，五时的主气。

[2] 风生木：即风动则木荣，热极则生火，湿润则土气旺而万物生，燥则刚劲为金气所生，寒气阴凝其化为水。与下文"热生火""湿生土""燥生

金""寒生水"联系，风热湿燥寒，是在天的五气。木火土金水，为在地的五行。在天的五气，化生在地的五行。

［3］木生酸：与下文"火生苦""土生甘""金生辛""水生咸"联系，酸苦甘辛咸，称为五味。五行之气化生五味，是根据实物的滋味总结演化出来的规律。

［4］生：滋养。

［5］筋：这里指肝。张介宾曰："木生火也。"

［6］其：指阴阳变化。

［7］玄：指幽远微妙。《类经》云："玄，深微也。天道无穷，东为阳生之方，春为发生之始，故曰玄。"

［8］道：指自然的规律。《类经》云："道者，天地之生意也，人以道为生，而知其所生之本，则可与言道矣。"

［9］化：指万物化生。《类经》云："有生化而后有万物，有万物而后有终始，凡自无而有，自有而无，总称曰化。"

［10］神：指阴阳不测的变化。《素问·天元纪大论》云："阴阳不测谓之神。"

［11］苍：王冰曰："苍谓薄青色，象木色也。"

［12］在音为角：东方风木之音为角，调而直。与下文"在音为徵""在音为宫""在音为商""在音为羽"联系，角徵宫商羽，为古代五音。根据五音声波振荡的特点与五行相配：角音顺应木气而展放，徵音顺应火气而高亢，宫音顺应土气而平稳，商音顺应金气而内收，羽音顺应水气而下降。它们在人体，则分别发生并作用于肝、心、脾、肺、肾五脏。

［13］在声为呼：东方风木之声为呼叫，或曰啸。与下文"在声为笑""在声为歌""在声为哭""在声为呻"联系，呼笑歌哭呻称为五声，即五脏所主的情志活动表现爱声响方面的情感特征。肝志为怒，怒则呼叫；心志为喜，喜则发笑；脾志为思，思而有得则歌；肺志为悲，悲则为哭；肾志为恐，恐则气下，声欲呻而出之。

［14］在变动为握：东方风木的异常变化，表现在动作方面为搐搦握拳。与下文"在变动为忧""在变动为哕""在变动为咳""在变动为栗"称为五变，

即五脏病变所表现出来的病理特征。变动，指病理性动态变异。握，撮搦握拳，筋病的表现。

［15］忧：于鬯《香草续校书》："此'忧'字盖当读为'嗳'"。气逆，心病的表现。

［16］哕：呃逆。吴崑曰："脾气作逆，名曰哕。"胃气上逆的表现。

［17］栗：战栗，由肾阳不足，失于温煦引起。

【译文】

东方是风气生发的地方，风气能使木气生旺，木气能生酸味，酸味能滋养肝气，肝气能滋养于筋，肝气足则能滋养心气。肝气关联与目。这些都是阴阳变化的作用，这种作用，在天是深远微妙的，它含蓄则主宰万物变化的无穷力量；在人表现为通晓自然事物变化的道理和规律，在地表现为万物的生化。生化的作用产生了五味，通晓了自然变化的道理，就产生智慧，天的深远微妙的力量，产生了各种莫测的变化。这些变化，在天空为风气，在地为木气，在人体为筋，在五脏为肝，在五色为青，在五音为角，在五声为呼，在人体的变动为握，在七窍为目，在五味为酸，在情致的变动为怒。

南方产生热气，热能生火，火气能产生苦味，苦味能滋养心气，心生血，心气足能养脾。心气与舌相关联。阴阳莫测的变化，在天为热气，在地为火气，在人体为血脉，在五脏为心，在五色为赤，在五音为徵，在五声为笑，在人体的变动为忧，在窍为舌，在五味为苦，在情志的变动为喜。

中央地平而生湿，湿能使土气生旺，土能产生甘味，甘味能滋养脾气，脾气能滋养肌肉，脾气足则能养肺。脾气关联于口。阴阳莫测的变化，在天为湿气，在地为土气，在人体为肌肉，在五脏为脾，在五色为黄，在五音为宫，在五声为歌，在人体的变动为哕，在窍为口，在五味为甘，在情志的变动为思。

西方天气急而生燥，燥能使金气生旺，金气能产生辛味，辛味能滋养肺气，肺气能滋养皮毛，肺气足则能养肾，肺与鼻相关联。阴阳莫测的变化，在天为燥气，在地为金气，在人体为皮毛，在五脏为肺，在五色为白，在五音为商，在五声为哭，在人体的变动为咳，在窍为鼻，在五味为辛，在情志的变动为忧。

北方阴凝而生寒，寒气能使水气生旺，水气能产生咸味，咸味能滋养肾气，肾气能滋养骨髓，肾气足则能养肝，肾气关联与耳。阴阳莫测的变化，在天为寒气，在地为水气，在人体为骨髓，在五脏为肾，在五色为黑，在五音为羽，在五声为呻，在人体的变动为栗，在窍为耳朵，在五味为咸，在情志的变动为恐。

【按语】

1. 关于五行的基本概念

"五"，即指五行。世界万物包含五行，五行存在于世界万物之中。天地、日月、季节、人体、动植物等世界万物，无一例外地包含着 木、火、土、金、水五种功能属性的成分或因素，五个方面又按照生克乘侮的规律相互联系，成为一个整体功能结构。

2. 五行的特性及其概括事物分类

五行学说以天人相应为指导思想，以五行为中心，以空间结构的五方、时间结构的五季、人体结构的五脏为基本框架，将自然界的各种事物和现象，以及人体的生理病理现象，按其属性进行归纳，即凡具有生发、柔和特性者统属于木；具有阳热、上炎特性者统属于火；具有长养、化育特性者统属于土；具有清静、收杀特性者统属于金；具有寒冷、滋润、就下、闭藏特性者统属于水。从而将人体的生命活动与自然界的事物和现象联系起来，形成了联系人体内外环境的五行结构系统，用以说明人体以及人与自然环境的统一性。

五行学说应用意象思维、取象比类的方法，按照功能、行为相应或相似的原则，将天地人三个领域中的各种事物和现象进行五行系统归类，提出了以五脏为中心的内外相应整体观的系统结构，通过相生、相克关系概括人体和自然界的事物和现象。如东方生风、风生木、木生酸、酸生肝、肝生筋，以及在体为筋、在色为苍、在音为角、在声为呼、在变动为握、在窍为目、在志为怒等。运用取象比类的方法，以五行为中介，将自然界的方位、气候等与人体脏腑组织、生理现象以及病理变化根据其物象特征，按照功能、行为相应或相似的原则进行归类联系，建立了以五脏为中心、内外相应的五个功能活动系统，初步形成了《内经》理论体系中"四时五脏阴阳"的系统结构。用以具体说明人与自然的关系，充分体现了人与天地相参、人体表里相应的整体观念，是中医理论的重要内容之一。

二、五行生克制化

【原文】

1203 木得金而伐，火得水而灭，土得木而达[1]，金得火而缺，水得土而绝，万物尽然，不可胜竭。(《素问·宝命全形论》)

【注释】

[1] 土得木而达：于鬯曰："达之本义，作不通讲。土受木克故曰达。达与伐、灭、缺、绝之义一类。"

【译文】

根据五行变化的道理分析一下：如木遇到金，就被折伐；火遇到水，就会熄灭；土遇到木，就要受克；金遇到火，就要熔化；水遇到土，就要遏绝；这种种变化，万物都是这样，例子举不胜举。

【原文】

1204 亢则害[1]，承乃制，制则生化[2]，外列盛衰[3]，害则败乱，生化大病。(《素问·六微旨大论》)

【注释】

[1] 亢则害，承乃制：过盛为亢，凡事物亢极则起危害；"承制"犹云承其下者，从而克制之。

[2] 制则生化：谓一克一生，则变化无穷。

[3] 外列盛衰：张志聪曰："谓外列主岁之气，有盛有衰，如主岁之气与主时之气，交相亢极，则为害更甚。"

【译文】

六气亢盛就会产生伤害作用，随之要有克制它的，只有加以克制，才能生化。六气要是有太过或不及的情况就会成为危害，从而败坏生化之机出现极大的病变。

【原文】

1205 气相得则微，不相得则甚。

气有余，则制己所胜而侮所不胜[1]，其不足，则己所不胜侮而

乘之，己所胜轻而侮之。侮反受邪，侮而受邪，寡于畏也。(《素问·五运行大论》)

【注释】

[1]己所胜，所不胜："己所胜"即是我克制它；"己所不胜"即它克制我。

【译文】

来气与主时之方位相合，则病情轻微，来气与主时之方位不相合，则病情严重。

气太过就克制自己所能克制的他气，而一方面还要欺侮克制自己的他气。假如气不及就会被胜过自己的乘机欺侮，另一方面还要受到为自己所克制之气的轻易来犯。凡是侮人而受到邪气的侵袭是因为它无所畏惮而招致来的。

【按语】

1. 关于五行相生、相克关系

相生即递相资生、助长、促进之意。五行之间互相滋生和促进的关系称作五行相生。五行相生的次序是：木生火，火生土，土生金，金生水，水生木。相克即相互制约、克制、抑制之意。五行之间相互制约的关系称之为五行相克。五行相克的次序是：木克土，土克水，水克火，火克金，金克木，木克土。这种克制关系也是往复无穷的。木得金敛，则木不过散；水得火伏，则火不过炎；土得木疏，则土不过湿；金得火温，则金不过收；水得土渗，则水不过润。皆气化自然之妙用。

2. 五行的亢害承制

《内经》运气七篇大论把五行运行以及生克制化看作宇宙的普遍规律，自然界万事万物的循环运动并非杂乱无章、各行其是，而是步调相应，井然有序。而这种动态有序运动状态的维持，则依赖于自然界内部所固有的生化和制约并存的自稳调节机制，即《素问·六微旨大论》所云："亢则害，承乃制，制则生化，外列盛衰，害则败乱，生化大病。"一年之中六气的变化受五行的制约，六气不亢是由于受到下承者的制约，有制约才有正常的生化，如果亢而无制则"生化大病"，必引起灾变。明·张介宾在《类经图翼·五行统论》中明确指出："盖造化之机，不可无生，亦不可无制。无生则发育无由，无制则亢而为害。生克循环，运行不息，而天地之道，斯无穷已。"必须生中有制，制中有生，相反相成，天地间万事万物的运动变化才能保持动态平衡。《素问·气交变大论》也云："夫五运之政，犹权衡也，高者抑之，下者举之，化者应之，变者复之，此生长化成收藏之理，气之常也。"《素问·至真要大论》云："有胜则复，无胜则否。"均强调了自然界有其固有的自稳调节机制，这是自然界气候与物化长期保持稳定的内在原因。

人体的生理活动是以五脏为中心的五大系统之间相互联系、相互作用，维持着动态的协调平衡。诚如《素问·天元纪大论》所云："形有盛衰，谓五行之治，各有太过不及也。故其始也，有余而往，不足随之，不足而往，有余从之。"元·王履对亢害承制理论阐发尤深，在《医经溯洄集》中专列"亢则害承乃制论"，认为"亢则害，承乃制"是"造化之枢纽"，而且"亢则害，承乃制之道，盖无往而不然也。唯其无往而不然，故求之于人，则五脏更相平也。"认为"亢而自制"是人体生理活动协调统一的内在机制；若"亢而不能自制"，则发而为病，故用汤液、针石、导引之法以助之，制其亢而除其害。

三、五行的应用

1. 说明生理

【原文】

1206 肝为牡脏，其色青，其时春，其音角，其味酸，其日甲乙。心为牡脏，其色赤，其时夏，其日丙丁，其音徵，其味苦。脾为牝脏，其色黄，其时长夏，其日戊己，其音宫，其味甘。肺为牝脏，其色白，其音商，其时秋，其日庚辛，其味辛。肾为牝脏，其色黑，其时冬，其日壬癸，其音羽，其味咸。是为五变。（《灵枢·顺气一日分为四时》）

【译文】

肝为阳脏，在色为青，在时为春，在音为角，在味为酸，在日为甲乙；心为阳脏，在色为赤，在时为夏，在日为丙丁，在音为徵，其味苦；脾为阴脏，在色为黄，在时为长夏，在日为戊己，在音为宫，在味为甘；肺为阴脏，在色为白，在音为商，在时为秋，在日为庚辛，在味为辛；肾为阴脏，在色为黑，在时为冬，在日为壬癸，在音为羽，在味为咸。这就是五变的内容。

【原文】

1207 天有四时五行，以生长收藏，以生寒暑燥湿风；人有五脏化五气[1]，以生喜怒悲忧恐。(《素问·阴阳应象大论》)

【注释】

[1]五气:《类经》云:"五气者，五脏之气也。"

【译文】

自然界有四时五行的变化，促成了生物的生长收藏的过程，并产生了寒暑燥湿风的气候。人体有五脏，化生各自的脏气，而产生了寒暑燥湿风的气候。

【原文】

1208 春胜长夏，长夏胜冬，冬胜夏，夏胜秋，秋胜春，所谓得五行时之胜，各以气命其脏。(《素问·六节藏象论》)

【译文】

春胜长夏，长夏胜冬，冬胜夏，夏胜秋，秋胜春，这就是时令根据五行规律而互相胜负的情况，同时，时令又依其五行之气的属性来分别影响各脏。

2. 说明病理

【原文】

1209 阳明者胃脉也，胃者土也，故闻木音而惊者，土恶木也。(《素问·阳明脉解》)

【译文】

足阳明是胃的经脉，胃在五行属土，其所以听到木音而惊惧的原因，是因为土恶木。

【原文】

1210 不知三部九候，故不能久长。因不知合之四时五行，因加相胜[1]，释邪攻正，绝人长命。(《素问·离合真邪论》)

【注释】

[1] 因加相胜:《太素》云:"愚医不知年加之禁。"

【译文】

不知道三部九候的庸医,不能使人长久于人世。由于不知道三部九候的道理,也不知道四时五行与人体及疾病的关系,更不知道"因加相胜"的道理,认不清邪正虚实,妄行补泻,助邪攻正,必将断绝病人的性命。

3. 说明诊断

【原文】

1211 五行者,金木水火土也,更贵更贱[1],以知死生,以决成败,而定五脏之气,间甚[2]之时,死生之期也。(《素问·脏气法时论》)

【注释】

[1] 更贵更贱:指五行之气交替衰旺变化,旺时为贵,衰时为贱。张介宾曰:"五行之道,当其王则为贵,当其衰则为贱。"

[2] 间甚:指疾病的减轻和加重。间,减缓。甚,加重。

【译文】

五行就是金、木、水、火、土。五行有衰旺胜克的变化,从这些变化中可以分析测知疾病的死生,判断医疗的成败,并能确定五脏之气的盛衰,疾病轻重的时间,以及死生的日期。

【原文】

1212 微妙在脉,不可不察。察之有纪[1],从阴阳始,始之有经,从五行生[2],生之有度[3],四时为数。(《素问·脉要精微论》)

【注释】

[1] 纪:纲领、要领。

[2] 始之有经,从五行生:诊脉之阴阳本始,有十二经脉,十二经脉与五行有密切的关系。《太素》云:"阴阳本始,有十二经脉也,十二月经脉,从五行生也……脉从五行生,木生二经,足厥阴、足少阳也。火生四经,手少阴、手太阳、手厥阴、手少阳也。土生二经,足太阴、足阳明也。金生二经,

手太阴、手阳明也。水生二经，足少阴、足大（音义俱同太）阳也。此为五行生十二经脉。"

［3］度：法度。

【译文】

四时阴阳变化之微妙，都在脉上有所反映，因此，不可不察；诊察脉象，有一定的纲领，就是从辨别阴阳开始，结合人体十二经脉进行分析研究，而十二经脉应五行而有生生之机；观测生生之机的尺度，则是以四时阴阳为准则。

4.说明治疗

【原文】

1213木郁[1]达[2]之，火郁发[3]之，土郁夺[4]之，金郁泄[5]之，水郁折[6]之，然调其气，过着折之，以其畏[7]也，所谓泻之。（《素问·六元正纪大论》）

【注释】

［1］郁：赵养葵曰："郁者，抑而不通之义。《内经》五法，为因五气所乘而致郁，不必作忧郁之郁。"

［2］达：张璐曰："达者，畅通之也，当以轻扬之剂举而达之。"

［3］发：张璐曰："发者，升发之也，当以升发之剂汗而发之。"

［4］夺：王冰曰："夺，谓下之，令无拥碍也。"

［5］泄：张介宾曰："疏利也。"张璐曰："泄者开发之也。"

［6］折：王冰曰："折，谓抑之，制其冲逆也。"

［7］畏：畏指相制之药。王冰曰："过者畏泻，故谓泻为畏。"

【译文】

木气抑郁就应该条达它，火气抑郁就应该发越它，土气抑郁就应该夺下它，金气抑郁就应该疏泄它，水气抑郁就应该抑制它，这样去调整五脏的气机，凡气太过的，就要折服其气，因为太过则畏折，就是所谓的泻法。

【原文】

1214肝主春，足厥阴少阳主治，其日甲乙[1]，肝苦急[2]，急食甘以缓之。心主夏，手少阴太阳主治，其日丙丁，心苦缓，急食酸以收之。脾主长夏，足太阴阳明主治，其日戊己，脾苦湿，急食苦以燥之。肺主秋，手太阴阳明主治，其日庚辛，肺苦气上逆，急食苦以泄之。肾主冬，足少阴太阳主治，其目壬癸[3]，肾苦燥，急食辛以润之。开腠理，致津液，通气也[4]。（《素问·脏气法时论》）

【注释】

[1] 甲乙："甲"是阳木，属胆；"乙"是阴木，属肝。

[2] 肝苦急：是肝木太亢而苦躁急。全元起说："肝苦急，是气有余也。"

[3] 壬癸：癸为阴水，属肾；壬为阳水，属膀胱。

[4] 开腠理，致津液，通气也：喜多村直宽曰："此三句盖总结上文之辞。五味治五脏，皆是所以开腠理，致津液，而通其气也。前注以为于肾一病发之，殆欠妥。"

【译文】

　　肝属木，旺于春，肝与胆为表里，春天是足厥阴肝和足少阳胆主治的时间，甲乙属木，足少阳胆主甲木，足厥阴肝主乙木，所以肝胆旺日为甲乙，肝在志为怒，怒则气急，甘味能缓急，故宜急食甘以缓之。心属火，旺于夏，心与小肠为表里，夏天是手少阴心和手太阳小肠主治的时间，丙丁属火，手少阴心主丁火，手太阳小肠主丙火，所以心与小肠的旺日为丙丁，心在志为喜，喜则气缓，心气过缓则心气虚而散，酸味能收敛，故宜急食酸以收之。脾属土，旺于长夏（六月），脾与胃为表里，长夏是足太阴脾和足阳明胃主治的时间，戊己属土，足太阴脾主己土，足阳足阳明胃主戊土，所以脾与胃的旺日为戊己，脾性恶湿，湿盛则伤脾，苦味能燥湿，故宜急食苦以燥之。肺属金，旺于秋，肺与大肠为表里，秋天是手太阴肺和手阳明大肠主治的时间，庚辛属金，手太阴肺主辛金，手阳明大肠主庚金，所以肺与大肠的旺日为庚辛，肺主气，其性清肃，若气上逆则肺病，苦味能泄，故宜急食苦以泄之。肾属水，旺于冬，肾与膀胱为表里，冬天是足少阴肾与足太阳膀胱主治时间，壬癸属水，足少阴肾主癸水，足太阳膀胱主壬水，所以肾与膀胱的旺日为壬癸，肾为水脏，喜润而恶燥，故宜急食辛以润之。以开发腠理，运行津液，宣通气机。

【按语】

1. 关于五郁治法的认识

关于五脏郁病的治疗,《内经》提出了"木郁达之,火郁发之,土郁夺之,金郁泄之,水郁折之"的治疗方法,对后世临床具有重要指导意义。

木郁达之"指肝气郁滞之候,治疗当用疏理肝气的方法。所谓达之,即畅达之意,疏利肝胆、理气解郁是"达"的主要含义。肝气郁结,当疏肝理气,如柴胡疏肝散、四逆散等;如肝郁化火,当在理气解郁的基础上清肝泻火,如龙胆泻肝汤、丹栀逍遥丸;如肝郁克木,当抑木扶土,可用痛泻要方等。

"火郁发之"指火盛郁闭,甚或火热扰神、迫血妄行的病证,治疗当以发越、发散火邪。如心烦懊恼用栀子豉汤,治口疮用泻黄散,治头面赤肿用普济消毒饮等。后世也有以气辛之品,升散、透达郁火,如大青龙汤治疗外寒里热,表里俱实,重用麻黄、桂枝、生姜发汗以散表寒内热;荆防败毒饮,用于疮痈初起,兼有外感;银翘散,用于温病初起之发热无汗等,"发之"正是逆寒敛而散的治本之法。

"土郁夺之"指湿郁脾土,脾气壅滞的病证,治疗当以祛除湿邪,消导滞气,如以苦寒燥湿清热治湿热郁阻中焦,以苦温化湿治寒湿郁滞,承气汤下夺治大满大实等"夺之"之法,不仅可以解决土郁,亦是顺木疏泄之性而补的治本之法。

"金郁泄之"指燥气盛行,肺气郁闭不利的病证,治疗当以宣泄或降泄肺气。如用麻杏石甘汤治热壅肺气之喘促,用桑菊饮治秋燥咳嗽,用宣白承气汤治喘促不宁、痰涎壅滞等,均属于"金郁泄之"之治。火克金,火性炎上主发散,火散不足,则金收敛太过而可致金郁,故亦可用辛散之法以治金郁,临床用杏苏散、桑杏汤治燥也正是其运用。

"水郁折之"指水寒之气盛行,郁滞于内,治当以温阳蠲寒除湿利水。如用苓桂甘枣汤治水饮奔豚证,用真武汤治阳虚水泛证,或用乌头汤、白术附子汤治疗寒痹骨痛等,均属"水郁折之"之法。从五行关系而言,土克水,土壅水滞,水郁之病,往往与脾胃运化有密切关系,"折之"也可以体现出通肠道来治疗水郁之证,如十枣汤之类。

2. 五行学说对疾病预后吉凶的判断

《素问·脏气法时论》所举原文论述五行学说对判断疾病预后和确立治则治法的指导意义。在临床处理疾病时,必须根据患者个人体质情况,结合四时的气候变化和五行的生克规律,来确立完整全面的治疗方案。同时可以根据五行衰旺法则来判断患者的病情顺逆和预后吉凶。而要明确五行衰旺,必须要以五行学说结合四时、五脏来理解,如肝旺于春(贵)而衰于秋(贱)。这一规律说明了季节气候的不同变化,对疾病可以产生不同的影响。如以肝为例,肝病多愈于其所生之时(如属火之夏季、丙丁日等),而多于克我之时加重甚至死亡(如属金之秋季、庚辛日、下晡时等),预后不良;多在本气之旺时减轻(如属木之春季、甲乙日、平旦时等),预后较好。

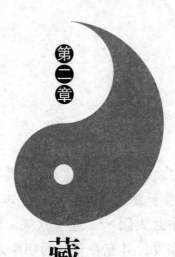

第二章

藏　象

第一节　五　脏

一、概论

1. 五脏的生理功能与特性

【原文】

2101 心者，生之本，神之变[1]也，其华在面，其充[2]在血脉，为阳中之太阳，通于夏气。肺者，气之本，魄之处也，其华在毛，其充在皮，为阳中之太阴[3]，通于秋气。肾者，主蛰[4]封藏之本，精之处也，其华在发，其充在骨，为阴中之少阴[5]，通于冬气。肝者，罢极[6]之本，魂之居也，其华在爪，其充在筋，以生血气，其味酸，其色苍，此为阳中之少阳[7]，通于春气。脾胃大肠小肠三焦膀胱者，仓廪之本，营之居也，名曰器，能化糟粕，转味而入出者也，其华在唇四白[8]，其充在肌，其味甘，其色黄，此至阴[9]之类，通于土气。（《素问·六节藏象论》）

【注释】

[1] 变：《太素》作"处"解，下文"魄之处""精之处""魂之居""营之居"可证，可参。

[2] 充：充实、充养。

[3] 阳中之太阴：《新校正》云："按'太阴'，《甲乙经》并《太素》作'少阴'，当作'少阴'。"《灵枢·阴阳系日月》云："肺为阳中之少阴。"

[4] 蛰：指虫类伏藏于土中，这里指闭藏。

[5] 阴中之少阴：《新校正》云："按全元起本并《甲乙经》《太素》'少阴'，当作'太阴'。"《灵枢·阴阳系日月》云："肾为阴中之太阴。"

[6]罢极：吴崑曰："动作劳甚，谓之罢极。肝主筋，筋主运动，故为罢极之本。"一从生理解，以"罢"通熊罴之"罴"，罴即熊之雌者，耐劳而多勇力，用以喻肝脏任劳勇悍之性。一从病理解，罢，义同"疲"；极，《说文》云："燕人谓劳曰极"。罢极，即劳困之意。其味酸，其色苍：据《新校正》，此六字及下文"其味甘，其色黄"六字，属衍文，并删之。可参。

[7]阳中之少阳：《新校正》云："按全元起本并《甲乙经》《太素》作'阴中之少阳'。当作'阴中之少阳'。《灵枢·阴阳系日月》篇曰：'肝为阴中之少阳'。"

[8]唇四白：口唇四周的白肉处。

[9]至阴：春夏为阳，秋冬为阴，脾应长夏，由阳而至阴，故称至阴。至，到达的意思。

【译文】

心是生命的根本，是神志所居的地方；它的荣华表现在面部，其功用在于充实血脉，是阳中的太阳，与夏气相应。肺是一身之气的根本，是魄所居的地方；它的荣华表现在毫毛，其功用在于充实肤表，是阳中的太阴，与秋气相应。肾是真阴真阳蛰藏的地方，为收藏的根本，是五脏六腑精气储藏的地方；它的荣华表现在头发，其功用在于充实骨髓，是阴中的少阴，与冬气相应。肝是劳倦疲极的根本，是魂所居的地方；它的荣华表现在爪甲，其功用在于充实筋力，生养血气，其味为酸，其色为青，是阳中的少阳，与春气相应。脾、胃、大肠、小肠、三焦、膀胱是饮食水谷受纳运化的根本，是营气产生的地方，称之为器，它们能够排泄水谷的糟粕，吸收水谷的精华，所以它们的功用在于转化五味而主吸收与排泄。它们的荣华表现在口唇四周的白肉处，它们的功用在于充实肌肉，其味为甘，其色为黄，属于至阴之类，与长夏土气相通应。

【按语】

1.藏象的含义

"藏象"一词在《素问·六节藏象论》首次提出，主要内容就是论述内在脏腑经络组织与外在生命现象之间的关系。主要包括以下三个方面：一是五脏的主要生理功能及与体表组织的通应关系；二是五脏的阴阳属性；三是五脏与四时的通应关系。

《内经》所称的"藏"主要是指藏于人体内的具有一定形态结构的脏腑组织器官，也包括脏腑经络活动生化产生的精气血津液等物质；"象"是指内脏功能活动反映于外的生理病理现象及脏腑的实质形象。"藏"是"象"的内在本质，"象"是"藏"的外在反映，因而"藏象"是对人体脏腑经络组织与外在生命现象诸种联系的高度概括。《内经》中的脏腑概念与现代解剖学中的脏器含义不同，主要侧重于脏腑生理功能的宏观概括。因此，从"象"把握"藏"的本质方法，是中医藏象学说研究的最重要特点。由于"藏象"具有重要价值，被后世的医家如唐·杨上善、明·张介宾、明·李中梓等推崇，成为中医理论体系中一个重要学说，即藏象学说，经过不断发展逐渐演变成为中医学的核心理论。

2. 五脏与四时阴阳的关系

《素问·六节藏象论》构建了五脏与四时的通应关系，将五脏的阴阳属性与四时阴阳属性相关联，如心属火，其气通于夏，故为太阳；肺属金，其气通于秋，故为少阴；肾属水，其气通于冬，故为太阴；肝属木，其气通于春，故为少阳；脾属土，应于长夏，故为至阴。原文所述五脏的阴阳，根据《新校正》引（《甲乙经》《太素》勘校，又有《灵枢·阴阳系日月》佐证，结合太少阴阳的性质，心为阳中之太阳，肺阳中之少阴，肾阴中之太阴，肝为阴中之少阳，脾属至阴的说法较有道理，也比较符合阴阳之中区分太少阴阳的原理，如此联系在理解五脏阴阳属性及其与四时阴阳关系方面较为深入。

3. 关于"至阴之类"

《素问·六节藏象论》将脾胃大肠小肠三焦膀胱统称为器，归为"至阴之类"，是因为其能运水谷而输泄糟粕，能吸收水谷精微而转输至脏腑经脉，既有运又有藏，为仓廪之本，营之居也。此处的"至阴"主要可从阴阳转化特性加以分析，由阳而至阴，由上而至下，故称至阴。文中将心、肝、肺、肾单列，而将脾、胃、大肠、小肠、三焦、膀胱归为一类，形成一个"仓廪之本""至阴之类"，部分也说明在水谷运化与精微收藏方面，脏腑之间存在的相互联系与相互协同作用。因此，《内经》中的"至阴"之脏与"至阴之类"，"仓廪之本"与"仓廪之官"等基本概念的理解仍然是存在细微差别，需要加以区别认识。

4. 关于"凡十一脏取决于胆也"

"十一脏取决于胆"语出《素问·六节藏象论》，是对胆腑功能的提升总括，但却并非指在脏腑中胆最重要，或将胆凌驾于诸脏腑之上。经文此句主要是强调胆在十二脏腑生理功能及相互关系中的重要作用，可从元·李东垣"胆者，少阳春升之气，春气生则万物安"之说加以理解，认为胆主少阳春生之气，一年四季中只有当春气正常生发时，其他季节才能正常地变迁，反映在人体也是如此，只有主生发的胆功能正常，其他脏腑才能正常发挥其功能活动。也可从胆为"中正之官"、"胆主决断"进行解读，如明·张介宾曰："足少阳为半表半里之经，亦曰中正之官，又曰奇恒之腑，所以能通达阴阳，而十一脏皆取乎此也。"明·马莳曰："胆者，中正之官，决断出焉，故曰十一脏皆取决于胆耳。"此外，也有否定者，既然心为君主之官，而言十一脏取决于胆不合逻辑，主张删除。也有人认为"十一"为"土"字之误，即本句应为"土脏取决于胆"；"决"乃疏通之意。"土脏"，即通于土气的脾及胃、大肠、小肠、三焦、膀胱等主饮食物消化吸收的器官，胆气疏泄，通降于土脏，土脏则能运化调畅。可以参考。

【原文】

2102 心之合脉[1]也，其荣色[2]也，其主肾[3]也。肺之合皮也，其荣毛也，其主心也。肝之合筋也，其荣爪也，其主肺也。脾之合肉也，其荣唇也，其主肝也。肾之合骨也，其荣发也，其主脾也。（《素问·五脏生成论》）

【注释】

[1] 心之合脉：张介宾曰："心生血，血行脉中，故合于脉。"吴崑曰："心生血而藏神，脉则血体而神用，故心合脉。"合，配合，联系之意。此论五脏合五体，下同。

[2] 其荣色：与《素问·六节藏象论》心"其华在面"同义。荣，荣养华彩的意思。色，指面色。

[3] 其主肾：张志聪曰："心主火，而制于肾水，是肾乃心脏生化之主。"主，生化之主也，体现"制而生化"之义。下文肺"其主心"、脾"其主肝"、

肝"其主肺"、肾"其主脾"，义同。

【译文】

在外与心脏相配合的是脉，它的荣华表现在面部的色泽，制约心脏的是肾脏。在外与肺脏相配合的是皮肤，它的荣华表现在皮肤，制约肺脏的是心脏。在外与肝脏相配合的是筋，它的荣华表现在爪甲，制约肝脏的是肺脏。在外与脾脏配合的是相肉，它的荣华表现在口唇，制约脾脏的是肝脏。在外与肾脏相配合的是骨，它的荣华表现在发，制约肾脏的是脾脏。

【原文】

2103 心主噫[1]，肺主咳，肝主语，脾主吞，肾主欠……心主脉，肺主皮，肝主筋，脾主肌，肾主骨。(《灵枢·九针》)

【注释】

[1] 噫：嗳气。

【译文】

心气不舒表现为嗳气，肺气不利表现为咳嗽，肝气郁结表现为语言错乱，脾气失调表现为吞酸，肾气衰惫表现为呵欠……心主宰全身的血脉，肺主宰全身的皮毛，肝主宰全身的筋膜，脾主宰全身的肌肉，肾主宰全身的骨骼。

【原文】

2104 肺主身之皮毛，心主身之血脉，肝主身之筋膜[1]，脾主身之肌肉，肾主身之骨髓。(《素问·痿论》)

【注释】

[1] 膜：张介宾曰："膜，犹幕也。凡肉里脏腑之间，其成片联络薄筋，皆谓之膜。"

【译文】

肺脏管理全身的皮毛，心脏管理全身的血脉，肝脏管理全身的筋膜，脾脏管理全身的肌肉，肾脏管理全身的骨髓。

【原文】

2105 五脏所主[1]：心主脉，肺主皮，肝主筋，脾主肉，肾主骨，是谓五主。

五脏化液[2]：心为汗，肺为涕，肝为泪，脾为涎，肾为唾，是谓五液。

五脏所恶^[3]：心恶热，肺恶寒，肝恶风，脾恶湿，肾恶燥，是谓五恶。(《素问·宣明五气论》)

【注释】

[1]主：主宰，这里指相互联系。

[2]五脏化液：张志聪注："水谷入口，其味有五，津液各走气道，五脏受水谷之津，淖注于外窍，而化为五液。"

[3]恶：憎厌的意思。

【译文】

五脏与躯体各部分是相互联系的：心主宰全身的血脉，肺主宰全身的皮毛，肝主宰全身的筋膜，脾主宰全身的肌肉，肾主宰全身的骨骼，这就是所谓的五主。

五脏所化之液：心液化为汗，肺液化为涕，肝液化为泪，脾液化为涎，肾液化为唾，这就是所谓的五液。

五脏各有所厌恶：心厌恶热，肺厌恶寒，肝厌恶风，脾厌恶湿，肾厌恶燥，这就是所谓的五恶。

【按语】

1. 五脏所主的不同含义

《内经》论五脏所主，有二种不同含义：其一为主司、主管，指五脏外在联系五体、五官等组织，及其主管津液、主要病证等的不同，故有"心主脉，肺主皮，肝主筋，脾主肉，肾主骨""心主噫，肺主咳，肝主语，脾主吞，肾主欠"之说，主要说明藏象学说中"藏"与"象"具有密切相关性，人体是一个有机联系的整体；其二为生化之主，体现"制而生化"之义，是说明五脏之间存在五行相互制约生化的关系，即肝木疏泄以防脾土壅滞，脾土运化可防肾水泛滥，肾水上升可制心火过亢，心阳温煦以利肺金清肃，肺气清肃以防肝阳上亢，五脏之间有生有制，保持平衡协调关系，也从另一角度说明人体的有机整体性。

2. 五脏与五液

五液，是指汗、涕、泪、涎、唾五种分泌液或排泄液。五液与五脏的关系一般称为"五脏化五液",即"心为汗,肺为涕,肝为泪,脾为涎,肾为唾。"因汗是津液通过阳气的蒸腾后,从汗孔排出的液体,即《素问·阴阳别论》所说:"阳加于阴谓之汗",津液与汗的关系非常密切,而津液在脉内是血液的组成部分,血又为心所主,所以说"汗为心之液",实际上包括了心、血、津液、汗之间复杂的生理联系。涕是由鼻中分泌的黏液,有滋润鼻窍的功能。在生理情况下,肺气和利,则鼻涕的质与量正常,能滋润鼻窍而不外流。泪是从眼内分泌的液体,又称"泪液"。泪液有滋润和保护眼睛的功能。肝开窍于目,泪由目内分泌,故泪属肝。涎是口腔内分泌的唾液中之清稀者,有保护和清洁口腔的作用,可以湿润和溶解食物,使之易于吞咽和消化。唾为口腔内分泌的唾液中之稠厚者,肾经挟舌本,通于舌下,唾生于舌下,故唾与肾有关。

3. 五脏与五恶

"恶",有憎厌的意思。五脏各随其性能与气化而有所恶。唐容川曰:五脏各有气化,即各有性情,有性情即有好恶。知其所恶,即知治之之法。所谓"五恶"即"心恶热""肺恶寒""肝恶风""脾恶湿""肾恶燥"。肝为风木之脏,风气偏盛易引动肝风,出现眩晕、抽搐、动摇等动风之症,故恶风。心为火脏,热极则心火炽盛;心主血脉,热甚火炽则津血耗伤或迫血妄行;心主神明,热盛则神明昏乱,而见谵妄躁狂等。故恶热。脾主运化水湿,湿盛则易伤脾阳,影响健运而产生泄泻、四肢困乏等症,故恶湿。肺主一身之表,外合皮毛,开窍于鼻,寒邪侵袭则肺气不利,卫外阳气受伤,肺经受邪,故恶寒。肾为水脏,主藏精,主津液,燥则耗伤肾阴,导致肾精枯竭,故恶风炽燥。

【原文】

2106 心藏神,肺藏气,肝藏血,脾藏肉,肾藏志,而此成形[1]。(《素问·调经论》)

2107 五脏所藏:心藏神,肺藏魄,肝藏魂,脾藏意,肾藏志,是谓五脏所藏。(《素问·宣明五气》)

2108 五脏者,合神气魂魄而藏之。(《灵枢·经水》)

2109 心藏神,肺藏魄,肝藏魂,脾藏意,肾藏精志也。(《灵

枢·九针》)

【注释】

[1]而此成形：指五脏内藏神志，外主形体，如张介宾曰："正以见形成于外，神藏于内，惟此五者而已。"

【译文】

心脏藏神，肺脏藏魄，肝脏藏魂，脾脏藏意，肾脏藏志，五脏各有所藏，而外主形体。

五脏各有所藏：心脏藏神，肺脏藏魄，肝脏藏魂，脾脏藏意，肾脏藏志，这就是所谓的五神脏。

五脏主管神、气、魂、魄的功能活动。

心脏藏神，肺脏藏魄，肝脏藏魂，脾脏藏意，肾脏藏精与志。

【原文】

2110 所谓五脏者，藏精气而不泻也，故满而不能实[1]。(《素问·五脏别论》)

【注释】

[1]满而不能实：张介宾曰："精气质轻，藏而不泻，故但又充满而无积实；水谷质浊，传化不藏，故虽有积实而不能充满。"满，指精气；实，指水谷。王冰曰："精气为满，水谷为实，但藏精气，故满而不能实。"

【译文】

我们所说的五脏，它是储藏精气而不泻的，所以它应常常精气饱满，而不能像肠胃那样，以水谷浊气塞实它。

【原文】

2111 五脏者，中之守[1]也……得守者生，失守者死。(《素问·脉要精微论》)

【注释】

[1]中之守：五脏在人，它们都有一定的职守。姚止庵曰："府为阳，属表；藏为阴，属里。唯属里，故曰中。"中即里的意思。张介宾曰："五脏者各有所藏，藏而勿失，则精神完固。故为中之守也。"

【译文】

人体的五脏都各有它们的职守，五脏守职则人体安和，虽病可以复生，五脏失守则病态百出，病情不能挽回，生命就危险了。

【原文】

2112 是故五脏主藏精者也，不可伤，伤则失守而阴虚，阴虚则无气，无气则死矣。（《灵枢·本神》）

【译文】

五脏是藏精气的，任何一脏都不可损伤，伤则损精，阴精被伤则阳失其守，就无从发挥气化活动作用，从而营养物质的转输都会受到影响，使全身衰弱，而趋于死亡。

【原文】

2113 肝其畏清[1]；心其畏寒[2]；脾其畏风[3]；肺其畏热[4]；肾其畏湿[5]。（《素问·五常政大论》）

【注释】

[1] 清：指金气。高世栻曰："肝其畏清，木畏金也。"

[2] 寒：指水气。张介宾曰："寒为水气也。"张志聪曰："心其畏寒，火畏水也。"

[3] 风：木之气。张志聪曰："畏风者，木乃土之胜也。"

[4] 热：指火气。张志聪曰："肺其畏热者，金畏火也。"

[5] 湿：指土气。张志聪曰："肾其畏湿，水畏土也。"

【译文】

肝脏畏惧清肃的金气；心脏畏惧寒冷的水气；脾脏畏惧风；肺脏畏惧火热；肾脏畏惧脾土。

【按语】

1. 关于五脏藏神

中医学从整体观念出发，认为人体一切精神意识思维活动，都是脏腑生理功能的反应。故把神分成神、魂、魄、意、志五个方面，并分属于五脏，即心藏神、肺藏魄、肝藏魂、脾藏意、肾藏志，而五脏有时也因此称为"五神脏"。其中，心藏神主要是指心统领和主宰精神、意识、思维、情志等活动；魄是不受内在意识支配而产生的一种能动作用表现，属于人体本能的感觉和动作，即无意识活动，如耳的听觉、目的视觉、皮肤的冷热痛痒感觉等；魂是指能伴随心神活动而出现的梦幻活动，如《类经·藏象类》所云："魂之为言，如梦寐恍惚，变幻游行之境，皆是也"；意是将从外界获得的知识经过思维取舍，保留下来形成回忆的印象；志为志向、意志，即意已定而确然不变思维活动。这一理论对《难经·三十四难》提出的"肝藏魂，肺藏魄，心藏神，脾藏意与智，肾脏精与志。"理论也具有奠基作用，为后世研究精神心理科学提供理论指导。

2. 脏腑的藏泻满实特性

《内经》脏腑理论以天地阴阳藏泻满实为特性，对脏腑进行分类，提出五脏的特性是藏而不泻，具有满而不实的特点，与六腑所具有的泻而不藏、实而不满特性不同，体现了五脏总的属性是"其气象地"，总的功能特性是化生与贮藏精气，如清·张琦曰："精气化于腑而藏于脏，非腑之化则精气竭，非脏之藏则精气泄。"清·姚绍虞曰："其藏其泻，真造化之妙用也。"《内经》这一藏泻论确立了脏腑的基本概念，为中医学理论的发展奠定了基础，也指导着临床实践。

3. 五脏与五畏

《内经》依据五行相克理论提出"肝其畏清，心其畏寒，脾其畏风，肺其畏热，肾其畏湿"的理论，肝畏清，是因为木畏金之清肃；心畏寒，是火畏水之克制；脾畏风，乃因风能胜土；肺畏热，是由于火能烁金；肾畏湿，则是因为水畏土，从另一角度说明了五脏之间相互依存相互制约以维持正常平衡的关系。

2. 五脏与事物的联系

【原文】

2114 天气通于肺[1]，地气通于嗌[2]，风气通于肝，雷[3]气通于心，谷气通于脾，雨气[4]通于肾。六经为川，肠胃为海，九窍[5]为水注之气。（《素问·阴阳应象大论》）

【注释】

[1] 天气通于肺：张介宾曰："天气，清气也，谓呼吸之气。清气通于五脏，由喉而先入肺。"

[2] 嗌：同"咽"。

[3] 雷：心为火脏，同气想求，故雷气通于心。

[4] 雨气：寒水之气。肾为水脏，故雨气通于肾。吴崑曰："雨，水也，肾为水，雨其类也，故雨气通于肾。"

[5] 九窍：指上七窍，下二窍。

【译文】

天的清气通于肺，地的水谷之气通于嗌，风木之气通于肝，雷火之气通于心，谷之气通于脾，雨水之气通于肾。六经犹如河流，肠胃犹如大海，上下九窍以水泽之气贯注。

【按语】

《内经》是以天人合一的哲学观作为自己的认识论、方法论和价值观，来建构中医理论体系，依据阴阳理论，说明五脏与天地相通、相应的现象，如《灵枢·岁露论》云："人与天地相参也，与日月相应也。"将人体五脏与天地风雷谷雨等进行联系，强化其取象比类思维特征，也是《内经》原创的主要思维模式，故有"天气通于肺，地气通于嗌，风气通于肝，雷气通于心，谷气通于脾，雨气通于肾"等天人相通的现象。其次，在论述人与自然阴阳相通应的同时，还以自然界的物象比拟人体的生理、病理之象，充分展现了《内经》取象思维的方法及特点，这对于理解《内经》相关理论，启迪临床诊治思路，都有一定作用。

二、心

1. 心的生理功能及其联系

【原文】

2115 心者，君主[1]之官也，神明[2]出焉。(《素问·灵兰秘

典论》)

【注释】

[1] 君主：指古代帝王。心统领周身血气运行，制使四肢百骸的运动，为五脏六腑之大主，故比喻为"君主"。

[2] 神明：指精神意识聪明智慧。

【译文】

心是最高的领导者，它具有伟大的力量，一切聪明智慧皆从之而出。

【原文】

2116 心主[1]身之血脉。(《素问·痿论》)

2117 诸血者，皆属于心。(《素问·五脏生成论》)

2118 心藏脉，脉舍神。(《灵枢·本神》)

【注释】

[1] 主：主宰，管理。

【译文】

心脏管理全身的血脉。

所有的血液都统属于心脏。

心脏主藏脉，脉中舍神。

【原文】

2119 心者，五脏六腑之大主也。精神之所舍也。其脏坚固，邪弗能容也，容之则心伤，心伤则神去，神去则死矣。(《灵枢·邪客》)

【译文】

心是五脏六腑的主宰，为藏神的处所，它的脏器坚固，外邪不能伤及，假若邪气伤及心脏，则神气散失，神气散失则死。

【原文】

2120 心为牡脏[1]，小肠为之使[2]。(《素问·脉要精微论》)

2121 心合小肠，小肠者，脉其应。(《灵枢·本脏》)

【注释】

[1] 心为牡脏：张介宾曰："牡，阳也。心属火，而居于膈上，故曰

牝脏。"

[2]小肠为之使：心与小肠相表里，所以小肠为心之使。

【译文】

心为阳脏，与小肠相表里。

心与小肠相合，小肠外应于脉。

【原文】

2122 心气通于舌，心和则舌能知五味矣。（《灵枢·脉度》）

【译文】

心气与舌相通应，心气调和，则舌能辨别五味。

【按语】

1.关于心为君主之官、五脏六腑之大主的理解

君主，即帝王，统领、主宰的意思。心为君主之官，是指心在脏腑中居首要地位。因心主神明，又主血脉，居脏腑中最重要位置，故称之。如张景岳注："心为一身之君主……脏腑百骸，唯所是命，聪明智慧，莫不由之。"王冰注："任治于物，故为君主之官。"

根据古代阴阳、五行学说的推演，火为阳，水为阴，南方气候炎热属火为阳，为天德之道，主仁爱生长而善，为君位；北方气候寒冷属水为阴，为天刑之道，主阴戾收杀而恶，为臣位。而心为"五脏六腑之大主"（《灵枢·邪客》），心主血脉，五脏六腑、十二经脉三百六十五络脉、四肢百骸、五官九窍等之营养，皆赖其血液之供应，说明心脏在诸脏腑经脉中居首要地位，故云"君主之官"。

又丹波元简《素问识》云："简按：《灵·邪客》篇云：'心者，五脏六腑之大主，精神之所舍。'《荀子·解蔽》篇云：'心者，形之君也，神明之主也，出令而无所受令。'《淮南子》云：'夫心者，五脏之主也，所以制使四肢，流行血气。'《五行大义》引本经作'主守之官'云：'心为主守之官，神明出者。火者，南方阳光晖，人君之象，神为身之君，如君南向以治。'《易》以离为火，居太阳之位，人君之象，人之运动，情性之作，莫不由心，故为主守之官，神明所出也。"

2. 心与外部组织之间的联系

心与六腑及外部组织的联系也是《内经》藏象学说构建的一个重要方面，经文所称的牡脏是针对心的生理特性而言，以其属火属阳，居膈上而定义，故张介宾曰："牡，阳也。心属火，而居于膈上，故曰牡脏。"

中医学所指的藏象学说是以五脏为中心，联合六腑，通过经络构建的整体系统，心系统包含其联系的小肠所合以及外部联系的脉、舌、面色等，构成一个完整的子系统而统一于机体的整体之中。因此认识中医的心，事实上需要包括小肠为使，血脉为应，心气通于舌，以及扩展而论的在志为喜，在液为汗，其华在面等理论，这也是中医藏象学说的精髓所在。

附：膻中与心包络

【原文】

2123 膻中者，臣使之官，喜乐出焉。(《素问·刺法论》)

2124 膻中[1]者，心主之宫城也。(《灵枢·胀论》)

【注释】

[1] 膻中：此处指心包络。

【译文】

膻中的职能，就像宫廷内臣，能够传达君主的欢喜快乐。

膻中是保卫心的宫城。

【原文】

2125 故诸邪之在于心者，皆在于心之包络[1]。包络者，心主之脉也。(《灵枢·邪客》)

【注释】

[1] 皆在于心之包络：《类经》云："手少阴，心经也。手厥阴，心包络经也。经虽分二，脏实一原，但包络在外，为心之卫；心为五脏六腑之大主，乃精神之所舍，其脏坚固，邪不可伤，伤及于心，五不死者。故凡诸邪之在心者，皆在心外之包络耳。"

【译文】

所以各种外邪侵入心脏的都是表现在心包络的部位。包络是心脏所主之脉。

【原文】

2126 膻中[1]者，为气之海。故气海有余者，气满胸中，悗息[2]面赤；气海不足，则气少不足以言[3]。(《灵枢·海论》)

【注释】

[1] 膻中：此处指胸中。

[2] 悗息：气息闷乱。悗，通"闷"。

[3] 气少不足以言：《类经》云："声由气发，气不足则语言轻怯，不能出声。"

【译文】

膻中为气之海，气海邪气有余，就会气满胸中，烦闷喘急，面部发赤；气海正气不足，就会声怯无力。

【按语】

对于膻中为臣使之官的理解，一方面是指人体的部位，谓其在两乳之间，又称气之海。因其部位近心肺，也为宗气的发源地，其功能为助心肺运输气血，协调阴阳，使精神愉快，如王冰注云："膻中者，在胸中两乳间，为气之海。然心主为君，以敷宣教令，膻中主气，以分布阴阳。气和志适，则喜乐由生；分布阴阳，故官为臣使也。"崑注："主化气而承治节，宣神明者也，是行君相之令，故曰臣使。"另一方面膻中也指心包络，是一个包裹心脏之外的包络组织，又称心主宫城，是指说明心之包络具有保护心主的功能，生理上代心行令，病理上能代心受邪，临床上可见的温邪上受，逆传心包即是这一理论的具体体现。

2. 心的病证及其临床表现

【原文】

2127 心气虚则悲，实则笑不休。(《灵枢·本神》)

2128 邪在心，则病心痛喜悲，时眩仆。(《灵枢·五邪》)

【译文】

心气虚弱容易产生悲忧的情绪，心气盛则容易大笑不止。

邪气在心表现为心痛，心气虚则时悲伤，神气伤，所以时眩晕仆倒。

【原文】

2129 心病者，舌卷短，颧赤。(《灵枢·五阅五使》)

【译文】

心脏有病则表现为舌卷短，两颧发红。

【原文】

2130 真心痛[1]，手足青至节，心痛甚，旦发夕死，夕发旦死。(《灵枢·厥病》)

【注释】

[1]真心痛：邪气直犯心脏的一种心痛病。

【译文】

邪气在心的真心痛，手足冷至肘膝关节，心部痛势剧烈，早上发作的晚上就会死亡，晚上发作的次日早上就会死亡。

【原文】

2131 厥心痛[1]，与背相控，善瘛，如从后触其心。(《灵枢·厥病》)

【注释】

[1]厥心痛：因五脏气机逆乱导致的心痛。

【译文】

厥气上逆的心痛，牵引至背部，并有拘急感，好像从背后触动心脏一样。

【原文】

2132 心病者，胸中痛，胁支满，胁下痛，膺背肩胛间痛，两臂内痛[1]；虚则胸腹大，胁下与腰相引而痛。(《素问·脏气法时论》)

【注释】

[1]痛：张琦曰："诸病皆经气郁结也。"

【译文】

患有心病的患者，心实的，表现为胸中疼痛、胁部支满、胁下疼痛、膺背肩胛间疼痛和两臂内侧痛；如果心虚，则表现为胸腹胀大，胁下与腰牵引作痛。

【原文】

2133 心热病者，先不乐[1]，数日乃热，热争则卒心痛[2]，烦闷善呕，头痛面赤无汗。（《素问·刺热论》）

【注释】

[1] 先不乐：吴崑曰："心和则乐，不和则不乐。先不乐者，热之先兆也。"

[2] 卒心痛：指突然发作的心痛。卒，同猝。

【译文】

心脏发生热病，病人先感觉不愉快，数日后才发热，邪正交争的时候，表现为突然心痛、烦闷、时时作呕、头痛、面部发赤、无汗。

【原文】

2134 心疟者，令人烦心甚，欲得清水，反寒多，不甚热[1]。（《素问·刺疟论》）

【注释】

[1] 不甚热：张琦曰："心热故烦，欲得冷饮，热郁不越，阴气外浮，故寒多而热反不甚。"

【译文】

心疟的病人，心中烦热得很厉害，想喝冷水，但反而寒多而不甚热。

【原文】

2135 心风之状，多汗恶风，焦绝[1]，善怒吓，赤色，病甚则言不可快。（《素问·风论》）

【注释】

[1] 焦绝：指焦燥至极，毫无润泽。张介宾曰："唇舌焦燥，津液干绝也。"

【译文】

心风的症状表现为多汗怕风，唇舌焦燥，毫无津液，好怒以吓人，面有赤色，病重的则言语不爽快。

【按语】

1. "心气虚则悲，实则笑不休"的理解

心为一身之主，死生之本，主藏神明。《灵枢·邪客》说："心者，五脏六腑之大主也，精神之所舍也，其脏坚固，邪弗能容也；容之则心伤，心伤则神去，神去则死矣。"《灵枢·本神》也说："神有余则笑不休，神不足则悲。"当心气衰弱之时，心主血脉的功能减弱，血的运行也随之发生改变，因血气为神志活动的物质基础，所以心血亏虚则表现为神志的悲忧情绪；若心脏邪实，如痰火壅盛则可激动心血，狂乱情志，从而表现为喜笑不休的病证。

2. 心痛病的临床辨识

心痛，在中医学中是指胸前区及胃脘部的疼痛不适，常涉及心脏、胸膈、胃等部疾病引起的疼痛，多由外感六淫、内伤七情导致邪气上逆，冲逆于心，或气滞血瘀，心脉瘀阻，或气虚血少，心失所养而致。《内经》又主要有真心痛、厥心痛与卒心痛的不同认识。

真心痛是心痛病中的急重症，是由邪气直犯心脏，伤及脏真之气，导致心脉瘀闭，心阳暴脱的危重症，类似于现代医学中的急性心肌梗死，临床出现剧烈的心前区疼痛时，常伴有四肢厥冷，由于发病急重，《内经》谓其可"旦发夕死，夕发旦死"，预后多较差。

厥心痛是由五脏及胃之气机逆乱，上扰于心所致，因厥气上逆，阻滞经脉气血运行，不通则痛，故其疼痛可由心前疼痛牵引至背部，并有拘急感，《内经》谓其"与背相控，善瘈，如从后触其心"，如治疗得法，预后尚可。

卒心痛是指突然发作的心痛，多因心脏素有宿疾，又逢情志、饮食、劳倦等因素所诱发，邪正交争而发病。临床表现为病人在先感觉不愉快，数日后或见发热，并表现为突然心痛，兼有烦闷、时时作呕、头痛、面部发赤、无汗，有类似于胸痹发作，临证时可结合其平素表现及症状而辨证施治。

《内经》这种对心痛病的分类及其病机认识，为临床辨证、诊断、治疗心痛奠定了理论基础。

三、肝

1.肝的生理功能及其联系

【原文】

2136 肝者，将军之官[1]，谋虑出焉。(《素问·灵兰秘典论》)

【注释】

[1] 将军之官：张志聪曰："肝气急而志怒，故为将军之官。"

【译文】

肝好比智勇的将军，发挥一切的谋略智虑。

【原文】

2137 肝者主为将，使之候外，欲知坚固，视目小大。(《灵枢·师传》)

【译文】

肝脏的性能如同将军一样，勇而有谋，有防御外侮的能力。要了解它的坚强与否，可通过眼睛的大小来判断。

【原文】

2138 肝藏血，血舍[1]魂。(《灵枢·本神》)

【注释】

[1] 舍：住宿，寄居。

【译文】

肝脏注藏血，血中舍魂。

【原文】

2139 肝气通于目，肝和则目能辨五色矣。(《灵枢·脉度》)

【译文】

肝气通于目，肝气调和，则眼睛能辨别五色。

【原文】

2140 肝合胆，胆者，筋其应。(《灵枢·本脏》)

【译文】

肝与胆相合，胆外应于筋。

【按语】

对"肝者，将军之官"的理解，注家意见不一，基本可分为两种：其一，从将军者骁勇善战、刚果专断诠释，如王冰注曰"勇而能断，故曰将军"，李中梓曰"肝为震卦，牡勇而急，故为将军之官"；其二，从将军者尚武好动、性急善怒解释，如张景岳曰"肝属风木，性动而急，故为将军之官"，张志聪曰"肝气急而志怒，故为将军之官"，恽铁樵云："肝主怒，拟其似者，故曰将军。怒则不复有谋虑，是肝之病也。"

从肝之生理来看，《素问·五常政大论》云"木曰敷和"，即肝气具有布散、温和之意。《素问·五常政大论》亦云："在气为柔，在脏为肝。"说明能屈能伸，柔韧刚毅是肝的特性。肝者谋虑于内，阳刚其外，而能安内以攘外，如将军之职能，内安黎民，外御敌侵，也即《素问·灵兰秘典论》所谓"将军之官，谋虑出焉"。从其生理来看，其一，肝体阴而用阳，体阴者乃能藏血，蓄藏阴血以待升发之机调度布达，奉养周身，阴血充足，以制亢阳，阴平阳和，气血调畅，则五脏安和。用阳乃能疏泄，阳刚于外，主升发疏泄，条畅气血，为一身气机升降动力之源，气机升降有序，畅而不滞，气血调和，正气疏达布表，御邪于外，固护肌表，百病不生。其二，肝主筋，为"罢极之本"，肝气刚毅，筋脉得养，则能耐劳持力，勇而刚果。故肝以阴柔为体而得其谋虑出焉，以阳刚为用而具疏泄畅达之能。因此，《内经》中"肝者，将军之官"实为阐释肝之生理特性的总概括。

2.肝的病证及其临床表现

【原文】

2141 肝病者[1]，两胁下痛引少腹，令人善怒[2]，虚则目䀮䀮无所见，耳无所闻，善恐[3]，如人将捕之。(《素问·脏气法时论》)

【注释】

[1]病者：张志聪曰："病者，邪气实也。"

[2]善怒：王冰曰："其气实则善怒。"

[3]善恐：吴崑曰："肝藏魂，魂不安则善恐。"

【译文】

患有肝病的人，两胁下疼痛，牵引少腹，并且使人好怒；如果肝虚，则表现为两眼昏花，看不清东西，容易恐惧，好像有人来捕捉他一样。

【原文】

2142 肝病内舍肢胁，外在关节[1]。(《素问·气交变大论》)

2143 肝雍，两胠满，卧则惊，不得小便[2]。(《素问·大奇论》)

2144 肝有邪，其气留于两腋[3]。(《灵枢·邪客》)

【注释】

[1]外在关节：张介宾曰："在人之藏应于肝，肝之部分，内在肢胁，外在关节，故其为病如此。"

[2]不得小便：王冰曰："肝之病循阴股入髦中，环阴器，抵少腹，上贯肝膈布胁肋，故胠满不得小便也。"

[3]其气留于两腋：肝胆经脉行于胁腋，出于期门、渊液等穴，故邪有所聚，多在两腋。留，通"流"。

【译文】

在人体则病生于肝脏，其病变内积于胁肋，外在于关节。

肝脉壅塞，则表现为两胁胀满，睡眠则惊骇不宁，小便不通。

肝脏受了邪气，能随着经脉留注于两腋窝。

【原文】

2145 邪在肝，则两胁中痛，寒中，恶血在内，行善掣节[1]，时脚肿。(《灵枢·五邪》)

【注释】

[1]掣节：关节牵掣不利。

【译文】

病邪侵袭到肝脏，就会产生两胁中疼痛，寒气在中，恶血瘀留在内，走路时经常关节牵引作痛，并且时有脚肿。

【原文】

2146 肝热者，色苍[1]而爪枯。(《素问·痿论》)

2147 肝病者，眦青。(《灵枢·五阅五使》)

【注释】

[1]苍：指青的意思。

【译文】

肝脏有热的病人，表现为面色青而爪甲枯燥。

肝脏有病时，表现为两眼角发青。

【原文】

2148 肝热病者，小便先黄，腹痛多卧，身热，热争[1]则狂言及惊，胁满痛，手足躁，不得安卧。其逆则头痛员员[2]，脉引冲头也。(《素问·刺热论》)

【注释】

[1]热争：指热邪与正气相争。

[2]员员：张志聪曰："员员，周转也。"

【译文】

肝脏发生热病，病人首先小便发黄，小腹痛，多卧，身体发热。热邪与正气相争的时候，就会表现为狂言惊骇，胁肋胀满而痛，手足骚动不安，不能安卧。如果肝气上逆，病人则表现为头痛昏晕，这是由于热邪循肝脉上冲于头的缘故。

【原文】

2149 肝疟者，令人色苍苍然，太息[1]，其状若死者。(《素问·刺疟论》)

【注释】

[1]太息：肝气不舒的征兆。

【译文】

肝疟的病人，面色苍青，时欲太息，病重的时候，形状如死。

【原文】

2150 肝风之状，多汗恶风，善悲，色微苍，嗌干善怒，时憎女子[1]。诊在目下，其色青。(《素问·风论》)

【注释】

[1] 时憎女子：张介宾曰："肝为阴中之阳，其脉环阴器，强则好色，病则妬阴，故时憎女子也。"

【译文】

肝风的症状表现为，多汗怕风，易悲伤，面色微青，咽喉干燥，易怒，时常厌恶女人。诊查的重点在于目下，当见青色。

四、脾

1. 脾的生理功能及其联系

【原文】

2151 脾胃者，仓廪[1]之官，五味出焉。(《素问·灵兰秘典论》)

2152 脾为谏议之官[2]，知周出焉。(《素问·刺法论》)

【注释】

[1] 仓廪：指贮存粮食的仓库。

[2] 谏议之官：脾主思，有协助心君决定意志的作用，相当于谏议之官。

【译文】

脾胃好比掌管仓库的官员，贮存和消化食物，精微营养都是从这里产生的。

脾主思，有协助心主意志的作用，而且志意周于万物。

【原文】

2153 五味入口，藏于胃，脾为之行其精气。(《素问·奇病论》)

2154 脾脉者，土也，孤脏以灌四旁[1]者也。(《素问·玉机真脏论》)

【注释】

[1] 四旁：以季节言，则指春夏秋冬四季；以脏腑言，则指心肝肺肾四脏。

【译文】

饮食物入口贮藏于胃，但必须再由脾脏运化，输送饮食物的精华。

脾脉属土，为孤脏以灌溉四旁。

【原文】

2155 脾者土也，治[1]中央，常以四时长[2]四脏，各十八日寄治[3]，不得独主于时也。（《素问·太阴阳明论》）

【注释】

[1] 治：主管的意思。

[2] 长：马莳曰："长、掌同，主也。"

[3] 各十八日寄治：张志聪曰："春夏秋冬，肝心肺肾所主也。土位中央，灌溉于四脏，是以四季月中，各王十八日。是四时之中皆有土气，而不独主于时也。此五脏之气，各主七十二日，以成一岁也。"

【译文】

脾在五行属土，位居中央，它在四时中分主于四脏，即一年四季末各十八日，而不能单独的主旺于一个季节。

【原文】

2156 脾为之使[1]，胃为之市[2]。（《素问·刺禁论》）

【注释】

[1] 脾为之使：指脾土旺于四季，主运水谷，以营四脏。《太素》云："脾者为土，王四季，脾行谷气，以资四脏，故为这使也。"使，役使的意思。

[2] 胃为之市：意指胃主收纳水谷，如市之聚退。王冰注："水谷所归，五味皆入如市杂，故为市也。"市，市场的意思。

【译文】

脾主运化，以营四脏，提供脏腑营养；胃主受纳，为水谷聚集之所，提供机体能量交换。

【原文】

2157 脾之合[1]肉也，其荣[2]唇也。（《素问·五脏生成论》）

2158 脾主身之肌肉。（《素问·痿论》）

2159 脾合胃，胃者，肉其应。（《灵枢·本脏》）

【注释】

[1] 合：配合、外合。

[2] 荣：指五脏精华表现于外的色泽。

【译文】

与脾脏相合的是肉，它的荣华表现在口唇。

脾脏管理全身的肌肉。

脾与胃相配合，胃外应于肌肉。

【原文】

2160 脾气通于口，脾和则口能知五谷矣。(《灵枢·脉度》)

【译文】

脾气通于口，脾气调和，服食五谷就会有滋味。

【按语】

1. "脾胃者，仓廪之官"的理解

按《礼记·月令》云："谷藏曰仓，米藏曰廪。"仓廪，通指藏粮之所。比喻脾胃具有受纳水谷，运化精微，供应人体需要的各种物质的功能，故称脾胃为仓廪之官。如高士宗《素问直解》云："胃主纳，脾主运，皆受水谷之精，犹之仓廪之官。"张介宾《类经》也注云："脾主运化，胃司受纳，通主水谷，故皆为仓廪之官。"统指脾司运化，胃主受纳，为水谷之海，皆参与水谷的消化与吸收，故称仓廪之官。

2. "脾为谏议之官"的理解

谏，本义为直言相劝，即纠正之意。《周礼·司谏》注："谏，犯正也，以道正人行"。《说文》徐注曰："谏者，多别善恶以陈于君"。义为臣子谏议天下万物，助君主用开明的道德法规以匡济天下。因此，谏议之官的职责是纠正君主的错误，使其心智神明，知周万物，道济天下，使天下太平。一国之兴衰系于君，在人体心为君主之官，具有主宰人体五脏六腑、形体诸窍的一切生理活动和人体精神意识思维活动的功能，心主神明正常与否，直接关系到全身脏腑之治与乱，决定着生命的存与亡。而心虽主神明，但能否做到主神明，与脾主"谏议之官"能否发挥"谏议"职责，纠正"君主之官"的错误关系密切。若脾主"谏议"之职，则心主神明聪敏，人体各部分生理活动正常，身体则健康无病；若脾失"谏议"之职，则心主神明失聪，人体各部分生理活动紊乱，身体就会产生疾病。所以"脾主谏议之官"与人体疾病的发生关系密切。主要反映了脾胃运化精微供养机体神明活动，以及脾主思深思熟虑知周天下以助心主发挥藏神作用而言，是从另一个神志的角度说明五脏协调统一的重要性。

3."脾不主时"的理解

脾与时令的关系，《内经》最主要的观点是脾不主时，也即是分主四季末各十八日。所谓脾不主时实为不独主一时，因四时皆有脾气，是五脏应时的重要内容，源于"万物无土不生，五行无土不成"的五行与四时相配合学说。脾在五行属土，而土对于农耕社会的人们具有特别重要的意义，能生化万物，生长四行，故又有"土为万物之母"、"土生四行"的说法。在中医学中，《内经》脾不主时，即不主一时，不主定时，而是四时均有脾土，主要是寄旺于四季之末各十八天，这样划分就将一年 360 日平均地划归于五脏，体现了土生化万物的观点。因此也是强调土居中央、长四脏的土主地位，对于理解脾主运化、升清、生化等中医理论具有重要意义。

4."脾为之使，胃为之市"的理解

"脾为之使，胃为之市"主要强调脾胃在机体气化作用中的"转枢"功能，并同时强调其有制约各脏气机的过度升降，维持其调和状态的作用。

脾胃之气对人体五脏之气的转枢、斡旋，主要有两方面作用：一方面，脾胃之病可以表现为五脏气机的升降失常，清·黄元御在《四圣心源》中云："中气衰则升降窒，肾水下寒而精病，心火上炎而神病，肝木左郁而血病，肺金右滞而气病。神病则惊怯而不宁，精病则遗泄而不秘，血病则凝瘀而不流，气病则痞塞而不宣。四维之病，悉因于中气。中气者，和济水火之机，升降金木之轴。"脾胃一病，则气血精神无所不病。另一方面，五脏气机升降失常的病证，往往可以通过治疗脾胃而获效，明·周慎斋《慎斋遗书》所谓："诸病不愈，必寻到脾胃之中，万无一失。"这也是脾胃学说的主要立论基础，所以《内经》的这一理论对于临证处方用药具有较好的指导作用。

2.脾的病证及其临床表现

【原文】

2161 脾病者，身重善饥[1] 肉痿，足不收，行善瘈[2] 脚下痛，虚则腹满肠鸣，飧泄食不化[3]。（《素问·脏气法时论》）

【注释】

[1]饥：原作"肌"，据气交变大论新校正引本文、《脉经》卷六第五、《甲乙》卷六第九改。

[2]足不收，行善瘈：原读作"足不收行，善瘈"。义难通，参《素问·气交变大论》《脉经》卷六第五、《甲乙》卷六第九改。

[3]飧泄食不化：吴崑曰："脾虚则失其健运之用，而中气失治，故腹满肠鸣飧泄，而食物不变。"

【译文】

罹患脾病的患者表现为身体沉重，容易饥饿，肌肉软弱无力，足不能举步，或发生肌肉牵引，脚下疼痛，这是属于脾实的症状；如果是脾虚，则表现为腹部胀满，泄泻完谷不化。

【原文】

2162 脾病内舍心腹，外在肌肉四肢。（《素问·气交变大论》）

【译文】

脾病内在心腹，外在四肢肌肉。

【原文】

2163 脾气虚则四肢不用，五脏不安，实则腹胀，经溲不利[1]。（《灵枢·本神》）

【注释】

[1]泾溲不利：大小便不利。

【译文】

脾气虚则四肢不能运动，五脏因缺乏营气而不能发挥正常的功能，脾气实则可发生胀满，以及大小便不利。

【原文】

2164 脾有邪, 其气留于两髀[1]。(《灵枢·邪客》)

【注释】

[1] 髀: 指股胯部。

【译文】

脾脏有了邪气, 可以顺着经脉留注于股胯部。

【原文】

2165 邪在脾胃, 则病肌肉痛。阳气有余, 阴气不足, 则热中善饥; 阳气不足, 阴气有余, 则寒中肠鸣腹痛。(《灵枢·五邪》)

【译文】

病邪侵袭到了脾胃, 则可表现为肌肉疼痛。如果阳气有余, 阴气不足, 则热在中而易饥饿; 阳气不足, 阴气有余, 则寒气在中而表现为肠鸣腹痛。

【原文】

2166 脾热者, 色黄而肉蠕[1]动。(《素问·刺热论》)

【注释】

[1] 蠕: 张介宾曰:"微动貌。又曰虫行貌。"

【译文】

脾脏有热的, 面色黄而肌肉蠕动。

【原文】

2167 脾热病者, 先头重颊痛, 烦心颜[1]青, 欲呕身热, 热争则腰痛[2]不可用俯仰, 腹满泄, 两颔痛。(《素问·刺热篇》)

【注释】

[1] 颜: 额部。

[2] 腰痛: 张介宾曰:"腰者, 肾之府。热争于脾, 则土邪乘肾, 必注于腰, 故为腰痛。"

【译文】

脾脏发生热病, 患者首先会感到头重, 面颊痛, 心中烦闷, 额部发青, 身体发热, 想呕吐。邪正交争的时候, 则发为腰痛不可以前后俯仰, 腹中胀满而泄泻, 两颔疼痛。

【原文】

2168 脾风之状，多汗恶风，身体怠惰，四肢不欲动，色薄微黄，不嗜食，诊在鼻[1]上，其色黄[2]。(《素问·风论》)

【注释】

[1]鼻：王冰曰："脾气合土，主中央，鼻于面部，亦居中央，故诊在焉。"

[2]黄：姚止庵曰："鼻居面中，属土，故验脾病者，其鼻必黄。"

【译文】

脾风的症状表现为多汗怕风，身体疲倦，四肢不愿活动，面色浅薄淡黄，不思饮食，诊察的重点在于鼻部，当见黄色。

【原文】

2169 脾疟者，令人寒，腹中痛，热则肠中鸣，鸣已汗出[1]。(《素问·刺疟论》)

【注释】

[1]鸣已汗出：张介宾曰："寒已而热，则脾气行，故肠中鸣，鸣已则阳气外达，汗出而解也。"

【译文】

脾疟，使人感到寒冷，腹中疼痛，待到转热的时候，则脾气行而腹中肠鸣，肠中鸣响后，阳气外达，即汗出。

五、肺

1.肺的生理功能及其联系

【原文】

2170 肺者，相傅之官，治节出焉[1]。(《素问·灵兰秘典论》)

【注释】

[1]治节出焉：张介宾曰："节，制也。肺主气，气调则营卫脏腑无所不治，故曰治节出焉。"

【译文】
肺脏好比丞相，调节一身之气。

【原文】
2171 肺者，脏之长[1]也，为心之盖也。(《素问·痿论》)
2172 肺者，五脏六腑之盖[2]也。(《灵枢·九针》)

【注释】
[1]脏之长：李中梓曰："肺位至高，故为之长。"
[2]五脏六腑之盖：肺位最高，覆盖着五脏六腑，状如伞盖，故孙思邈称"肺为五脏之华盖"。

【译文】
肺为脏器之长，是心脏的华盖。

肺位最高，为五脏六腑的华盖。

【原文】
2173 肺藏气，气舍魄[1]。(《灵枢·本神》)

【注释】
[1]气舍魄：魄的功能凭依于气。

【译文】
肺脏主藏气，气中舍魄。

【原文】
2174 肺合[1]大肠，大肠者，皮其应。(《灵枢·本脏》)

【注释】
[1]合：配合。

【译文】
肺与大肠相合，大肠外应于皮。

【原文】
2175 肺气通于鼻，肺和则鼻能知臭香矣。(《灵枢·脉度》)

【译文】
肺气通于鼻，肺气调和，则鼻能辨别香臭。

【按语】

《素问·灵兰秘典论》:"肺者,相傅之官,治节出焉。"王冰注:"位高非君,故官为相傅。主行荣卫,故治节由之。"相,为宰相;傅,通"辅"。即指肺有辅助心主治理调节全身气血津液及脏腑活动的作用。如张景岳注:"肺主气,气调则营卫脏腑无所不治。"心为君主之官,肺犹宰相辅佐君主,调治全身。加强气血循环运行输送养料,以维持各脏器组织的机能活动及其相互间的关系。

2. 肺的病证及其临床表现

【原文】

2176 肺病者,喘咳逆气,肩背痛,汗出,尻[1]阴股膝髀腨胻[2]足皆痛,虚则少气不能报息[3],耳聋嗌干。(《素问·脏气法时论》)

【注释】

[1] 尻:脊骨的尽处,指尾骨。

[2] 髀腨胻(shuànhéng 涮恒):髀,指股骨;腨,指腓肠肌;胻,指胫部。

[3] 不能报息:呼吸气短而难于接续。《类经》注:"报,复也。不能报息,谓呼吸气短,难于接续也。"

【译文】

患有肺病,则咳喘气逆,肩背疼痛,出汗,尻、阴、股、膝、髀骨、腨骨、胻、足等处发生疼痛,这是属于肺实的症状;如果肺虚,则短气,呼吸不能接续,耳聋不聪,咽部干燥。

【原文】

2177 心肺有病,而鼻为之不利[1]也。(《素问·五脏别论》)

【注释】

[1] 鼻为之不利:张志聪曰:"此言五气入鼻藏于心肺者,气为阳也,故心肺有病,而鼻为之不利。"

【译文】

心肺有病,鼻子每因之而不利。

【原文】

2178 肺病内舍膺胁肩背，外在皮毛^[1]。(《素问·气交变大论》)

【注释】

[1]外在皮毛：张志聪注："光显郁蒸，火之化也。《六元正纪大论》曰：'少阳所至为火生，终为蒸溽'，此德化之常也。膺胸之内，肺之分也。胁内，乃云门、天府之分，肺脉之所出。肩背，肺俞之分，皮毛，肺所主也。"

【译文】

肺病于内表现在胸胁肩背，于外表现在皮毛。

【原文】

2179 肺藏气，气有余则喘咳上气，不足则息利少气^[1]。(《素问·调经论》)

【注释】

[1]息利少气：呼吸通利，气息短少。

【译文】

肺藏气，气有余就喘气上逆，气不足就呼吸少气。

【原文】

2180 肺气盛则脉大，脉大则不得偃卧^[1]。(《素问·病能论》)

【注释】

[1]偃卧：仰卧。

【译文】

肺内邪气充盛，则脉络胀大，肺的脉络胀大，就不能仰卧。

【原文】

2181 肺之雍^[1]，喘而肤满。(《素问·大奇论》)

2182 肺病者，喘息鼻张。(《灵枢·五阅五使》)

【注释】

[1]雍：同壅。壅塞不通的意思。

【译文】

如果肺脉壅塞，则发为喘息而两胁胀满。

肺脏有病时，可见喘息，鼻孔翕张。

【原文】

2183 邪在肺，则病皮肤痛，寒热，上气喘，汗出，咳动肩背。（《灵枢·五邪》）

【译文】

病邪侵袭到肺脏，就会发生皮肤疼痛，恶寒发热，气上逆而喘，汗出，咳嗽牵引到肩背作痛。

【原文】

2184 风之状，多汗恶风，色然白，时咳短气，昼日则瘥，暮则甚，诊在眉上，其色[1]白。（《素问·风论》）

【注释】

[1] 色：面色。

【译文】

肺风的症状表现为，多汗怕风，面色浅白，时或咳嗽气短，白昼较轻，傍晚较重，诊查的重点，在眉上当见白色。

【原文】

2185 肺热病者，先淅然[1]厥，起毫毛，恶风寒，舌上黄身热。热争则喘咳，痛走胸膺[2]背，不得大息，头痛不堪，汗出而寒。（《素问·刺热篇》）

【注释】

[1] 淅然：突然感到凛寒的样子。

[2] 膺：张介宾曰："膺，胸之两旁高处也。"

【译文】

肺脏发生热病，病人先有突然凛寒，皮肤粟起，汗毛笔直的现象，怕风寒，舌上发黄，身体发热。邪正交争的时候，则发气喘咳嗽，疼痛走窜胸膺背部，不能深呼吸，头痛厉害，汗出怕冷。

【原文】

2186 肺疟者，令人心寒[1]，寒甚热，热间善惊，如有所见者。（《素问·刺疟论》）

【注释】

［1］心寒：张介宾注："肺者，心之盖也。因寒邪而乘所不胜，故肺疟者令人心寒。"

【译文】

肺疟，使人心里感到发冷，冷极则发热，热的时候很容易发惊，好像见到了可怕的事物。

六、肾

1.肾的生理功能及其联系

【原文】

2187 肾者，作强[1]之官，伎巧[2]出焉。(《素问·灵兰秘典论》)

【注释】

［1］作强：能力充实。吴崑曰："作用强力也。"

［2］伎巧：动作精巧。

【译文】

肾脏的能力充实，则四肢矫健而不倦，又能增进智慧，做出精巧的动作。

【原文】

2188 肾者主水，受五脏六腑之精而藏之，故五脏盛乃能泻[1]。(《素问·上古天真论》)

【注释】

［1］泻：五脏精气充盛，渗灌于肾。

【译文】

肾脏主管人之一身水液，接受五脏六腑的精华而藏于其中，所以五脏旺盛，才能渗灌于肾脏。

【原文】

2189 肾者主为外，使之远听，视听好恶，以知其性。(《灵

枢·师传》)

【译文】

肾气通于耳而主外，能远听声音，所以从听觉的好坏，可以测候肾的性能。

【原文】

2190 肾合[1]三焦膀胱。三焦膀胱者，腠理毫毛其应。(《灵枢·本脏》)

【注释】

[1] 合：配合。

【译文】

肾脏与三焦、膀胱相合，三焦、膀胱外应于腠理、毫毛。

【原文】

2191 肾气通于耳，肾和则耳能闻五音矣。(《灵枢·脉度》)

【译文】

肾气通于耳，肾气调和，则耳能听五音。

【按语】

作强，指作用强力。伎、技同，多能也。巧，精巧也。唐容川《医经精义》云："盖髓者，肾精所生，精足则髓作。髓在骨内，髓作则骨强，所以能作强，而才力过人也。精以生神，精足神强，自多伎巧。髓不足者力不强，精不足者智不多。"恽铁樵《群经见智录》亦云："病痨瘵多欲者，神气昏馁，不能作强，值事理之稍繁赜者，辄惮烦不耐思索。观肾病与不病异点在此，于是知作强、伎巧为肾之德矣。"因"肾藏精""肾主骨""肾生骨髓"，如肾气旺盛，则骨髓充盈，骨骼坚强，髓海丰满，脑力强健，故有强于作用、精巧多能之效。有类似于《灵枢·海论》"髓海有余，则轻劲多力，自过其度；髓海不足，则脑转耳鸣，胫酸眩冒，目无所见，懈怠安卧"之论，是肾藏精主骨生髓功能的体现。

又，王冰从肾主生殖注云："强与作用，故曰作强。造化形容，故云伎巧。在女则当其伎巧，在男则正曰作强。"则是对肾藏精，主天癸促生殖功能而言，是从不同角度对经旨的阐发。

2.肾的病证及其临床表现

【原文】

2192 肾病者，腹大胫肿，喘咳身重，寝汗出[1]憎风[2]，虚则胸中痛，大腹小腹痛，清厥[3]意不乐。(《素问·脏气法时论》)

【注释】

[1]寝汗出：睡眠中汗出。

[2]憎风：怕风。

[3]清厥：清冷而气逆。

【译文】

肾病的症状表现为，腹部胀大，胫肿，喘咳，身体沉重，睡眠中汗出，怕风，这些属于肾实的症状；肾虚则胸中疼痛，腹部疼痛，清冷，气逆，心中不乐。

【原文】

2193 肾藏志，志有余则腹胀飧泄[1]，不足则厥[2]。(《素问·调经论》)

【注释】

[1]有余则腹胀飧泄：张介宾曰："肾藏志，水之精也。水化寒，故肾邪有余，则寒气在腹而为腹胀飧泄。"

[2]厥：张志聪曰："肾为生气之原，故不足则厥逆而冷。"

【译文】

肾藏志，志有余就腹胀飧泄，志不足则手足厥冷。

【原文】

2194 其脏肾，其病内舍腰脊骨髓，外在溪谷踹膝。(《素问·气交变大论》)

【译文】

肾病于内表现在腰肌骨髓，于外表现在肌肉之会与小腿膝湾等处。

【原文】

2195 肾热病者，先腰痛骱酸，苦渴数饮身热。热争则项痛而

强，脐寒且酸，足下热，不欲言，其逆则项痛员员淡淡然[1]。(《素问·刺热论》)

【注释】

[1]淡淡然：王冰曰："为似欲不定也。"

【译文】

肾脏发生热病，患者先有腰痛和小腿发酸，口渴常欲饮水，身体发热。邪正交争的时候，则发项痛而强直，小腿寒冷酸痛，足心发热，不想说话，如果肾气上逆，则颈项疼痛，头晕摇动不定。

【原文】

2196 肾风之状，多汗恶风，面痝然[1]浮肿，脊痛不能正立，其色炲[2]，隐曲不利，诊在肌上[3]，其色黑。(《素问·风论》)

【注释】

[1]痝(máng 茫)然：浮肿的样子。

[2]炲(tái 台)：煤灰色。

[3]肌上：有两种解释，一说肌肉；一说颧部。与上文相较，颧部似可参。

【译文】

肾风的症状表现为多汗怕风，面部浮肿，脊痛而不能正立，面色黑如煤烟，隐曲之事不利，诊察的重点在于肌上见黑。

【原文】

2197 肾雍，脚下至少腹满，胫有大小，髀大跛，易偏枯[1]。(《素问·大奇论》)

【注释】

[1]易偏枯：姚止庵曰："言肾气既雍，不特胻下有胀满之患，而且两足有跛易偏枯之病也。肾为生气之源，故雍则气凝而血滞，所以病如是也。"

【译文】

肾脉雍塞，脚下至少腹胀满，两侧胫部大小不同，髀肿大，以致行走不便，而成跛状，日久容易形成半身不遂的症状。

第二节　六　腑

一、概论

1.六腑的生理功能与特性

【原文】

2201 脏者为阴，腑者为阳[1]……胆胃大肠小肠膀胱三焦六腑皆为阳。(《素问·金匮真言论》)

【注释】

[1]脏者为阴，腑者为阳：张介宾曰："五脏属里，藏精气而不泻，故为阴；六腑属表，传化物而不藏，故为阳。"

【译文】

五脏居里归属于阴，六腑居外归属于阳……胆、胃、大肠、小肠、膀胱、三焦、六腑居外都归属于阳。

【原文】

2202 胃、大肠、小肠、三焦、膀胱，此五者[1]天气之所生也，其气象天，故泻而不藏，此受五脏浊气，名曰传化之府。(《素问·五脏别论》)

【注释】

[1]五者：张介宾曰："凡此五者，是名六腑，胆称奇恒，则此惟五矣。"

【译文】

胃、大肠、小肠、三焦、膀胱，这五者都是禀受了天气而生的，它们的作用就像天的健运不息一样，所以是泻而不藏；它们受五脏的浊气，因此被称作"传化之府"。

【原文】

2203 肺合大肠，大肠者，传道[1]之府。心合小肠，小肠者，受盛之府。肝合胆，胆者中精[2]之府。脾合胃，胃者，五谷之府。肾合膀胱，膀胱者，津液[3]之府也。少阳属肾，肾上连肺，故将两脏[4]。三焦者，中渎[5]之府也。水道出焉，属膀胱，是孤之腑也。是六腑之所与合者。（《灵枢·本输》）

【注释】

[1] 传道：输送。

[2] 中精：居中受精汁。

[3] 津液：这里指小便。

[4] 两脏：这里指三焦与膀胱。

[5] 渎：行水的小渠。

【译文】

肺合大肠，大肠是输送小肠已化之物的器官。心合小肠，小肠是受盛由胃而来之物的器官。肝合胆，胆是居中受精汁的器官。脾合胃，胃是消化五谷的器官。肾合膀胱，膀胱是贮存小便的器官。手少阳属肾，肾又上连于肺，所以能统率三焦和膀胱两脏器。三焦是水渎的器官，有疏通水道的功能，属于膀胱，没有脏来配合，所以称它是孤府。这就是六腑与五脏相配合的情况。

【原文】

2204 六腑者，所以化水谷而行津液者也。（《灵枢·本脏》）

2205 六腑者，所以受水谷而化行物者也。（《灵枢·卫气》）

2206 六腑者，受谷而行之，受气而扬之。（《灵枢·经水》）

【译文】

六腑运化水谷而输布津液以养全身。

六腑的功能是受纳水谷而化生精微物质。

六腑是受纳水谷而运化之，受化生之水谷精微，而输布于外。

【原文】

2207 六腑者，传化物而不藏，故实而不能满[1]也。（《素问·五脏别论》）

【注释】

[1]实而不能满：张介宾曰："水谷质浊，传化不藏，故虽有积实而不能充满。"王冰注："以不藏精气，但受水谷故也。"

【译文】

六腑的功用是将食物消化、吸收、传送而不贮藏，所以它虽常常有水谷充实，却不能满而不泻。

2.六腑的病理变化

【原文】

2208 五脏不平，六腑闭塞之所生[1]也。(《素问·通评虚实论》)

【注释】

[1]六腑闭塞所生：马莳曰："六腑者，传化物而不藏，故实而不能满；五脏者，藏精气而不泻，故满而不能实。五脏本于六腑相为表里，今饮食适宜，吐利过节，以致六腑不能传化其物，而六腑闭塞，则五脏也不和平，各病自生也。"

【译文】

五脏不和，是六腑闭塞不通所形成的。

【原文】

2209 六腑不和，则留为痈。(《灵枢·脉度》)

【译文】

六腑不和，气留聚于饥腠，则结聚而成痈疡。

【原文】

2210 入六腑则身热不时卧[1]，上为喘呼。(《素问·太阴阳明论》)

【注释】

[1]不时卧：张介宾注："不时卧，不能以时卧也。"

【译文】

假若邪入六腑，就表现为发热、不得安卧、气逆喘息等症状。

【原文】

2211 胆为怒，胃为气逆哕，大肠小肠为泄，膀胱不约为遗溺，下焦溢为水。(《灵枢·九针》)

【译文】

胆气郁结不舒，则容易发怒。胃气不降则为哕逆。大肠不能正常传导，小肠清浊不分，则为泄泻。膀胱气化失常，小便失于固摄，则为遗尿。下焦水道不通，水湿泛溢肌肤，则为水肿。

【按语】

《素问·五脏别论》指出胃、大肠、小肠、三焦、膀胱的特性象天，泻而不藏，功能主传送和变化水谷，并接受、排泄五脏功能活动产生的浊气，故称为传化之腑。在《内经》其他篇中，对传化之腑所包含脏器的形态，尤其是对胃、大肠、小肠等的描述较详细，如《灵枢·肠胃》，并总结归纳出中空的管状的或囊状的一类器官，具有传化水谷精微的作用，即为传化之腑，其主要功能是接受五脏浊气，传化排泄水谷糟粕，从而保障机体新陈代谢的正常运转。因此，传化之府的分类及其含义，对于理解《内经》时代脏腑学说具有重要的参考意义。

二、胆

1.胆的生理功能

【原文】

2212 胆者，中正[1]之官，决断出焉。(《素问·灵兰秘典论》)

【注释】

[1]中正：王冰曰："刚正果决，故官为中正。"

【译文】

胆性正直而刚毅，具有正确的判断能力。

【原文】

2213 胆者，中精[1]之府。(《灵枢·本输》)

【注释】

[1]中精：胆腑居中，内藏精汁。

【译文】

胆腑居于中焦，是贮藏胆汁的器官。

2.胆的病证及其临床表现

【原文】

2214 邪在胆，逆在胃。胆液泄，则口苦；胃气逆，则呕苦，故曰呕胆。(《灵枢·四时气》)

【译文】

这是邪气在胆，胃气上逆所导致的。胆味苦，胆汁外泄，则口苦；气上逆，则呕出苦汁，所以叫作呕胆病。

【原文】

2215 胆病者，善太息[1]，口苦，呕宿汁，心下澹澹[2]，恐人将捕之，嗌中吤吤[3]然数唾。(《灵枢·邪气脏腑病形》)

【注释】

[1]太息：深长呼吸。

[2]澹澹：动的意思。

[3]吤吤：喉中有异物感。

【译文】

胆病的症状表现为时时出长气，口苦，呕出夹有胆汁的苦水，心跳不安，精神萎靡，忧虑恐惧，喉咽如有异物梗塞，吐不出来也咽不下去，经常吐涎沫。

【原文】

2216 足少阳之疟，令人身体解，寒不甚，热不甚，恶见人，见人心惕惕然[1]，热多汗出甚。(《素问·刺疟论》)

【注释】

[1]惕惕然：恐惧的样子。

【译文】

足少阳经的疟疾，使人身体倦怠，冷和热都不甚厉害，怕见人，见到人就感到恐惧，发热的时候比较多，汗出也比较多。

【原文】

2217 口苦者病名为何？何以得之……病名曰胆瘅[1]……此人者，数谋虑不决，故胆虚气上溢而口为之苦。（《素问·奇病论》）

【注释】

[1] 胆瘅：马莳注曰："此病乃胆气之热也。"

【译文】

有人口中发苦的，这是什么病？又是怎么获得的呢……这个病叫作胆瘅……患胆瘅的人，因为经常思虑不决，情绪苦闷，所以胆失却正常的功能，胆汁向上泛溢，因此口中觉得发苦。

【原文】

2218 胆移热于脑，则辛頞鼻渊，鼻渊者，浊涕下不止也，传为衄衊[1]瞑目[2]，故得之气厥[3]也。（《素问·气厥论》）

【注释】

[1] 衄衊：张介宾曰："衄衊皆为鼻血。"

[2] 瞑目：目不明。

[3] 气厥：气逆。

【译文】

胆移热于脑，则鼻梁内觉得辛辣而成为鼻渊，鼻渊的症状表现为经常流浊涕而不止，日久可致鼻中流血，目不明，这是由于寒热之气厥逆而发生的病变。

【按语】

1. 关于"中正之官"的理解

胆腑被冠以中正之官，其重要性显而易见，是当时医家长期以来对胆腑生理、病理及胆腑病证的诊治理论。胆腑理论是藏象学说的重要组成部分，长期以来一直指导临床诊治，有着不可替代的地位。

所谓中正，即居中得正，无过与不及，不偏不倚。中正之官，比喻胆的主决断作用，具有不偏不倚，公正、果敢的作用。如王冰注："刚正果决，故官为中正。"马莳《素问注证发微》注："胆为肝之腑，谋虑贵于得中，故为中正之官。"高士宗《素问直解》亦云："生阳上升，无所偏倚，犹中正之官，识量唯胆。"可见胆为中正之官与其内藏胆汁，具有主决断作用密切相关，与肝的配合疏泄胆汁，主谋虑作用也密切相关。

2. 对胆瘅的认识

胆瘅，即胆热病。是指因谋虑不决，失于疏泄，胆有郁热，其气上溢，以口苦为主要症状特点的疾病。

胆瘅病名出自《素问·奇病论》，文后则有"夫肝者，中之将也，取决于胆，咽为之使。此人者，数谋虑不决，故胆虚，气上溢，而口为之苦"的论述，据此可知本病的病因病机为胆虚气上溢，临床表现则主要以口苦为主，故张介宾《类经》注云："口苦者病在胆，故病名曰胆瘅。"高士宗《素问直解》也云："口苦，胆热也，故病名曰胆瘅。"针对本病的治疗，总以清泄胆热为主，如《圣济总录》卷四十二提出："《内经》谓有病口苦，名曰胆瘅……治肝胆俱虚，热气上熏，口中常苦，泄热益胆汤方（黄芩、甘草、人参、桂枝、苦参、茯神）"可供参考。

三、胃

1. 胃的生理功能

【原文】

2219 胃者，太仓[1]也。（《灵枢·胀论》）

2220 胃者，水谷之海。（《灵枢·海论》）

2221 胃者，水谷气血之海也。（《灵枢·玉版》）

【注释】

[1] 太仓：存粮的仓库。

【译文】

胃是受纳饮食物的仓库。

水谷注于胃，所以胃为水谷气血之海。

胃主受纳腐熟水谷，为气血生化之源，故称作水谷之海。

【原文】

2222 胃者，水谷之海，六腑之大源也。五味入口，藏于胃以养五脏气。(《素问·五脏别论》)

【译文】

胃是水谷之海，是六腑的泉源。凡是饮食入口，都要停留在胃，通过脾脏的转输，以养五脏之气。

【原文】

2223 五脏者皆禀气于胃，胃者，五脏之本[1]也。(《素问·玉机真脏论》)

【注释】

[1] 五脏之本：吴崑曰："土为万物之母，故五脏皆禀气于胃而母之，是胃为五脏之本也。"

【译文】

五脏的营养都赖于胃府水谷精微，因此胃是五脏之本。

【原文】

2224 胃者，五脏六腑之海也，水谷皆入于胃，五脏六腑皆禀气于胃。(《灵枢·五味》)

【译文】

胃是五脏六腑的营养汇聚之处，饮食水谷进于胃中，五脏六腑都要承受胃所化生的精微之气的营养。

【原文】

2225 胃满则肠虚，肠满则胃虚，更虚更满，故气得上下，五脏安定，血脉和利，精神乃居。(《灵枢·平人绝谷》)

【译文】

当胃里饮食物充满时，肠内就空虚，饮食物下传至肠内时，胃内就空虚了，这样肠胃交替或充满或空虚，所以气机能够升降正常，五脏功能才能正常，血脉才能和调，精神才能内守。

2. 胃的病证及其临床表现

【原文】

2226 胃病者，腹胨胀，胃脘当心而痛，上支两胁，膈咽不通，食饮不下。(《灵枢·邪气脏腑病形》)

【译文】

胃病的症状表现为腹部胀满，在中焦胃脘当心窝部发生疼痛，痛势冲逆而上则两胁胀，膈及咽喉间气滞不通，饮食不进。

【原文】

2227 胃者，水谷之海[1]。水谷之海有余，则腹满；水谷之海不足，则饥不受谷食。(《灵枢·海论》)

【注释】

[1] 水谷之海：胃主受纳腐熟水谷，为气血生化之源，故名为水谷之海。

【译文】

胃为水谷之海，水谷之海邪气有余，则谷气不行，腹中胀满；水谷之海正气不足，则虽感饥饿却不欲进食。

【原文】

2228 阳明之脉病，恶[1]人与火，闻木音则惕然而惊。(《素问·阳明脉解论》)

【注释】

[1] 恶：厌恶。

【译文】

足阳明经脉有病，厌恶见人和火，听到木音就惕然而动。

【原文】

2229 阳明病甚，则弃衣而走，登高而歌，或至不食数日，逾[1]垣上屋。(《素问·阳明脉解论》)

【注释】

[1] 逾：超越。

【译文】

阳明病重的时候，衣服也不知道穿，乱跑乱跳，登高歌唱，或者几天不吃饭，还能够越墙上屋。

【原文】

2230 不得卧而息[1]有音者，是阳明之逆也，阳明者，胃脉也，胃不和则卧不安[2]。（《素问·逆调论》）

【注释】

[1]息：一呼一吸，是为一息。

[2]卧不安：张介宾曰："反复不宁之谓。今人有过于饱食，或病胀满者，卧必不安，此皆胃气不和之故。"

【译文】

不能卧而呼吸有声音是因为阳明经脉之气上逆。阳明是胃脉，胃气不和所以不能安卧。

【原文】

2231 饮食不下，膈塞不通，邪在胃脘。（《灵枢·四时气》）

【译文】

饮食入咽停滞不下，感觉膈间闭塞不通，这是邪气在胃脘的缘故。

【原文】

2232 胃疟者，令人且病也。善饥而不能食，食而支满[1]腹大。（《素问·刺疟论》）

【注释】

[1]支满：胀满而有支撑感。

【译文】

胃疟的病人，当发病的时候，使人易觉饥饿，但又不能吃东西，吃过东西后，就会胀满而腹部膨大。

【原文】

2233 足阳明之疟，令人先寒洒淅，洒淅寒甚，久乃热[1]，热去汗出，喜见日月光、火气，乃快然。（《素问·刺疟论》）

【注释】

[1]洒晰寒甚，久乃热：张介宾曰："阳明虽多气多血之经，而寒邪胜之，故先为寒，久乃热，热去则邪解故汗出。"

【译文】

足阳明经的疟疾，使人先觉得怕冷，逐渐发冷加剧，很久才发热，退热的时候便汗出，这种病人，喜欢亮光，见到亮光及火气，就感到爽快。

【原文】

2234 胃中热则消谷，令人悬心[1]善饥，脐以上皮热。胃中寒，则腹胀。（《灵枢·师传》）

【注释】

[1]悬心：心悬不宁。

【译文】

胃中有热的病人，临证表现为消谷善饥，并且消烁心血而致心悬不宁，脐以上腹皮发热；胃中有寒的病人，则表现为胀满。

【原文】

2235 中热则胃中消谷，消谷则虫上下作，肠胃充郭[1]，故胃缓，胃缓则气逆，故唾出。（《灵枢·五癃津液别》）

【注释】

[1]充郭：扩张。

【译文】

中焦有热的病人，食物消化很快，胃中容易空虚，肠中之虫上下扰动于肠胃之间，肠胃扩张，胃发生弛缓，胃缓则气上逆，津液随之上行，因而唾出涎沫。

【原文】

2236 二阳[1]之病发心脾，有不得隐曲[2]，女子不月；其传为息贲者，死不治。（《素问·阴阳别论》）

【注释】

[1]二阳：张介宾曰："二阳，阳明也，为胃与大肠二经。然大肠、小肠，皆属于胃，故此节所言，则独重在胃耳。"

[2] 隐曲：王冰曰："隐蔽委曲之事也。"

【译文】

胃肠有病，则可影响心脾，病人往往有难以告人的隐情，如果是女子就会月经不调；或者呼吸短促，气息上逆者，就不可治疗了。

【原文】

2237 胃中寒肠中热，则胀而且泄；胃中热肠中寒，则疾饥，小腹痛胀。（《灵枢·师传》）

【译文】

胃中有寒、肠中有热的病人，临证表现为胀满兼有泄泻；胃中有热、肠中有寒的病人，表现为易于饥饿而小腹胀痛。

【按语】

1. 关于"水谷气血之海"的理解

《内经》将胃称为"水谷气血之海"者，见于《灵枢·玉版》。在《灵枢·海论》中又称胃为"水谷之海"。二者所指同一，意义相同。与冲脉为十二经脉之海、膻中为气之海、脑为髓之海，并称"四海"。海者，汇聚之意。胃主受纳，饮食入口，容纳于胃，故称胃为水谷之海。饮食水谷是五脏六腑所需营养物质的本源，故又可称胃为"水谷气血之海"、"五脏六腑之海"等。因此，有将"水谷之海"直接作为胃的代名词的，如《灵枢·海论》说："水谷之海有余，则胀满；水谷之海不足，则饥不受谷食。"这一理论，对于中医脾胃学说的创立具有重要的启迪，也对临床重视保护胃气的治疗思想具有重要影响。

2. "二阳之病发心脾"的认识

二阳，指足阳明胃与手阳明大肠。其病发于心脾，盖因思为脾志，而实本于心。其病因多为有不得于隐曲之事，于是思则气结，郁而为火，以致心营暗耗，既不能下交于肾，导致脾土郁结，过克肾水，临床上表现为男子少精，女子不月的肾燥血枯病证。再者，因脾有郁火，表里相传，胃津亦涸；大肠为胃之传道，故并大肠而亦同时发病。故二阳之病证中，尤以燥火之证最为明显，在胃则为消、为格，在肠则为闭、为硬。胃腑既燥，而脾无以行其津液，则为风消。风消者、火甚而生风，脾惫而肌肉消削。大肠之燥传入于肺，则可发为息贲，即息有音而上奔不下。四脏二腑交相燔灼，阴液尽耗，故《内经》云其预后为"死不治"。临床上除了重视心理疏导治疗以外，更须对心脾胃肠四脏情况灵活把握，辨证施治方可建功。

四、小肠

1. 小肠的生理功能

【原文】

2238 小肠者，受盛之官[1]，化物出焉[2]。(《素问·灵兰秘典论》)

【注释】

[1] 受盛之官：高世栻曰："受胃之浊，水谷未分，犹之受盛之官。"

[2] 化物出焉：张介宾曰："小肠居胃之下，受盛胃中水谷而分清浊，水液由此而渗于前，糟粕由此而归于后，脾气化而上升，小肠化而下降，故曰化物出焉。"

【译文】

小肠接受脾胃已消化的食物，化生出食物的精华，以输送全身。

【原文】

2239 小肠者，受盛之腑。(《灵枢·本输》)

【译文】

小肠是受纳胃中已腐熟的水谷，并进行分别水谷精微的器官。

2. 小肠的病证及其临床表现

【原文】

2240 小肠病者，小腹痛，腰脊控睾而痛，时窘之后[1]，当耳前热，若寒甚，若独肩上热甚，及手小指次指之间热。(《灵枢·邪气脏腑病形》)

【注释】

[1] 时窘之后：指痛甚窘急，而欲大便。

【译文】

小肠中有病的病人，临证表现为少腹部疼痛，腰脊引睾丸疼痛，同时有大便窘迫的感觉，耳前发热，或寒甚，或肩上热甚，手小指与无名指之间热甚。

【原文】

2241 小腹控[1]睾引腰脊，上冲心，邪在小肠。(《灵枢·四时气》)

【注释】

[1] 控：牵引。

【译文】

小肠牵引睾丸作痛，连及腰脊上冲心而痛，这是邪在小肠的缘故。

【原文】

2242 小肠胀者，少腹䐜胀，引腰而痛。(《灵枢·胀论》)

【译文】

小肠胀的病人表现为小腹胀满，牵引腰部作痛。

五、大肠

1. 大肠的生理功能

【原文】

2243 大肠者，传道之官，变化[1]出焉。(《素问·灵兰秘典论》)

2244 大肠者，传道之腑。(《灵枢·本输》)

【注释】

[1] 变化：王冰曰："变化，谓变化物之形。"高世栻曰："食化而变粪，故变化由之出焉。"

【译文】

大肠管理输送，所有糟粕由此而出。

大肠是传送糟粕，排泄粪便的器官。

2. 大肠的病证及其临床表现

【原文】

2245 大肠病者，肠中切痛，而鸣濯濯[1]，冬日重感于寒即泄，当脐而痛，不能久立。(《灵枢·邪气脏腑病形》)

【注释】

[1]濯濯：形容肠鸣的声音。

【译文】

大肠病的症状表现为肠中阵阵剧痛，蓄有水气在肠，故濯濯作响，冬季再感受寒邪，就会发生腹泻，脐部作痛，其痛难忍，不能久立。

【原文】

2246 人有身体髀股皆肿，环脐而痛，是为何病？……病名伏梁，此风根[1]也。其气溢于大肠而着于肓，肓之原在脐下[2]，故环脐而痛也。不可动之，动之为水溺[3]涩之病。(《素问·腹中论》)

【注释】

[1]风根：张介宾曰："风根，即寒气也。如《百病始生》篇曰：'积之始生，得寒乃生，厥则成积'，即此之谓也。"

[2]肓之原在脐下：吴崑曰："腔中无肉空腋之处，名曰肓。原，源也。脐下，气海也，一名脖胦。《灵枢》曰：'肓之原名曰脖胦'，此之谓也。"

[3]水溺：吴崑曰："水溺，小便也。"

【译文】

有人髀、股发肿，而且环脐疼痛的，这是什么病……这种病叫作伏梁，是因为宿受风寒造成的。风寒之气充溢于大肠，留着于肓膜，肓之原在脐下，所以绕脐疼痛。不可用攻下之法，震动其气，假若误用攻下，就会发生小便滞涩。

【原文】

2247 腹中常鸣，气上冲胸，喘不能久立，邪在大肠。(《灵枢·四时气》)

【译文】

腹中时时肠鸣，气上冲胸，喘促不能久立的，这是邪在大肠的缘故。

【原文】

2248 肠中热，则出黄如糜[1]。肠中寒，则肠鸣飧泄。(《灵枢·师传》)

【注释】

[1]出黄如糜：指排泄的粪便色黄如米粥。

【译文】

肠中有热的病人，排出大便色黄如粥；肠中有寒的病人，则发生肠鸣泄泻。

【原文】

2249 大肠移热于胃，善食而瘦入，谓之食亦[1]。(《素问·气厥论》)

【注释】

[1]食亦：病名，虽善食，但身体反消瘦而倦怠无力。

【译文】

大肠移热于胃，使人饮食增加而反消瘦，这种病叫作食亦。

【按语】

《素问·灵兰秘典论篇》称："大肠者，传道之官，变化出焉。""传道"同"传导"，即传导不洁之糟粕，"变化"，即将糟粕变成有形之粪便。所以彭用光《体仁汇编·大肠药性》谓"传不洁之道，变化物之形。""传道之官"与"传导之府"含义相同，均指大肠具有排泄水谷糟粕的功能而言。

大肠包括广肠、空肠和直肠，对机体有至关重要的作用，其最重要的功能就是传导糟粕，排泄大便。它是水谷精微运化转输后，糟粕不洁之物贮存传导之所，行传泻之腑，对于维护机体水谷运化具有十分重要的作用。

一般而言，大肠的传道作用，除了大肠气化本身作用外，也必须要有肺气清肃下行、胃气通降、肾气开阖、肾阳蒸化、肝气疏泄和魄门启闭等脏腑功能的有机配合，方能起到正常的传道功能。如唐容川在《医经精义·脏腑之官》云："大肠之所以传导者，以其为肺之腑，肺气下达，故能传导。"《灵枢·五味》则云："水谷皆入于胃，五脏六腑皆禀气于胃……谷气津液已行，营卫大通，乃化糟粕，以次传下。"

六、膀胱

1. 膀胱的生理功能

【原文】

2250 膀胱者，州都之官，津液[1]藏焉，气化[2]则能出矣。（《素问·灵兰秘典论》）

【注释】

[1] 津液：人身一切正常的水液。

[2] 气化：张介宾曰："气为水母，知气化能出之旨，则治水之道，思过半矣。"

【译文】

膀胱是州都之官，是水液汇聚的地方，它的气化活动正常，则水道通利，水液能够正常排出体外。

【原文】

2251 膀胱者，津液之腑[1]。（《灵枢·本输》）

【注释】

[1] 津液之腑：这里指贮存尿液之处。

【译文】

膀胱是贮存尿液的器官。

2. 膀胱的病证及其临床表现

【原文】

2252 膀胱病者，小腹偏肿而痛，以手按之，即欲小便而不得，肩上热。（《灵枢·邪气脏腑病形》）

【译文】

膀胱病的症状表现为小腹部偏肿而发生疼痛，用手按揉痛处就有尿意，但又尿不出，在膀胱经脉循行道路的肩背上发热。

【原文】

2253 水泉不止[1]者，是膀胱不藏也。(《素问·脉要精微论》)

【注释】

[1] 水泉不止：指小便不禁。

【译文】

发生小便不禁，这是膀胱不能藏津液的缘故。

【原文】

2254 膀胱不利为癃[1]，不约[2]为遗溺。(《素问·宣明五气论》)

【注释】

[1] 癃：马莳曰："水道不通之病也。"

[2] 约：约束节制。

【译文】

膀胱之气不化，则小便不通；其不能约束，则为遗尿。

【原文】

2255 膀胱胀者，小腹满而气癃[1]。(《灵枢·胀论》)

【注释】

[1] 气癃：气机闭塞而小便不通。

【译文】

膀胱胀的病人，少腹部胀满而小便不通。

【原文】

2256 足太阳之疟，令人腰痛头重，寒从背起，先寒后热，然，热止汗出，难已。(《素问·刺疟论》)

【译文】

足太阳经的疟疾，使人腰痛头重，寒冷从脊背而起，先寒后热，热势很盛，热止汗出，这种疟疾不易痊愈。

【原文】

2257 胞移热于膀胱，则癃，溺血[1]。（《素问·气厥论》）

【注释】

[1] 溺血：尿血。

【译文】

胞移热于膀胱，则小便不利而尿血。

【按语】

1. 关于"州都之官"的理解

州都之官代指膀胱，语出《素问·灵兰秘典论》："膀胱者，州都之官，津液藏焉，气化则能出矣。"张介宾《类经》注曰："膀胱位居最下，三焦水液所归，是同都会之地，故曰州都之官，津液藏焉。膀胱有下口而无上口，津液之入者为水，水之化者由气，有化而入，而后有出，是谓气化则能出矣。《灵枢·营卫生会》曰：水谷俱下而成下焦，济泌别汁，循下焦而渗入膀胱。正此谓也。然气化之原，居丹田之间，是名下气海，天一元气，化生于此。元气足则运化有常，水道自利，所以气为水母。知气化能出之旨，则治水之道，思过半矣。"张志聪《黄帝内经集注》曰："膀胱为水府，乃水液都会之处，故为州都之官。水谷入胃，济泌别汁，循下焦而渗入膀胱，故为津液之所藏，气化则水液运行而下出矣。"

膀胱的主要生理功能为贮尿和排尿，是参与津液代谢的重要器官。人体内的水液，经过肺、肾、三焦等脏腑的气化作用，敷布周身，濡养脏腑组织，维持全身机能。代谢后的部分水液，又经过这些脏腑的气化作用，下输到膀胱，生成尿液，排出于体外，从而维持着全身津液代谢的平衡。因膀胱具有司开阖的生理特性，为人体水液汇聚之所，故称之"津液之腑""州都之官"。

2. 对"膀胱不利为癃，不约为遗溺"的认识

膀胱的贮尿和排尿功能，全赖于肾的气化功能，肾对膀胱贮尿、排尿的功能起着控制主导作用，在肾的气化作用下，其浊者下输于膀胱，并由膀胱暂时贮存，当贮留至一定程度时，在膀胱气化作用下以排出体外。膀胱赖其开阖作用，以维持其贮尿和排尿的协调平衡。故《素问·宣明五气篇》曰："膀胱不利为癃，不约为遗尿"若肾气的固摄和气化功能失常，则膀胱的气化失司，开阖失权，可出现小便不利或癃闭，膀胱的病变，主要表现为尿频、尿急、尿痛；或小便不利，尿有余沥，甚至尿闭；或遗尿、小便失禁等，小便与津液常常相互影响，如果津液缺乏，则小便短少；反之，小便过多也会丧失津液。

七、三焦

1. 三焦的生理功能

【原文】

2258 三焦者，决渎[1]之官，水道出焉。(《素问·灵兰秘典论》)

【注释】

[1]决渎：张介宾曰："决，通也；渎，水道也。上焦不治，则水泛高原；中焦不治，则水留中脘；下焦不治，则水乱二便。三焦气治，则脉络通而水道利，故曰决渎之官。"

【译文】

三焦主疏通水液，主持周身水道。

【原文】

2259 三焦者，中渎[1]之府也，水道出焉，属膀胱。(《灵枢·本输》)

【注释】

[1]渎：指水道。

【译文】

三焦是全身水液通行的道路，能疏通水道，下通于膀胱。

【原文】

2260 上焦者，受气而营诸阳者也。(《灵枢·五味》)

【译文】

上焦的功能是禀受中焦之气，而运行于腠理间，发挥卫外的作用。

【原文】

2261 上焦出于胃上口，并咽[1]以上，贯膈而布胸中，走腋，循

太阴之分[2]而行，还至阳明，上至舌，下足阳明，常与营俱行[3]
于阳二十五度，行于阴亦二十五度，一周也。故五十度而复大会于
手太阴矣。(《灵枢·营卫生会》)

【注释】

[1]咽：这里指食道。

[2]分：部位。

[3]与营俱行：这里指上焦的宗气与营气并行于周身。

【译文】

上焦之气出于胃的上口，循食道上行，穿过膈膜，散布胸中，横走于腋
下，沿手太阴经脉下行至手，又沿着手阳明经脉上行至舌，下行交于足阳明
经，常与营气并行于阳二十五周次，行于阴也是二十五周次，昼夜循行五十周
次为一周，大会于手太阴。

【原文】

2262 中焦亦并胃中，出上焦之后。此所受气者，泌糟粕，蒸精
液，化其精微，上注于肺脉，乃化而为血，以奉生身，莫贵于此。
(《灵枢·营卫生会》)

【译文】

中焦之气也是从胃中发出，出于上焦之下。中焦接受水谷的气味后，经过
消化、泌别糟粕、蒸化津液等活动，将精微部分上输于肺脉，化为血液，以奉
养周身，这就是身体最宝贵的物质。

【原文】

2263 下焦者，别回肠，注于膀胱而渗入焉。故水谷者，常并居
于胃中，成糟粕而俱下于大肠，而成下焦；渗而俱下，济泌别汁[1]，
循下焦而渗入膀胱焉。(《灵枢·营卫生会》)

【注释】

[1]济泌别汁：这里指小肠有泌别清浊的功能。

【译文】

下焦起于胃的下口，食物的糟粕别走于大肠，水分渗注于膀胱。水谷在胃
中经过消化吸收，通过小肠变化，分别清浊，使糟粕俱下于大肠；水液渗注于

膀胱，这就是下焦的功能。总的来看，是经过小肠的泌别清浊，循下焦而渗注于膀胱。

【原文】

2264 上焦如雾，中焦如沤，下焦如渎。(《灵枢·营卫生会》)

【译文】

上焦的作用是升化蒸腾，像天空中的雾；中焦的作用是腐熟水谷，像水沤物；下焦的作用是分别清浊，排泄糟粕，像沟道排水。

【原文】

2265 上焦泄气，出其精微，慓悍滑疾，下焦下溉诸肠。(《灵枢·平人绝谷》)

【译文】

饮食精微通过上焦宣泄于周身，其气运行剽悍快速而滑利，其中一部分则在下焦贯注于诸肠。

【原文】

2266 上焦出气[1]，以温分肉，而养骨节，通腠理。中焦出气[2]如露，上注谿谷，而渗孙脉，津液和调，变化而赤为血。血和则孙脉先满溢，乃注于络脉，皆盈，乃注于经脉。(《灵枢·痈疽》)

【注释】

[1] 上焦出气：这里指宗气出于上焦。

[2] 气：这里指营气。

【译文】

宗气出于上焦，温煦分肉，润养骨节，充注于腠理。营气出于中焦，像雨露一样，输注于分肉谿谷之间，并渗注于细小的络脉，和调于津液，变化成红色的血液。血液充足，首先充注于细小的脉络，继而入络脉，络脉满盈，再注于经脉。

2. 三焦的病证及其临床表现

【原文】

2267 三焦病者，腹气满，小腹尤坚，不得小便，窘急，溢则水

留，即为胀。(《灵枢·邪气脏腑病形》)

【译文】

三焦病的症状表现为腹部胀满，少腹部尤为坚实，小便不通而尿意窘迫，腹中蓄水，水溢于皮肤间，便成为水胀病。

【原文】

2268 小腹痛肿，不得小便，邪在三焦[1]。(《灵枢·四时气》)

【注释】

[1] 邪在三焦：根据本症取治太阳大络，这里当指膀胱。

【译文】

小腹部肿痛，小便不利，这是病在膀胱。

【原文】

2269 三焦不泻，津液不化，水谷并于肠胃之中，别于回肠，留于下焦，不得渗膀胱，则下焦胀，水溢则为水胀。(《灵枢·五癃津液别》)

【译文】

三焦决渎失职，津液不得气化，水谷并行于肠胃之中，从回肠留于下焦，也不得渗注于膀胱，则下焦胀满，水溢于肌肤而成为水胀。

【按语】

1. "上焦如雾"的理解

上焦在胃上口以上，主气的宣发和升散。"上焦如雾"，形容上焦敷布水谷精微弥散如雾的状态，如《灵枢·决气》所云："上焦开发，宣五谷味，熏肤、充身、泽毛，若雾露之溉，是谓气。"主要指营卫气血通过上焦心肺的宣发布散全身，营养全身。故又有"上焦出气，以温分肉，而养骨节，通腠理。"的论述，皆指其温煦分肉，润养骨节，充注于腠理功能而言。

2. "中焦如沤"的理解

中焦位于胃上口以下至回肠，主饮食的腐熟运化，水谷精微的化生。"中焦如沤"，形容中焦沤渍食物、泡沫浮游的状态，喻指脾胃等脏腑消化水谷，吸收精微的功能。如《难经·三十一难》谓"中焦主化"。水谷入于胃中，经过脾的运化而成水谷精微，其清者为营、浊者为卫，故营卫气血的化生均源于中焦。《灵枢·痈疽》云:"中焦出气如露,上注谿谷,而渗孙脉,津液和调,变化而赤为血,血和则孙脉先满溢,乃注于络脉,皆盈,乃注于经脉。"生理上,营气与津液合而化血。所以,营卫同源于中焦而相互化生。病理上,血的耗伤、津液的脱失可以直接影响营卫之气的盛衰。

3."下焦如渎"的理解

下焦在回肠以下,主排泄糟粕和尿液。"下焦如渎",喻指肾、膀胱、大肠等脏腑生成和排泄二便的功能。如《难经·三十一难》称"下焦主出",即指下焦排泄糟粕的生理作用。生理上,下焦糟粕尿液排泄有度,既可维持胃肠更虚更实,使中焦化生精微生成营卫之源不竭,又可促进气机畅达,令上焦敷布气血运行营卫周流不休,是维持营卫生成与布散的必要条件。

附:奇恒之府

【原文】

2270脑、髓、骨、脉、胆、女子胞[1],此六者地气之所生也,皆藏于阴而象于地,故藏而不泻,名曰奇恒之府[2]。(《素问·五脏别论》)

【注释】

[1]女子胞:张介宾曰:"子宫是也。"

[2]奇恒之府:高士宗曰:"奇,异也;恒,常也。言异于常府也。"

【译文】

脑、髓、骨、脉、胆、女子胞,这六者是禀受地气而生的,都能贮藏精神气血,而它们的作用,也就像地能够藏万物一样,所以它们是应该藏密而不可虚泻的。但虽藏而不泻,与五脏不同,与传化之府又不同,故名之为"奇恒之府"。

第三节　头脑、肢体、九窍

一、头脑

1. 头脑的生理

【原文】

2301 头者，精明之府[1]，头倾视深[2]，精神将夺矣。(《素问·脉要精微论》)

【注释】

[1] 精明之府：张介宾曰："五脏六腑之精气，皆上升于头，以成七窍之用，故头为精明之府。"

[2] 头倾视深：张介宾曰："头倾者，低垂不能举也；视深者，目陷无光也。"

【译文】

头为精明之府，若见头部低垂，不能抬起，并且目陷无光的，这是精气即将衰惫的征象。

【原文】

2302 诸髓者，皆属于脑。(《素问·五脏生成论》)

【译文】

所有的精髓，都上属于脑。

【原文】

2303 脑为髓之海[1]，其输上在于其盖[2]，下在风府。(《灵枢·海论》)

【注释】

[1] 脑为髓之海：脑与髓通，脑中髓最多，故为髓海。

［2］盖：指百会穴。

【译文】

脑为髓海，其气流注的部位，上在脑盖的百会穴，下在督脉的风府穴。

2. 头脑的病理

【原文】

2304 头痛耳鸣，九窍不利，肠胃之所生也[1]。(《素问·通评虚实论》)

【注释】

［1］肠胃之所生也：马莳曰："大肠为传导之府，小肠为受盛之府，胃为仓廪之府。今肠胃痞塞，则升降出入，脉道阻滞，故为头痛耳鸣，为九窍不利诸证，所由生也。"

【译文】

头痛耳鸣，九窍不利，这是肠胃病变所引起的。

【原文】

2305 人有病头痛以数岁不已，此安得之，名为何病……当有所犯大寒，内至骨髓，髓者以脑为主，脑逆[1]故令头痛，齿亦痛，病名曰厥逆。(《素问·奇病论》)

【注释】

［1］脑逆：张介宾曰："髓以脑为主，诸髓皆属于脑也。故大寒至髓，则上入头脑而为痛……是因邪逆于上，故名曰厥逆。"

【译文】

有人患有头痛数年不好，是什么缘故呢？又是什么病……这是由于遭受了很厉害的寒气，寒气向内侵犯骨髓，人体的骨髓以脑为主，寒气向上侵犯到头脑，就会发生头痛和牙痛，病名叫做"厥逆"。

【原文】

2306 髓海有余，则轻劲多力，自过其度[1]；髓海不足，则脑转耳鸣，胫酸眩冒，目无所见[2]，懈怠安卧。(《灵枢·海论》)

【注释】

[1] 自过其度：超过一般的年寿。

[2] 目无所见：目失濡养，则视物不清。

【译文】

髓海充足，则身体轻劲有力，并能长寿；髓海不足，则会自觉头转耳鸣，腿酸，眩晕，看不清东西，周身懈怠无力，常欲安卧。

【原文】

2307 上气不足，脑为之不满，耳为之苦鸣，头为之苦倾，目为之眩。（《灵枢·口问》）

【译文】

上部的正气不足，则脑髓不能充实，就会发生耳中鸣响、头重难支、两目眩晕等症。

【原文】

2308 真头痛[1]，头痛甚，脑尽痛，手足寒至节，死不治。（《灵枢·厥病》）

【注释】

[1] 真头痛：中医一种病名。

【译文】

真头痛的病人，头痛得很剧烈，整个脑髓都痛，甚至手足逆冷至肘膝关节，这是不治的死证。

【按语】

上气不足证，是与中气不足、下气不足相对而言的一种气虚证候，指五脏六腑上升于头部的精气不足，致脑海空虚的证候。《灵枢·口问》曰："故上气不足，脑为之不满，耳为之苦倾，目为之眩。"可因劳倦过度，或饮食不节或禀赋体弱等致脾胃虚弱，清阳不升，头目耳窍失养而产生。气虚清阳不升，脑海失于供养则头晕昏沉，抬举无力，思维反应迟钝，健忘；上气不足，气血不能上行，耳目营养亏乏则耳鸣，视物昏花，气虚不耐劳累则易于疲倦；气弱不能运血上荣则面色不华；脾气虚弱，运化不健则食欲不振，声音低怯；临床还可见舌淡，脉弱无力等气虚表现。可选益气聪明汤加减治疗，常用药物如黄芪、人参、葛根、蔓荆子、白芍、黄柏、升麻、炙甘草等。

二、肢体

【原文】

2309 背者，胸中之府[1]，背曲肩随，府将坏矣。(《素问·脉要精微论》)

【注释】

[1] 胸中之府：马莳曰："胸在前，背在后，而背悬五脏，实为胸中之府。"

【译文】

背为胸中之府，若见到背弯曲而肩下垂，是胸中之气即将败坏了。

【原文】

2310 腰者，肾之府[1]，转摇不能，肾将惫矣。(《素问·脉要精微论》)

【注释】

[1] 肾之府：张志聪曰："两肾在于腰内，故腰为肾之外府。"

【译文】

腰为肾之府，若见到腰不能转动，是肾脏将要衰惫了。

【原文】

2311 腰脊者，身之大关节也。(《灵枢·刺节真邪》)

【译文】

腰脊是人俯仰转侧活动的大关节。

【原文】

2312 胸腹，脏腑之郭[1]也。(《灵枢·胀论》)

【注释】

[1] 郭：外围。

【译文】

胸腹部是脏腑的外廓。

【原文】

2313 膝者，筋之府[1]，屈伸不能，行则偻[2]附，筋将惫矣。

（《素问·脉要精微论》）

【注释】

［1］筋之府：张志聪曰："筋会阳陵泉，膝乃筋之会府也。"

［2］偻：吴崑曰："曲其身也。"

【译文】

膝为筋之府，若见屈伸不能，行动就要屈身下俯，是筋将疲惫了。

【原文】

2314 人有四肢热，逢风寒，如炙如火者，何也……是人当肉烁[1]也。（《素问·逆调论》）

【注释】

［1］肉烁：肌肉消削，如以火烘烤肌肉那样的干枯。

【译文】

有一种人四肢发热，遇到风寒，热得更厉害，如同置于火上烘烤一样，这是什么缘故呢……这种病人肌肉必然逐渐消削。

【原文】

2315 肢胫者，人之管以趋翔[1]也。（《灵枢·刺节真邪》）

【注释】

［1］趋翔：快步行走。

【译文】

股胫是下肢的支撑，主管行走。

三、九窍

1. 目

【原文】

2316 目者，宗[1]脉之所聚也。（《灵枢·口问》）

【注释】

［1］宗：众也。

【译文】

目是众多经脉所聚之处。

【原文】

2317 目者，肝之官也。(《灵枢·五阅五使》)

【译文】

目是肝的外窍。

【原文】

2318 肝气通于目，肝和则目能辨五色矣。(《灵枢·脉度》)

【译文】

肝开窍于目，肝气调和，则目能辨别五色。

【原文】

2319 五脏六腑之精气，皆上注于目而为之精[1]。精之窠为眼[2]，骨之精为瞳子[3]，筋之精为黑眼[4]，血之精为络[5]，其窠[6]气之精为白眼[7]，肌肉之精为约束[8]，裹撷[9]筋骨血气之精而与脉并为系，上属于脑，后出于项中。(《灵枢·大惑论》)

【注释】

[1] 为之精：张介宾曰："为之精，精明之用也。"精，此指眼睛的视物作用。

[2] 精之窠 (kē科) 为眼：指五脏六腑之精气汇聚于目。窠：张介宾曰："窝穴之谓。"在此引申为汇聚。

[3] 骨之精为瞳子：张介宾曰："骨之精，主于肾，肾属水，其色玄，故瞳子内明而色正黑。"瞳子，瞳孔，又称为瞳神。

[4] 筋之精为黑眼：张介宾曰："筋之精，主于肝，肝色青，故其色浅于瞳子。"黑眼，指瞳子外围的睛。

[5] 血之精为络：张介宾曰："血脉之精，主于心，心色赤，故眦络之色皆赤。"络，指目眦内血络。

[6] 其窠：《甲乙经》无此二字。疑衍。

[7] 气之精为白眼：肺之精气上注于白眼，使白眼发挥正常的功能。白眼，指眼球的白色部分。

[8] 肌肉之精为约束：脾之精气上注于眼睑，使眼具有开合的功能。约

束，指上下眼睑，具有约束眼睛开合的作用。

［9］裹撷（xié 鞋）：包裹网络。裹，包缠；撷，用衣襟兜物。

【译文】

五脏六腑之精气，都上注于目，而使眼睛视物精明。眼为脏腑精气汇聚之处，肾之精上注于瞳子，肝之精上注于黑眼，心之精上注于两眼眦的血络，肺之精上注于白睛，脾之精注于上下眼睑。包裹汇聚筋骨血气之精而与经一起脉相并成为目系，向上属于脑，向后出于项中。

【原文】

2320 目者，五脏六腑之精也，营卫魂魄之所常营也，神气之所生也。故神劳则魂魄散，志意乱。是故瞳子、黑眼法于阴，白眼、赤脉法于阳也，故阴阳合传[1]精明也。目者，心使[2]也。（《灵枢·大惑论》）

【注释】

［1］合传：这里指瞳子、黑眼、白眼、赤脉之精气分属于阴阳，相互协调，共同传之于目，而为视物精明之用。

［2］使：行使作用。

【译文】

人的眼睛，是五脏六腑精气汇聚之处，为营卫二气和魂魄所通汇之地，也是神气发生视物的地方。所以过度地劳神会使魂魄散失，更使意志紊乱。这是因为眼的瞳子和黑睛分属于肾、肝两脏，属于阴；白睛和目眦的血络分属于肺、心两脏，属于阳，所以分属于阴阳的四睛相互协调，合和一致，统传于目为视物之用，眼睛才能视物精明。眼的视物功能由心所主使。

【原文】

2321 目瞑耳聋，下实上虚[1]，过在足少阳、厥阴，甚则入肝。（《素问·五脏生成论》）

【注释】

［1］下实上虚：张介宾曰："其过在于肝胆之气实于下而虚于上也。盖足少阳之脉起于目锐眦，上抵头角，下耳后，足厥阴之脉连目系，上出巅，与督脉会于巅，故为此病。"

【译文】

目暗耳聋等疾病是由于下实上虚的缘故，病在足少阳、厥阴两经，如病势加剧，则可传入肝脏。

【原文】

2322 瞳子高[1]者，太阳不足；戴眼者，太阳已绝。（《素问·三部九候论》）

【注释】

[1] 瞳子高：张介宾曰："目上视也。"

【译文】

目上视的病证是由于太阳经气不足的缘故；目上视而又定直不动的，是由于太阳经气已绝的原因。

【原文】

2323 以长为短，以白为黑，如是则精衰矣。（《素问·脉要精微论》）

【译文】

如果视觉失常，长短不分，黑白颠倒，这是由于精气衰竭造成的。

【原文】

2324 太阳之脉，其终也，戴眼反折[1]。（《素问·诊要经终论》）

【注释】

[1] 戴眼反折：张介宾曰："戴者，戴于上也，谓目睛仰视而不能转也。"反折，身背反张。

【译文】

太阳经脉气绝的时候，病人两目上视，身背反张。

【原文】

2325 邪中于项，因逢其身之虚，其入深，则随眼系以入于脑，入于脑则脑转，脑转则引目系急，目系急则目眩以转矣。邪其精，其精所中，不相比也，则精散，精散则视歧，视歧[1]见两物。（《灵枢·大惑论》）

【注释】

[1] 视歧：视一物而见一物的两个影像。

【译文】

邪气侵入人的项部，恰又逢身体虚弱而不能胜邪，邪气乘机侵入人体，并随目系进入脑中，邪气侵入脑，则脑转头晕，从而引起目系紧张，出现眩而视物旋转不清的症状。邪中于目，伤及脏腑之精，精气被病邪所侵扰，造成彼此间不协调，使目窠之精气耗散，即出现视歧的现象。所谓视歧，就是看一件东西，好似两件东西。

【按语】

《内经》将各种感觉器官功能的产生，归属于五脏，如脾开窍于口、肺开窍于鼻、心开窍于舌、肾开窍于耳、肝开窍于目等，是五脏主官窍理论的导源。其中又特别强调了眼睛及其视觉的形成是五脏精气上注，阴阳协调的结果，突出了目与五脏的密切联系，为后世眼科"五轮说"奠定了基础。五轮说将瞳子称为水轮，黑眼称为风轮，血络称为血轮，白眼称为气轮，约束称为肉轮，分别与肾肝心肺脾相联系，是眼科疾病诊断和治疗的理论基础，如眼睑下垂用补脾益气升提；眼睑睑腺炎用清泻脾胃之热；瞳神白内障用补肾；白眼赤络入黑眼，用清肺养肝等。

2. 耳

【原文】

2326 肾，在窍为耳。(《素问·阴阳应象大论》)

【译文】

肾气与耳相关联，开窍于耳。

【原文】

2327 耳者，肾之官也。(《灵枢·五阅五使》)

【译文】

耳是肾之外窍。

【原文】

2328 肾气通于耳，肾和则耳能闻五音矣。(《灵枢·脉度》)

【译文】

肾开窍于耳，肾气调和则耳能分辨五音。

【原文】

2329 少阳根于窍阴，结于窗笼[1]。窗笼者，耳中也。(《灵枢·根结》)

【注释】

[1]窗笼：听宫穴。

【译文】

足少阳胆经，根起于足部的窍阴穴，上结于窗笼，窗笼也就是耳中的听宫穴。

【原文】

2330 暴厥而聋，偏塞闭不通，内气暴薄[1]也。(《素问·通评虚实论》)

【注释】

[1]薄：侵迫。吴崐曰："雷风相薄之薄，击荡之称也。"

【译文】

突然厥逆，不知人事，耳聋，大小便不通，这是内在情志骤然激荡所致。

【原文】

2331 头痛耳鸣，九窍不利，肠胃之所生[1]也。(《素问·通评虚实论》)

【注释】

[1]肠胃之所生：马莳曰："大肠为传道之府，小肠为受盛之府，胃为仓廪之府。今肠胃痞塞，则升降出入，脉道阻滞，故为头痛耳鸣，为九窍不利诸证，所由生也。"

【译文】

头痛、耳鸣、九窍不利，是肠胃痞塞、脉道阻滞所致。

【原文】

2332 髓海不足，则脑转耳鸣[1]。(《灵枢·海论》)

【注释】

[1]脑转耳鸣：脑似旋转，耳中作鸣。

【译文】

髓海不足就会自觉头旋耳鸣。

【原文】

2333 人之耳中鸣者，何气使然？耳者，宗脉之所聚[1]也。故胃中空虚则宗脉虚，虚则下留，脉有所竭者，故耳鸣。(《灵枢·口问》)

【注释】

[1] 宗脉之所聚：《类经》云："手足三阳三阴之脉皆入耳中，故耳亦宗脉之所聚。"

【译文】

人发生耳鸣是什么缘故呢？诸脉皆禀气于胃，耳是宗脉所聚之处，所以胃中空虚则宗脉失养而虚弱，宗脉虚则阳气不升而下流，致使上部脉中的气血枯竭，不能奉养于耳，所以出现耳鸣。

【原文】

2334 上气不足，脑为之不满，耳为之苦鸣。(《灵枢·口问》)

【译文】

上部的正气不足则脑髓不能充实，就会出现耳中鸣响的症状表现。

【原文】

2335 精脱者，耳聋；液脱者，耳数鸣。(《灵枢·决气》)

【译文】

精虚的人容易发生耳聋；液虚的人则时常耳鸣。

3. 鼻

【原文】

2336 肺开窍于鼻。(《素问·金匮真言论》)

2337 口鼻者，气之门户也。(《灵枢·口问》)

2338 鼻者，肺之官也。(《灵枢·五阅五使》)

【译文】

鼻与肺相联系，肺开窍于鼻。

气由口鼻出入，故口鼻是气之门户。

鼻是肺脏的外窍。

【原文】

2339 肺气通于鼻，肺和则鼻能知臭香矣。(《灵枢·脉度》)

【译文】

肺开窍于鼻，肺气和调，则鼻能分辨香臭。

【原文】

2340 心肺有病，而鼻为之不利[1]。(《素问·五脏别论》)

【注释】

[1] 鼻为之不利：张志聪曰："此言五气入鼻藏于心肺者，气为阳也。鼻为肺之窍，故心肺有病，而鼻为之不利。"

【译文】

五气入鼻，藏于心肺，所以心肺有病，鼻每因之而不利。

【原文】

2341 故肺病者，喘息鼻张。(《灵枢·五阅五使》)

【译文】

肺病则呼吸喘促，鼻翼扇动。

【原文】

2342 肺气虚则鼻塞不利，少气。(《灵枢·本神》)

【译文】

肺气虚则鼻塞不通，呼吸气短。

【原文】

2343 鼻洞涕出不收者，颃颡[1]不开，分气失也。(《灵枢·忧恚无言》)

【注释】

[1] 颃颡：后鼻道。

【译文】

人的鼻腔不时流涕，涕出不止的，是颃颡不利，分气失职的缘故。

4. 口

2344 脾开窍于口[1]。(《素问·金匮真言论》)

【注释】

［1］口：按九窍分配，口属脾。

【译文】

脾与口相联系，脾开窍于口。

【原文】

2345 脾在窍为口。(《素问·阴阳应象大论》)

【译文】

脾脏关联于口，在窍为口。

【原文】

2346 脾气通于口，脾和则口能知五谷矣；心气通于舌，心和则舌能知五味矣。(《灵枢·脉度》)

【译文】

脾开窍于口，脾气和调，则口能知五谷的滋味；心开窍于舌，心气和调，则舌能分辨五味。

【原文】

2347 有病口甘者，此五气[1]之溢也，名曰脾瘅。有病口苦，取阳陵泉，口苦者病名为何？何以得之……病名曰胆瘅[2]。(《素问·奇病论》)

【注释】

［1］五气：张介宾曰："五味之所化也，即五味所化之精气。"

［2］胆瘅：马莳曰："此病乃胆气之热也。"

【译文】

有的疾病表现为嘴里发甜，这是由于五味的精气向上泛溢，病名为脾瘅。有的疾病表现为嘴里发苦，针刺阳陵泉而口苦仍然不愈，这是什么病？又是怎么发生的……这个病为胆瘅。

附：唇、舌、咽喉

【原文】

2348 脾之合肉[1]也，其荣唇也。(《素问·五脏生成论》)

【注释】

［1］肉：肌肉。

【译文】

与脾脏相配合的是肉，它的荣华表现在口唇。

【原文】

2349 足少阴之脉，贯肾，系舌本。(《素问·奇病论》)

【译文】

足少阴肾脉是通过肾脏而连系于舌根的。

【原文】

2350 喉主天气，咽主地气[1]。(《素问·太阴阳明论》)

【注释】

[1] 喉主天气，咽主地气：高世栻曰："喉司呼吸，肺气所处，故喉主天气；咽纳水谷，下通于胃，故咽主地气。"

【译文】

喉主天气，司呼吸而为表；咽主地气，司吞咽而为内。

【原文】

2351 心，在窍为舌[1]。(《素问·阴阳应象大论》)

【注释】

[1] 舌：按九窍分配，舌属心。

【译文】

心开窍于舌。

【原文】

2352 口唇者，脾之官也；舌者，心之官也。(《灵枢·五阅五使》)

【译文】

口唇是脾脏的外窍；舌是心脏的外窍。

【原文】

2353 咽喉者，水谷之道也；喉咙者，气之所以上下者也；会厌者，音声之户也；口唇者，音声之扇[1]也；舌者，音声之机也；悬雍垂者，音声之关也；颃颡者，分气之所泄也；横骨[2]者，神气所使，主发舌者也。(《灵枢·忧恚无言》)

【注释】

[1] 扇：门户。

[2] 横骨：舌骨。

【译文】

咽喉是水谷入胃的道路，喉咙通于肺，是呼吸出入的道路。食管和气管交汇之处的会厌能开能合，是声音的门户。口唇的启闭，是发音的门户。舌的活动是帮助形成语言的机要器官。悬雍垂在上腭的后方，其位冲要，是声音发出的必经之关隘。颃颡是口鼻腔相通的地方，所以颃颡是吸入呼出分气的必经之路。附于舌根的横骨，受意识的支配控制舌的运动。

【原文】

2354 脾气通于口，脾和则口能知五谷矣；心气通于舌，心和则舌能知五味矣。（《灵枢·脉度》）

【译文】

脾开窍于口，脾气和调，则口能知五谷的滋味；心开窍于舌，心气和调，则舌能分辨五味。

【原文】

2355 咽喉小肠者，传送也，廉泉玉英[1]者，津液之道也。（《灵枢·胀论》）

【注释】

[1] 廉泉玉英：穴位名，属任脉。

【译文】

咽喉和小肠主传送；廉泉、玉英是津液输出的道路。

【原文】

2356 手阳明……还出挟口，交人中；足阳明……还出挟口，环唇；足太阴……连舌本[1]，散舌下；足少阴……挟舌本。（《灵枢·经脉》）

【注释】

[1] 舌本：舌根。

【译文】

手阳明经脉……又从内回出络绕上唇，在人中处相交；足阳明经脉……复出环绕口唇；足太阴经脉……连于舌根，并散布于舌下；足少阴经脉……上行至喉咙抵舌根。

【原文】

2357 一阴一阳结，谓之喉痹[1]。(《素问·阴阳别论》)

【注释】

[1] 喉痹：病名，喉肿而闭塞。

【译文】

邪气郁结于一阴一阳，多为喉痹之病。

【原文】

2358 脾病者，唇黄。心病，舌卷短，颧赤。(《灵枢·五阅五使》)

【译文】

脾病则口唇发黄。心病则舌卷短，两颧发红。

【原文】

2359 足太阴气绝，则脉不荣肌肉，口唇者，肌肉之本也，脉不荣则肌肉软，肌肉软则舌萎人中满，人中满则唇反，唇反者肉先死。(《灵枢·经脉》)

【译文】

足太阴脾主肌肉，其荣在唇，其经脉连舌本，所以足太阴脾经气竭绝，则肌肉得不到脉的荣养，就会使全身肌肉松软，舌体萎缩，人中部肿满，口唇外翻，这是肌肉无生机的表现。

5. 前阴

【原文】

2360 前阴者，宗筋[1]之所聚，太阴阳明之所合也。(《素问·厥论》)

【注释】

[1] 宗筋：张志聪曰："前阴者，宗筋之所聚。"

【译文】

前阴是宗筋所聚集的地方，也是足太阴脾经和足阳明胃经的会合场所。

【原文】

2361 阴阳揔宗筋之会，会于气街[1]，而阳明为之长[2]。(《素问·痿论》)

【注释】

[1] 气街：穴位名，又名气冲。

[2] 长：主持之意。

【译文】

阴经和阳经总会于宗筋，再复会于气街，而阳明则是它们的统领者。

【原文】

2362 阴者，积筋之所络终[1]也。(《灵枢·五味论》)

【注释】

[1] 积筋之所终：前阴是人身诸筋终聚之处。

【译文】

前阴是宗筋所聚之处。

【原文】

2363 足厥阴之别……经胫上睾，结于茎，其病气逆则睾肿卒疝，实则挺长，虚则暴痒。(《灵枢·经脉》)

【译文】

足厥阴经的别行络脉……经过胫部上行至睾丸处，归结在阴茎。该络脉如发生病变，因经气上逆就会睾丸肿大突然疝痛。属于实的，则阴茎勃起而长，由于邪气过剩，属于虚的，多由正气不足，则阴部暴痒。

【原文】

2364 肝者，筋之合也，筋者，聚于阴器[1]而脉络于舌本也。(《灵枢·经脉》)

【注释】

[1] 阴器：原作"阴气"，据《素问》王冰注引《灵枢》文改，与《难经》《脉经》相合。

【译文】

肝脉外合于筋，经筋汇聚在阴器，而脉联络于舌根。

【原文】

2365 茎垂[1]者，身中之机，阴精之候，津液之道也。(《灵枢·刺节真邪》)

【注释】

[1]茎垂：男子的阴茎。

【译文】

阴茎有生殖机能，主交媾排精，也是尿液排泄的通路。

【原文】

2366 督脉为病，癃痔遗溺[1]。(《素问·骨空论》)

【注释】

[1]溺：尿。

【译文】

督脉发生了病变，表现为小便不利、痔疾遗尿。

【原文】

2367 太阳之胜……阴中乃疡[1]，隐曲不利[2]，互引阴股。(《素问·至真要大论》)

【注释】

[1]阴中乃疡：阴部疮疡。

[2]隐曲不利：意有二，一指房事；二指隐首曲身。

【译文】

太阳寒气之胜，阴部生疮疡，隐曲不利，连及两股内侧。

【原文】

2368 思想无穷，所愿不得，意淫于外，入房太甚，宗筋[1]弛纵，发为筋痿，及为白淫。(《素问·痿论》)

【注释】

[1]宗筋：许多筋的聚合处。

【译文】

无穷尽的胡思乱想，所有的愿望又不能实现，淫泆于外，房劳过伤于内，致使宗筋弛缓，发为筋痿，或为白浊、白带之病。

【原文】

2369 阴阳不和，则使液溢而下流于阴，髓液皆减而下，下过度则虚，虚故腰背痛而胫酸。（《灵枢·五癃津液别》）

【译文】

阴阳不协调则精气不和而失于固摄，因而精液下溢出于阴窍，髓液也随之下行而逐渐减少。假若下流过度，则真阴日虚，腰背疼痛，胫部酸软。

【原文】

2370 肝所生病者……遗溺闭癃。（《灵枢·经脉》）

【译文】

肝脏发生的病变，影响到经脉，就会出现遗尿、小便不通的症状。

【原文】

2371 足厥阴之筋，其病阴器不用，伤于内则不起……经筋之病，热则筋弛纵不收，阴痿不用。（《灵枢·经筋》）

【译文】

足厥阴经筋发生病变表现为前阴不用，假若内伤阴精，则阳痿不举……经筋发病，属热的，则筋弛纵不收，阴痿不用。

附：睾丸

【原文】

2372 小腹控[1]睾引腰脊，上冲心，邪在小肠者。（《灵枢·四时气》）

【注释】

[1] 控：牵引。

【译文】

小腹牵引睾丸作痛，连及腰脊上冲心而痛，这是邪在小肠的小肠疝病。

6. 后阴

【原文】

2373 肾，开窍于二阴[1]。（《素问·金匮真言论》）

【注释】

[1] 二阴：按九窍分配，二阴属肾。

【译文】

肾与二阴相关联，肾开窍于二阴。

【原文】

2374 魄门[1]亦为五脏使，水谷不得久藏。(《素问·五脏别论》)

【注释】

[1] 魄门：王冰曰："肛之门也。内通于肺，故曰魄门。受已化物，则为五脏行使，然水谷亦不得久藏于中。"

【译文】

肛门为五脏行使排泄工作，是糟粕不能久藏体内。

【原文】

2375 太阴司天，病阴痹，大便难，阴气不用，病本于肾。(《素问·至真要大论》)

【译文】

太阴司天，人们多病阴痹，大便困难，阴气不能运化，病的根本在肾脏。

【原文】

2376 仓廪不藏者，是门户不要[1]也。(《素问·脉要精微论》)

【注释】

[1] 门户不要：张介宾曰："要，约束也。幽门、阑门、魄门，皆仓廪之门户；门户不能固，则肠胃不能藏，所以泄利不禁，脾脏之失守也。"

【译文】

如果肠胃不能藏纳水谷，大便不禁，这是门户不能约束的关系。

四、肌肉筋骨

1.肌肉

【原文】

2377 脾者，其华在唇四白[1]，其充在肌。(《素问·六节藏象论》)

【注释】

[1] 四白：口唇四周的白肉。

【译文】

脾的荣华表现在四周白肉，它的功用充实于肌内。

【原文】

2378 脾之合[1]肉也，其荣唇也。(《素问·五脏生成论》)

【注释】

[1] 合：配合。

【译文】

与脾脏相配合的是肉，它的荣华表现在口唇。

【原文】

2379 脾主[1]身之肌肉。(《素问·痿论》)

【注释】

[1] 主：主持，管理。

【译文】

脾脏管理一身的肌肉。

【原文】

2380 阳明主肉[1]，其脉气血盛。(《素问·阳明脉解》)

【注释】

[1] 肉：肌肉。

【译文】

足阳明经主肌肉，它的经脉多血多气。

【原文】

2381 肉痿者，得之湿地也。

脾气热则胃干而渴，肌肉不仁，发为肉痿[1]。(《素问·痿论》)

【注释】

[1] 肉痿：张介宾曰："脾与胃以膜相连而开窍于口，故脾气热则胃干而口渴。脾主肌肉，今热蓄于内，则精气耗伤，故肌肉不仁，发为肉痿。"

【译文】

肉痿是久居湿地所致。

脾脏有热，可使胃内津液干燥而口渴，肌肉麻痹不仁，发生不知痛痒的肉痿。

【原文】

2382 汗出偏沮[1]，使人偏枯[2]。

营气不从，逆于肉理，乃生痈肿[3]。(《素问·生气通天论》)

【注释】

[1] 汗出偏沮：身体半侧有汗，半侧无汗。

[2] 偏枯：指半身不遂。

[3] 痈肿：吴崑曰："不从，不顺也。肉里，腠理也。营逆则血郁，血郁则聚热而脓，故为痈肿。"

【译文】

汗出偏于半身的，将来可能发生"偏枯"。

营气本运行于经脉之中，如果寒气入于经脉，营气不能顺从应走的道路运行，而阻逆于肌肉之中，日久便形成痈肿。

【原文】

2383 痹在于肉则不仁，在于皮则寒。(《素问·痹论》)

【译文】

痹在肌肉则麻木不仁，痹在皮肤则发寒。

【原文】

2384 病在肌肤，肌肤尽痛，名曰肌痹，伤于寒湿。(《素问·长刺节论》)

【译文】

病在肌肤，皮肤和肌肉全部疼痛的，叫作肌痹，这是受了寒湿的缘故。

【原文】

2385 人之肉苛[1]者，虽近衣絮，犹尚苛也，是谓何疾？岐伯曰：荣气虚，卫气实也。荣气虚则不仁[2]，卫气虚则不用[3]，荣卫俱虚，则不仁且不用。(《素问·逆调论》)

【注释】

[1] 苛：张介宾曰："苛，顽木沉重之谓。"

[2] 不仁：张介宾曰："不仁，不知痒痛寒热也。"

[3] 不用：张介宾曰："不用，不能举动也。"

【译文】

有一种病人，他的皮肉麻木，虽然穿了棉衣，仍然麻木不减，这是什么病？岐伯说："这是由于荣气虚卫气实造成的。荣气虚弱，就会使皮肉麻木不仁，卫气虚弱，则肢体不能举动，荣卫都虚，那就麻木不仁，而且不能举动"。

【原文】

2386 肌寒热者，肌痛，毛发焦而唇槁腊[1]，不得汗。

皮寒热者，皮不可附席，毛发焦，鼻槁腊，不得汗。(《灵枢·寒热病》)

【注释】

[1] 槁腊：干枯。

【译文】

因外邪侵犯肌肉而致肌肉寒热的，由于脾主肌肉，其荣在唇，邪侵肌肉，内传于脾，脾不能为胃行津液，故表现为肌肉疼痛，毛发焦，口唇干，汗不得出。

因外邪侵犯皮毛而致皮肤寒热的，由于营卫不和，经络受阻，津液不能滋养皮毛，故皮痛不可着席，毛发干焦。肺合皮毛，开窍于鼻，邪侵在表，内合于肺，肺失宣降，津液不布，则鼻中干燥，汗不得出。

【原文】

2387 偏枯，身偏不用而痛，言不变，志不乱，病在分腠之间。(《灵枢·热病》)

【译文】

患偏枯病，半身不遂而疼痛，但语言正常没有改变，神志也不紊乱，说明病邪还在分肉腠理之间。

【原文】

2388 肉不坚，腠理疏，则善病风。(《灵枢·五变》)

【译文】

肌肉不坚固，腠理疏松，就会容易感受风邪。

2. 筋骨

【原文】

2389 肝之合筋也，其荣爪也；肾之合骨也，其荣发也。

诸筋者，皆属于节[1]。(《素问·五脏生成论》)

【注释】

[1] 节：骨节。

【译文】

与肝脏相配合的是筋，它的荣华表现在爪；与肾脏相配合的是骨，它的荣华表现在发。

所有的筋都联属于骨节。

【原文】

2390 肝之身之筋膜[1]，肾之身之骨髓。(《素问·痿论》)

【注释】

[1] 膜：张介宾曰："膜，犹幕也。凡肉里脏腑之间，其成片联络薄筋，皆谓之膜。"

【译文】

肝管理全身的筋膜，肾管理全身的骨髓。

【原文】

2391 筋痿者，生于肝，使内[1]也。(《素问·痿论》)

【注释】

[1] 使内：指入房。

【译文】

筋痿是生于肝病，并由于房劳过度，内伤精气所致。

【原文】

2392 人有身寒，汤火不能热，厚衣不能温，然不冻栗[1]，是为何病……是人者，素肾气胜，以水为事，太阳气衰，肾脂枯不长，一水不能胜两火，肾者水也，而生于骨，肾不生则髓不能满，故寒甚至骨也。所以不能冻栗者，肝一阳[2]也，心二阳也，肾孤脏[3]也，一水不能胜二火，故不能冻栗，病名曰骨痹。(《素问·逆

调论》)

【注释】

［1］冻栗：寒冷而颤栗。

［2］一阳：阳，火的互词。肝为阴中之阳脏，为二火脏之一。

［3］孤脏：高士宗曰："肾为阴中至阴，故肾孤脏也。"

【译文】

有一种病人，身体寒冷，虽用热汤或向火，仍不觉得热，虽多穿衣服，也不能温，但却没有颤栗，这是什么病呢……这一种人，肾气素来偏胜，生活中多接触水湿，致使太阳气衰，肾的脂膏枯耗不长。肾是水脏，而生长骨髓，肾的脂膏不生，骨髓就不能充满，以致寒冷至骨。其所以不能颤栗的缘故，因为肝是一阳，心是二阳，肾是孤脏，一个肾水不能制胜肝心二阳之火，所以其人虽然寒冷，不能颤栗，这个病叫作骨痹。

【原文】

2393 痹在于脉则血凝而不流，在于筋则属不伸，在于骨则重。(《素问·痹论》)

【译文】

痹发生在脉表现为血行不畅，发生在筋表现为屈而不伸，发生在骨表现身重。

【原文】

2394 骨者，髓之府[1]，不能久立，行则振掉，骨将惫矣。(《素问·脉要精微论》)

【注释】

［1］髓之府：张志聪曰："髓藏于骨，故骨为髓之府。"

【译文】

骨为髓之府，若见到不能久立，行动就要屈身下俯，这是骨将衰惫了。

【原文】

2395 病在骨，骨重不可举，骨髓酸痛，寒气至，名曰骨痹[1]。病在筋，筋挛节痛，不可以行，名曰筋痹[2]。(《素问·长刺节论》)

【注释】

［1］骨痹：马莳曰："骨重难举，髓中酸疼，而寒冷气至，病成骨痹。"

［2］筋痹：张志聪曰："诸筋皆属于节，故筋挛节痛。病在筋者，屈而不伸，故不可行也，名曰筋痹。"

【译文】

骨有病，便感到沉重而举动不便，骨髓发酸痛，局部感觉寒冷，这叫作骨痹。

筋部有病，便感到四肢拘挛，关节疼痛，不能行动，这叫作筋痹。

【原文】

2396 手屈而不伸者，其病在筋；伸而不屈者，其病在骨。(《灵枢·始终》)

【译文】

手弯曲不能伸直，是属于筋挛的病；伸而不能曲的，是属于骨伤的病。

【原文】

2397 骨寒热者，病无所安，汗注不休。齿未槁，取其少阴于阴股之络，齿已槁，死不治。(《灵枢·寒热病》)

【译文】

肾主骨，骨发寒热，是邪伤足少阴肾，阴虚者必躁，所以肾阴伤则躁动不安；肾主五液，伤则液脱，故汗出不止。齿为骨之余，若牙齿尚未枯槁，是肾阴未竭，可刺足少阴经络穴大钟；若牙齿已经枯槁，是肾阴已经竭绝，为不治的死症。

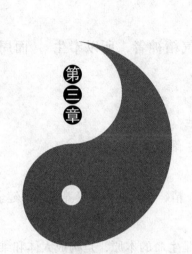

第三章

精气血津液神

第一节　总　论

【原文】

3101 人之血气精神者，所以奉生^[1]而周^[2]于性命者也。（《灵枢·本脏》）

【注释】

[1] 奉生：养生。

[2] 周：周全、维护。

【译文】

人体的血、气、精、神，是用来奉养生命，健全生命活动的。

【按语】

中医学认为精是生命的本原，是构成人体和维持人体生命活动的最基本物质。《素问·金匮真言论》云："夫精者，身之本也。"气是人体内由精化生的活力很强运行不息的极细微物质，是推动和调控人体生命活动的动力之源。《难经·二十二难》曰："血主濡之。"血同样是由精化生的构成人体和维持人体生命活动的基本物质。《医宗必读》云："气血者，人之所赖以生者也。"神是生命的主宰及生命活动的总体现，整个生命活动都是在神的主宰下完成的。《素问·移精变气论》曰："得神者昌，失神者亡"。精、气、血、神四者可分而不可离，互相依存，相互为用，在人体生命活动中起着极其重要的作用。

除了精、气、血、神四者外，中医学认为津液等也是构成人体和维持人体生命活动的基本物质。鉴于人体之精有广义和狭义之分，广义之精泛指人体内一切有益于生命的精华物质，包括血、津液等物质，诚如《读医随笔·气血精神论》所云："精有四：曰精也，曰血也，曰津也，曰液也。"故精、气、神就成为人体生命的三大要素，被历代医家称为"人身三宝"。精、气、神是人体生命的本质所在，精、气、神之间相互协调，方能维系生命活动的正常进行，故《类证治裁·内景综要》云："一身所宝，惟精、气、神。"

第二节　精

一、精的含义

【原文】

3201 故生之来谓之精，两精相搏谓之神。(《灵枢·本神》)

【译文】

生成人体的原始物质称为精，阴阳两精相结合而形成的生命力叫作神。

3202 两神相搏[1]，合而成形，常先身生，是谓精。(《灵枢·决气》)

【注释】

[1] 两神相搏：男女交合。搏，交、合的意思。马莳曰："男女媾精，万物化生，盖当男女相媾之时，两神相合而成人，生男女之形。"

【译文】

男女交合后，可以形成新的生命体，在人生出生之前，构成人体的原始物质称为精。

【原文】

3203 人始生，先成精。精成而脑髓生，骨为干[1]，脉为营[2]，筋为刚[3]，肉为墙[4]，皮肤坚而毛发长，谷入于胃，脉道以通，血气乃行。(《灵枢·经脉》)

【注释】

[1] 骨为干：骨骼能支撑人体，故为干。

[2] 脉为营：脉能营运气血以灌溉周身，故为营。

[3] 筋为刚：筋能约束骨骼，使人刚劲有力，故为刚。

[4] 肉为墙：肉能保护内脏组织，如同墙垣，故为墙。

【译文】

人在孕育初期先由父母之精媾合而成，而后由精发育而生成脑髓，并逐渐形成人体。骨骼能支撑人体，脉能营运气血，筋能约束骨骼，使人刚劲有力，肉能如墙一样护卫机体，皮肤发育坚韧后，毛发生长，人体长成。出生后水谷入胃，化生精微，脉道贯通，血气即可巡行不止，濡养周身。

【按语】

精最本始的含义，是指来源于父母、具有繁衍生命作用的生殖之精，是构成人体胚胎的原始物质。精是人体生命的本原，故《灵枢·本神》曰："故生之来谓之精"。人体各部分组织正是在精的基础上分化而成，从而发挥各自不同的生理功能。《灵枢·经脉》曰："人始生，先成精。精成而脑髓生，骨为干，脉为营，筋为刚，肉为墙，皮肤坚而毛发长"。此精在中医学中称为狭义之精，主要藏于肾，是肾精的主要组成部分，也是中医学精概念产生的始基。由于人体生命离不开精，推而广之，与生命活动密切相关的血、津液、水谷之精等精微物质也归属于精的范畴，中医学称此精为广义之精。

人体之精的概念，除了有广义之精和狭义之精之分外，从生成来源而言，又有先天之精与后天之精之不同，先天之精禀受于父母，源于父母的生殖之精；后天之精来源于水谷，主要由脾胃运化的水谷精微所产生。从分布部位来说，又将分藏于脏腑之中的精称为脏腑之精。

中医学精的含义，在概念上有交叉和重叠的现象，如脏腑之精既有先天之精，又有后天之精。这种概念上的不同，反映了中医学对人体之精内涵的不同认识，也说明了精在人体生命活动中占有重要的地位。

二、精的生理

【原文】

3204 夫精者，身之本也。故藏[1]于精者，春不病温。(《素问·金匮真言论》)

【注释】

[1]藏：于鬯曰："'藏'上当脱'冬'字。"可参。

【译文】

精是人身的根本。冬天善于保存精气，春天就不易发生温病。

【原文】

3205 二八，肾气盛，天癸至，精气溢写[1]，阴阳和[2]，故能有子。

肾者主水[3]，受五脏六腑之精而藏之，故五脏盛乃能写[4]。（《素问·上古天真论》）

【注释】

[1] 精气溢写：精气盈满而能外泄。写，通"泻"，此为泄意。

[2] 阴阳和：男女交合。

[3] 肾者主水：肾主藏精的功能。

[4] 五脏盛乃能写：五脏精气充盛，肾方能泄精。

【译文】

男子十六岁，肾气逐渐充盛，天癸发育成熟。精气盈满而能外泄，男女交合，所以就能生育子女。

肾有藏精的功能，并接受五脏六腑的精华贮存在其中。所以五脏精气充盛，肾方能泄精。

【原文】

3206 味归[1]形，形归气[2]，气[3]归精，精归化[4]。精食[5]气，形食味，化生精，气生形。味伤形，气伤精，精化为气，气伤于味。（《素问·阴阳应象大论》）

【注释】

[1] 归：依附、归属。此有滋养、充养、化生的意思。

[2] 气：人体的真气。

[3] 气：饮食药物之气。

[4] 化：化生、气化。

[5] 食：通"饲"，以食予他人也。

【译文】

药物饮食五味滋养人之形体，而形体又依赖真气的充实。药物饮食之气有化生人体阴精的作用，而人体阴精又依赖气化功能产生。阴精依赖真气化生，形体依赖饮食五味充养。人体真气化生阴精，饮食五味充养形体。饮食通过化生作用变成阴精，又通过气化作用充养形体。饮食不节会损伤形体，气太盛也有损阴精。阴精可化生真气，人体元气由于药物饮食之味太过而耗损。

【原文】

3207 道贵常存，补神固根。精气不散，神守不分。（《素问·刺法论》）

【译文】

调养神气之道，贵在持之以恒，补养神气，巩固根本。使得真气不致离散，神气内守而不分离。

【按语】

1. 关于精的代谢

人体先天之精禀受于父母，后天之精来源于水谷，先、后天之精互为其根，相互为用，正所谓"无先天后天不立，无后天先天不长。"先、后天之精相互融合，分藏于脏腑之中，但主要藏于肾中。《素问·六节藏象论》云："肾者主蛰，封藏之本，精之处也"。肾所藏之精，称为肾精。肾精的构成，虽以先天之精为基础，但与脏腑之精的充养也密不可分。《素问·上古天真论》曰："肾者主水，受五脏六腑之精而藏之"。人体之精封藏于内，从而保证精发挥其正常的生理功能。值得一提的是，《内经》认为人体之精并非只藏不泄，藏精是泄精的基础，只有藏精正常，精方能不无故流失而充盈，进而才能施泄，保证繁衍生命等生理功能的正常发挥。

2. 关于精的功能

精是人身的根本，对人体具有重要的生理作用，故《素问·金匮真言论》云："夫精者，身之本也。"首先，生殖之精具有繁衍生命的作用。《素问·上古天真论》曰："精气溢写，阴阳和，故能有子"。其次，《素问·阴阳应象大论》云："精化为气"。精可以化生为气，气具有保卫人体，抵御外邪侵袭的作用，故《素问·金匮真言论》曰："故藏于精者，春不病温。"再次，精是神化生的物质基础。《素问·刺法论》云："精气不散，神守不分"。只有积精，才能全神。此外，《素问·阴阳应象大论》曰："肾生骨髓"，《素问·六节藏象论》

云：肾"其充在骨""其华在发"，究其物质基础皆在于精。精能生髓，髓能充养骨；精能化血，而"发为血之余"。由此可见，人体生命离不开精。

3. 肾藏精的重要意义

中医学认为肾具有主藏精的功能。肾不仅封藏先天之精，而且还接受来自五脏六腑的后天之精，肾精的构成就是在先天之精的基础，加之后天之精的充养而生成。由此可见，只有当五脏六腑之精充盛，肾精方能充盈，进而得以正常地施泄。《内经》非常强调人体脏腑是一个整体，生理上相互为用，病理上相互影响，肾精的盛衰与五脏六腑之精的盛衰密切相关。因此，人体生长发育生殖等功能虽然与肾精的盛衰密不可分，但与五脏六腑之精的盛衰也有关联。由此可见，防治人体生长发育生殖等功能异常的病证，除了重视调养肾精外，还不可忽视对五脏六腑之精的培育。

三、精的病理

【原文】

3208 精脱[1]者，耳聋。（《灵枢·决气》）

【注释】

[1] 脱：夺失、耗散。

【译文】

肾精耗失，会出现耳聋之证。

【原文】

3209 至其淫泆离藏[1]则精失，魂魄飞扬，志意恍乱，智虑去身者，何因而然乎？天之罪与？人之过乎？

恐惧而不解则精[2]伤，精伤则骨酸痿厥，精时自下。（《灵枢·本神》）

【注释】

[1] 淫泆离藏：淫泆，指七情过度，任情放恣。离藏，指五脏精气散失不藏。

[2] 精：肾精。

【译文】

如果七情过度会导致五脏精气散失不藏，以至于魂魄飞扬，意志恍惚混乱，思考能力丧失，这是什么原因？是自然的惩罚？还是本人的过失？

恐惧不能解除，就会损伤肾精，肾精受损则导致骨酸、痿厥和滑精病变。

【原文】

3210 髓海有余，则轻劲多力，自过其度[1]；髓海不足，则脑转耳鸣，胫酸眩冒，目无所见，懈怠安卧。（《灵枢·海论》）

【注释】

[1] 度：常度。

【译文】

髓海有余，则动作轻快有力，越过常人的标准；髓海不足，则头晕、耳鸣、胫酸、目眩、目盲，懈怠懒动，安于睡卧。

【按语】

中医学认为精生髓主骨，脑为髓海。精亏则脑髓和骨髓失养，可出现头晕、耳鸣、耳聋、目眩、目盲、骨酸、痿厥、懈怠懒动、安于睡卧等病证。《素问·阴阳应象大论》云："精化为气"。肾精亏虚无以化生肾气，则肾气虚衰，闭藏肾精的功能减退，可出现滑精等病变。由于肾主藏精，而"恐伤肾"（《素问·阴阳应象大论》），故《灵枢·本神》特别强调"恐惧而不解则精伤"。《内经》关于精亏而致脑髓和骨髓失养的多种病证的阐述，为中医学常采用补肾填精法治疗脑和骨的虚性病变提供了理论基础。

第三节　气

一、气的含义

1. 真气

【原文】

3301 真气[1]者，所受于天，与谷气并而充身也。（《灵枢·刺节

真邪》)

【注释】

[1] 真气：真元之气。

【译文】

真气是来源于先天的气，与水谷之气合并而充养全身。

2. 营卫气

【原文】

3302 营出于中焦，卫出于下焦。

营卫者，精气也；血者，神气也。故血之与气，异名同类焉。

人受气于谷，谷入于胃，以传与肺，五脏六腑皆以受气，其清者为营，浊者为卫[1]，营在脉中，卫在脉外，营周不休，五十而复大会[2]。阴阳相贯[3]，如环无端。(《灵枢·营卫生会》)

【注释】

[1] 清者为营，浊者为卫：水谷精气中的精专柔和部分化生为营气，水谷精气中的剽悍滑疾部分化生为卫气。此清和浊，指营卫之气的性能而言。

[2] 五十而复大会：营卫之气一昼夜各行五十周后，便会合一次。

[3] 阴阳相贯：营气运行主要循十二经脉之序，阴阳表里迭行相贯。阴阳，此指阴经和阳经。

【译文】

营气的运行始于手太阴肺经，手太阴肺经起于中焦。卫气运行昼起于足太阳膀胱经，夜起于足少阴肾经，其经气自下焦和膀胱出。

营卫之气，都是水谷精气所化生，血是水谷精微奉心神化生的，故营卫之气和血是异名同类。

人体之气的重要来源是水谷，水谷进入胃，经脾胃运化生成的水谷精气传输至肺，进而布散至五脏六腑，其中精专柔和部分化生为营气，剽悍滑疾部分化生为卫气，营气运行于脉中，卫气运行在脉外，常常营运周身而不停息，一昼夜各行五十周后，便会合一次。营气运行主要循十二经脉之序，阴阳表里迭行相贯，如环周一样无端头。

【原文】

3303 其浮气之不循经者，为卫气；其精气之行于经者，为营气。阴阳相随，外内相贯[1]，如环之无端。（《灵枢·卫气》）

【注释】

[1] 外内相贯：杨上善曰："浮气为阳为卫，随阴从外贯内；精气为阴为营，随阳从内贯外也。"

【译文】

其中浮于脉外而不在脉中运行的气为卫气，其中精专柔和运行于脉中的气为营气。营卫阴阳相互依随，内外相互贯通，如圆环一样循环永无休止。

3. 宗气

【原文】

3304 其大气之抟而不行者，积于胸中，命曰气海，出于肺，循咽喉，故呼则出，吸则入。（《灵枢·五味》）

【译文】

宗气聚积而不周流于全身，主要积于胸中，故胸中称为气海。这种气出自于肺，沿着咽喉上行，所以呼气则出，吸气则入，保证人体正常的呼吸运动。

【按语】

气是人体内活力很强运行不息的极精微物质，是构成人体和维持人体生命活动的基本物质。《内经》根据人体之气各自特点的不同，将其分为真气、宗气、营气、卫气等多种气。真气在《内经》不同篇章所指不同，其一是指元气，即先天之气，由先天之精所化生，为人体生命活动的原动力，故《灵枢·刺节真邪》云："真气者，所受于天。"《难经》称之为"原气"。其二是指正气。《素问·疟论》曰："真气得安，邪气乃亡。"此论真气与邪气相对而言，即指人体之正气。其三指经脉之气。《素问·离合真邪论》云："真气者，经气也。"经气即经脉之气。营卫之气，由水谷精气所化生。水谷精气中精专柔和部分化生为营气，剽悍滑疾部分化生为卫气。营气与卫气从性质、功能和分布进行比较，则营属阴，故常称为"营阴"；卫气与营气相对而言属于阳，故常称为"卫阳"。宗气是由水谷之气与自然界清气相结合而积聚于胸中的气，属后天之气的范畴。宗气在胸中积聚之处称为"气海"。宗气的生成关系到一身之气的盛衰。

二、气的生理

1. 真气的循行与作用

【原文】

3305 真气者，经气也。经气太虚，故曰其来不可逢[1]。(《素问·离合真邪论》)

【注释】

[1]其来不可逢：吴崑曰："其邪之来，不可逢其虚而取之，盖恐更伤其经气也。"

【译文】

所谓真气，就是经脉之气。真气虚了，反用泄法，就会使经气大虚。

【原文】

3306 真气得安，邪气乃亡[1]。(《素问·疟论》)

【注释】

[1]邪气乃亡：《太素》"亡"作"已"。

【译文】

正气不伤，邪气就会灭亡。

【按语】

真气因所指不同，其循行与作用也不相同。元气为先天之气，是人体最根本、最重要的气。《难经·六十六难》云："三焦者，原气之别使也。"元气通过三焦而流行于全身，推动和调控人体的一切生命活动。《灵枢·刺节真邪》云："真气者，所受于天，与谷气并而充身也。"经脉之气是流行布散于经脉之中的气，是完成经脉各种生理活动的物质基础，针刺治疗疾病即通过调节经脉之气而实现的。至于正气，是与邪气相对而言的，分布于全身，具有抗病、祛邪、调节、修复等作用，故《素问·疟论》曰："真气得安，邪气乃亡。"

2. 卫气循行与作用

【原文】

3307 卫者，水谷之悍气也，其气剽疾滑利，不能入于脉也，故循皮肤之中，分肉之间，熏于肓膜[1]，散于胸腹。(《素问·痹论》)

【注释】

[1]肓膜：张介宾曰："凡腔腹肉理之间，上下孔隙之处，皆谓之肓；盖膜犹幕也，凡肉理之间，脏腑内外其成片联络薄筋，皆谓之膜。"

【译文】

卫气由水谷之悍气所化生，运行急疾滑利，不能进入脉中，所以循行于皮肤分肉之间，温煦肓膜，布散于胸腹。

【原文】

3308 卫气者，出其悍[1]气之剽疾，而先行于四末分肉皮肤之间而不休者。昼日行于阳，夜行于阴，常从足少阴之分间[2]，行于五脏六腑。(《灵枢·邪客》)

【注释】

[1]悍：勇悍、急疾。

[2]常从足少阴之分间：卫气夜行于阴分（五脏），是从足少阴肾经开始。

【译文】

卫气来源于水谷中的剽悍滑疾之气，首先运行在四肢肌肤皮肤之间，毫无休止，白天运行在阳分，夜晚运行在阴分，卫气夜行于阴分，是从足少阴肾经开始，依次行于五脏六腑。

【原文】

3309 卫气行于阴二十五度，行于阳二十五度，分为昼夜，故气至阳而起，至阴而止[1]。(《灵枢·营卫生会》)

【注释】

[1]气至阳而起，至阴而止：卫气昼行于阳分则人寤，夜行于阴分则人寐。

【译文】

卫气夜行于阴分二十五周，昼行于阳分二十五周，行于阳分则人寤，行于阴分则人寐。

【原文】

3310 上焦开发，宣五谷味[1]，熏肤[2]、充身、泽毛，若雾露之溉，是谓气。(《灵枢·决气》)

【注释】

[1]宣五谷味：宣散水谷精微。

[2]熏肤：温煦肌肤。

【译文】

上焦把水谷精微宣发布散到全身，能温煦肌肤，充实周身，润泽毛发，如雾露一样溉养物体的物质称为气。

【原文】

3311 卫气者，所以温分肉[1]，充皮肤，肥[2]腠理，司关[3]合阖也。卫气和则分肉解利，皮肤调柔，腠理致密矣。(《灵枢·本脏》)

【注释】

[1]分肉：肌肉。张介宾曰："肉有分理，故云分肉。"

[2]肥：肥沃，引申为滋润。

[3]关：《素问·生气通天论》《素问·阴阳应象大论》王冰注引《灵枢》作"开"。

【译文】

卫气能够温养肌肉，充实皮肤，滋润腠理，掌管汗孔的开阖功能。

卫气功能正常，就会使肌肉舒展润滑，皮肤和调柔润，肌肤腠理紧密。

【原文】

3312 余闻肠胃受谷，上焦出气，以温分肉，而养骨节，通腠理。(《灵枢·痈疽》)

【译文】

我听说肠胃受纳水谷化生精气，上焦宣发卫气，以温养肌肉、皮肤，濡润筋骨关节，通调腠理。

【按语】

1. 卫气的运行

卫气的运行，散见于《内经》多篇，归纳其运行主要有：其一，营卫相随运行。卫在脉外，营在脉中，"阴阳相随，外内相贯"（《灵枢·卫气》）。其二，昼夜调节运行。卫气"昼日行于阳，夜行于阴"（《灵枢·邪客》）。每日平旦阴尽阳受气时，卫气由阴出阳；傍晚阳尽阴受气时，卫气由阳入阴。卫气昼循阳经运行二十五周，夜在阴分运行二十五周，一昼夜运行五十周次。其三，卫气散行。卫气不循脉而散行，分布于皮肤、腠理、分肉、肓膜、胸腹、四肢等部位。《素问·痹论》云："卫者，水谷之悍气也，其气慓疾滑利，不能入于脉也，故循皮肤之中，分肉之间，熏于肓膜，散于胸腹。"

2. 卫气的功能

卫气具有防御外邪、温养全身和调控腠理等生理功能。《灵枢·本脏》曰："卫气者，所以温分肉，充皮肤，肥腠理，司开阖者也"。

卫气有防御外邪入侵的作用。卫气通过肺气的宣发作用布达于肌肤腠理，使肌肤腠理致密，外来之邪气就不能入侵人体。故《医旨绪余·宗气营气卫气》云："卫气者，为言护卫周身……不使外邪侵犯也"。

卫气有温养全身的作用。卫气内至脏腑，外达肌肤，对全身发挥温养作用。故《读医随笔·气血精神论》曰"卫气者，热气也。凡肌肉之所以能温，水谷之所以能化者，卫气之功用也。"

卫气有调控腠理的作用。卫气能够调节控制腠理的开阖，促使汗液有节制地排泄，使人体内外环境之间保持协调平衡。故《景岳全书·杂证谟·汗证》云："汗发于阴而出于阳……而其启闭则由阳中之卫气。"

此外卫气的运行与人的寤、寐有关，卫气昼行于阳分则人寤，夜行于阴分则人寐。故《灵枢·营卫生会》曰："故气至阳而起，至阴而止。"

3. 卫气的临床意义

卫气在人体"昼日行于阳，夜行于阴"（《灵枢·邪客》），"气至阳而起，至阴而止"（《灵枢·营卫生会》），由此可见，人体的寤、寐与卫气的运行密切相关。但凡卫气运行失常，不能顺利地入于阴分或出于阳分，人体就会出现失眠或嗜睡等病证，从而为临床治疗失眠或嗜睡等病症提供了又一思路。鉴于营卫之气，阴阳相随，外内相贯，二者相互协调，方能不失其常，故调和营卫就成为中医学治疗睡眠障碍的重要治法，临床时常运用《金匮要略》的桂枝龙骨牡蛎汤治疗失眠就是其明证。

3. 营气的循行与作用

【原文】

3313 荣者，水谷之精气也，和调于五脏，洒陈于六腑[1]，乃能入于脉也，故循脉上下，贯五脏，络六腑也。(《素问·痹论》)

【注释】

[1] 和调于五脏，洒陈于六腑：运行布散于五脏六腑。姚止庵曰："和调者，运行无间；洒陈者，遍布不遗"。

【译文】

营气由水谷之精气所化生，运行布散于五脏六腑，能进入脉中，循着血脉上下运行，贯注五脏，联络六腑。

【原文】

3314 营气之道，内[1]谷为宝。谷入于胃，乃传之肺，流溢于中，布散于外。精专者行于经隧[2]，常营[3]无已，终而复始，是谓天地之纪。(《灵枢·营气》)

【注释】

[1] 内：通"纳"，受纳。

[2] 经隧：泛指气血运行的通道。

[3] 营：营运。

【译文】

营气能在人体发挥重要的作用，摄入水谷是其关键。食物入胃，经过脾胃运化之后，其中的水谷精微之气传到肺，通过肺的输布作用流动并充溢在体内，营养脏腑。同时分散在四肢百骸及皮肤肌表。而水谷精微中的精华物质则运行于人体的经脉通路之中，流动不息。人体摄入的水谷滋养周身的过程就这样终而复始的循环，就像天地日月的规律一样。

【原文】

3315 营气者，泌其津液，注之于脉，化以为血，以荣四末，内注五脏六腑，以应刻数[1]焉。(《灵枢·邪客》)

【注释】

[1]以应刻数：古代用铜壶滴漏法计时，把一昼夜分为一百刻。营气一昼夜运行人身五十周，每周用时二刻。

【译文】

中焦化生营气，分泌津液，渗注于肺脉中而化生血液。在外荣养四肢，在内灌注五脏六腑，营运周身，与昼夜的时刻相应。

【原文】

3316 壮者之气血盛，其肌肉滑，气道[1]通，营卫之行不失其常，故昼精[2]而夜瞑。(《灵枢·营卫生会》)

【注释】

[1]气道：营卫之气运行之道。

[2]昼精：白天精力充沛、精神饱满。精，精明。

【译文】

壮年之人气血充盛，肌肉润滑，气道通畅，营卫之气能够正常运行，所以白天精力充沛、精神饱满，夜间熟睡安眠。

【按语】

1. 营气的运行

营气的运行，散见于《内经》多篇，综合各篇所述，营气运行于经脉之中，主要循十二经脉的次序运行，始于手太阴肺经，又复归于手太阴肺经，终而复始，营周不休，一昼夜运行五十周次。故《灵枢·邪客》云："营气者……注之于脉……以应刻数焉。"此外，尚有一"支别"与其并行，即营气循十二经脉运行，至足厥阴肝经别出，经督、任二脉复入于手太阴肺经。

2. 营气的功能

《素问·痹论》云："荣者，水谷之精气也"。营气是由水谷之精中的富有营养的精专部分所化生，所谓"精专者行于经隧"(《灵枢·营气》)，故其富有营养。营气循脉运行于周身，内至脏腑，外达肢节，进而营养全身，以维持人体正常的生理活动。此外，营气是化生血液的主要物质基础。营气和津液进入脉内，经心肺的气化作用化生为血液。《灵枢·邪客》曰："营气者，泌其津液，注之于脉，化以为血，以荣四末，内注五脏六腑"。鉴于营与血关系密切，可分不可离，故中医学常常将"营血"并称。

4. 宗气的循行与作用

【原文】

3317 故宗气积于胸中，出于喉咙，以贯心脉[1]，而行呼吸焉。（《灵枢·邪客》）

【注释】

[1] 脉：《甲乙经》《太素》《诸病源候论》《外台秘要》并作"肺"，是也。

【译文】

宗气聚积在胸中，出于喉咙，贯通心肺而行呼吸之气。

【原文】

3318 其宗气上出于鼻而为臭。（《灵枢·邪气脏腑病形》）

【译文】

宗气向上出于鼻，从而使鼻能辨别气味。

【按语】

宗气聚于胸中，其向上行于呼吸道，出于喉咙，辅助肺进行呼吸；出于鼻，有助于鼻辨别气味。其贯注于心脉，协助心气推动血行，凡气血的运行、心搏的强弱及其节律等，皆与宗气的盛衰有关；反之，诊察心搏的强弱及其节律等状况可用来判断宗气的盛衰，故《素问·平人气象论》曰："胃之大络，名曰虚里，贯膈络肺，出于左乳下，其动应衣，脉宗气也。"虚里出于左乳下（心尖搏动的部位）。此外，《灵枢·刺节真邪》云："宗气留于海，其下者注于气街，其上者走于息道"。宗气下行流注至气街，有助于下部血行。鉴于宗气能上走息道司呼吸，贯注心脉行血气，并下注至气街，关系人体气的盛衰及血的循行，进而影响人体多种生理活动，故《读医随笔·气血精神论》曰："宗气者，动气也。凡呼吸、言语、声音，以及肢体运动，筋力强弱者，宗气之功用也。"

三、气的病理

1. 真气

【原文】

3319 真气已失，邪独内著，绝人长命。(《素问·离合真邪论》)

【译文】

正气消耗，邪气旺盛，给病人带来灾难。

【原文】

3320 真气上逆，故舌苦干，卧不得正偃，正偃则喉出清水也。邪之所凑[1]，其气必虚。(《素问·评热病论》)

【注释】

[1] 凑：聚合。

【译文】

心气上逆，所以口苦舌干，不能仰卧，仰卧就会咳出清水。

邪气侵袭人体而发病，常常先有正气不足的内在因素。

【原文】

3321 真气不能周，故名曰周痹。(《灵枢·周痹》)

【译文】

人体的真气不能周流，故名周痹。

【原文】

3322 气脱者，目不明。(《灵枢·决气》)

【译文】

气脱会导致眼睛看不清东西。

【原文】

3323 荣气虚则不仁[1]，卫气虚则不用[2]，荣卫俱虚，则不仁且不用。(《素问·逆调论》)

【注释】

[1] 不仁：张介宾曰："不仁，不知痛痒寒热也。"

148

［2］不用：张介宾曰："不用，不能举动也。"

【译文】

营气虚弱，肌肤就会麻木不仁；卫气虚弱，肢体就会不能举动。营卫之气都虚弱，就会出现肌肤麻木不仁，肢体不能举动。

2. 营卫气

【原文】

3324 营气不从，逆于肉理，乃生痈肿。(《素问·生气通天论》)

【译文】

营气运行失常，阻滞在肌肉之间，就会发生痈肿。

【原文】

3325 营卫[1]稽留于经脉之中，则血泣而不行，不行则卫气从之而不通，壅遏而不得行，故热。大热不止，热胜则肉腐，肉腐则为脓。(《灵枢·痈疽》)

【注释】

［1］卫：《甲乙经》作"气"。

【译文】

营气在经脉中运行不畅，血液就会涩滞不行，导致卫气不得通行，郁遏而化热，热势过盛就会腐败血肉，血肉腐败就会出现脓肿。

【原文】

3326 老者之气血衰，其肌肉枯，气道涩，五脏之气相搏，其营气衰少而卫气内伐[1]，故昼不精，夜不瞑。(《灵枢·营卫生会》)

【注释】

［1］卫气内伐：卫气内扰。

【译文】

年老之人气血虚衰，肌肉枯弱，气道涩滞，五脏之气不能相互协调，营气衰少，卫气内扰，营卫之气运行紊乱，所以白天不能精力充沛、精神饱满，夜间不能熟睡安眠。

3. 宗气

【原文】

3327 气海有余者，气满胸中，悗息面赤；气海不足则气少不足以言。(《灵枢·海论》)

【译文】

气海邪气亢盛，就会出现气壅满于胸中，而胸中胀闷；气海不足，就会出现呼吸短浅而说话无力。

【按语】

《内经》有关气的失常可分为气虚和气机失调两大类，从而产生多种病理变化。正气虚弱，无力御邪，邪气就会侵袭人体，甚则影响生命。营气虚弱，肌肤就会麻木不仁。卫气虚弱，肢体就会不能举动。宗气虚弱，人体就会少气懒言。真气不能周流全身，就会产生痹证。营气运行失常，阻滞在肌肉之间，就会发生痈肿。此外，气脱，还可出现"目不明"；真气上逆，还可出现"舌苦干，卧不得正偃"等病证。由此可见，"百病生于气也"(《素问·举痛论》)。因此，中医在临床治疗病证时非常强调治气，气虚宜补气，气机失调宜调理气机。

第四节　血

一、血的含义

【原文】

3401 中焦受气[1]取汁，变化而赤，是谓血。(《灵枢·决气》)

【注释】

[1] 受气：此指受纳水谷。

150

【译文】

中焦脾胃受纳水谷，吸收其中的精微汁液，变化而成为红色的液体物质，这就称为血。

【原文】

3402 中焦亦并胃中，出上焦之后[1]，此所受气者，泌糟粕，蒸津液，化其精微，上注于肺脉，乃化而为血，以奉生身，莫贵于此。（《灵枢·营卫生会》）

【注释】

[1] 后：张介宾曰："后，下也。"

【译文】

中焦之气也出于胃中，在上焦之下，中焦脾胃受纳水谷，泌去糟粕，蒸化津液，化生精微，将精微物质向上传注于肺脉，进而化为血液，用以奉养人体生命，是营养身体的重要物质。

【原文】

3403 中焦出气[1]如露，上注豁谷[2]，而渗孙络，津液和调，变化而赤为血。（《灵枢·痈疽》）

【注释】

[1] 中焦出气：中焦输出营气。

[2] 豁谷：肌肉之间会合之处。肌肉之大会为谷，小会为豁。

【译文】

中焦输出营气，如雾露之溉，向上注入豁谷，并且渗入孙络，与津液调和，变化而成为红色的血液。

【按语】

血是运行于脉中富有营养的红色液态物质，是构成人体和维持人体生命活动的基本物质。《素问·脉要精微论》曰："夫脉者，血之府也"。血循脉而流于全身，内至脏腑，外达肢节，为脏腑、经络、形体、官窍的生理活动提供营养物质，从而保证人体生命活动的正常进行。

血液主要由水谷精微所化生。《灵枢·决气》云："中焦受气取汁，变化而赤，是谓血。"鉴于水谷精微由脾胃运化而产生，故中医治疗血虚病证，非常重视调理脾胃，助其运化。水谷精微所化生的营气和津液进入脉内，经心肺的气化作用进而化为血液，故《灵枢·营卫生会》曰："此所受气者，泌糟粕，蒸津液，化其精微，上注于肺脉，乃化而为血"。《素问·阴阳应象大论》云："心生血"。因此，临床上治疗血虚病证，还需注意调补心肺。此外，肾精也可化血。《张氏医通·诸血门》曰："气不耗，归精于肾而为精；精不泄，归精于肝而化清血"。故临床上治疗血虚病证，有时尚需采用补肾益精的方法。

二、血的生理

【原文】

3404 血者，神气[1]也。(《灵枢·营卫生会》)

【注释】

[1] 血者，神气：张志聪曰："血者，中焦之精汁，奉心神而化赤，神气之所化也。"

【译文】

血液有赖心气而化生。

【原文】

3405 血脉和利，精神乃居[1]。(《灵枢·平人绝谷》)

【注释】

[1] 精神乃居：此指精神安定。

【译文】

血脉调和通利，精神就会安宁。

【原文】

3406 血气者，人之神，不可不谨养。(《素问·八正神明论》)

【译文】

血、气是人的精神情志的物质基础，不能不谨慎调养。

【原文】

3407 肝受血而能视，足受血而能步，掌受血而能握，指受血而能摄[1]。(《素问·五脏生成》)

【注释】

［1］摄：摄取。

【译文】

肝得到血液，目才能视物；足得到血液才能行走；掌得到血液才能握物；指得到血液才能持取物体。

【原文】

3408 是故血和则经脉流行，营复阴阳[1]，筋骨劲强，关节清利矣。（《灵枢·本脏》）

【注释】

［1］营复阴阳：血脉运行，往复于周身内外。营，营运。复，往复。阴阳，内外。

【译文】

血气调和，经脉流通，经脉中的气血往复于周身内外，则筋骨坚固有力，关节运动滑利。

【原文】

3409 血和则孙脉先满溢，乃注于络脉，皆盈乃注于经脉。（《灵枢·痈疽》）

【译文】

血液运行和顺，则孙络先充满，在渗注到络脉，络脉充满则渗注入经脉。

【按语】

血由水谷精微和肾精所化生，富有营养。血在脉中循行，如环无端，运行不息，对全身各脏腑形体官窍起着濡养作用，以维持其各自正常的生理活动。《素问·五脏生成》云："肝受血而能视，足受血而能步，掌受血而能握，指受血而能摄。"此外，血是人体精神活动的主要物质基础。只有血气充盛，人体方能精力充沛，神志清晰，感觉灵敏，思维敏捷。《素问·八正神明论》曰："血气者，人之神，不可不谨养。"总之，血对人体生命活动具有极其重要的作用，正如《景岳全书·血证》所云："凡为七窍之灵，为四肢之用，为筋骨之和柔，为肌肉之丰盛，以至滋脏腑，安神魂，润颜色……无非血之用也。"值得一提的是，血液充盈和运行通畅，是其发挥生理效应的基本条件，故《灵枢·平人绝谷》曰:"血脉和利,精神乃居。"《灵枢·本脏》云:"是故血和则经脉流行,营复阴阳,筋骨劲强,关节清利矣。"

三、血的病理

【原文】

3410 血气不和,百病乃变化而生。(《素问·调经论》)

【译文】

血气不调和,就会发生许多病变。

【原文】

3411 卧出而风吹之,血凝于肤者为痹,凝于脉者为泣,凝于足者为厥。(《素问·五脏生成》)

【译文】

卧起而外出,被风吹着,血凝滞于肌肤发生痹证,凝滞于经脉发生血行涩滞,凝滞于足部发生下肢厥冷。

【原文】

3412 寒气入经而稽迟[1],泣[2]而不行,客于脉外则血少,客于脉中则气不通[3],故卒然而痛。(《素问·举痛论》)

【注释】

[1]稽迟:经脉气血留滞不行。稽,留止。迟,徐行。

[2]泣:音义同"涩"。

[3]客于脉外则血少,客于脉中则气不通:两句为互文,即客于脉外、脉中则血气少,或客于脉中、脉外则气血不通。前者气血不荣则痛,后者气血不通则痛,此为虚实疼痛的机理之总纲。

【译文】

寒邪侵入经脉,导致经脉中气血留滞不畅,涩滞不通。寒邪侵袭脉外则血气虚少、寒邪侵袭脉中则血气不通,所以突然作痛。

【原文】

3413 血之与气,并走于上,则为大厥,厥则暴死;气复反则生,

不反则死。(《素问·调经论》)

【译文】

血与气合并上逆而行，就会发生大厥之病，出现突然地昏死；气血回复不上逆就能生还，否则就会死亡。

【原文】

3414 故夺血者无汗，夺汗者无血，故人生有两[1]死而无两生。(《灵枢·营卫生会》)

【注释】

[1] 有两：指夺血夺汗两者兼有。

【译文】

失血的人不能发汗，出汗过多的人不能再损伤其血液，所以同时有血液耗损和出汗过多的人病重难治，只有单一情况则易治。

【原文】

3415 血脱者，色白，夭然不泽，其脉空虚，此其候也。(《灵枢·决气》)

【译文】

血液脱失的人，面色苍白，没有光泽，血脉空虚，这就是血脱的病变表现。

【按语】

《素问·调经论》曰："血气不和，百病乃变化而生"。血失调和，就会发生许多病证。血的失常，主要有血虚和血运失常两个方面。血液亏虚，不能濡养全身，临床可见头目眩晕，面色不华，心悸不宁，唇、舌、爪甲淡白，脉细等病证。《灵枢·决气》云："血脱者，色白，夭然不泽，其脉空虚，此其候也。"血运失常，瘀阻于全身各处，则可产生不同的临床表现。《素问·五脏生成》曰"血凝于肤者为痹，凝于脉者为泣，凝于足者为厥。"若血行逆乱，与气合并上逆而行，就会发生大厥之病，出现突然地昏死等病证，甚则危及人体生命。

第五节　津　液

一、津液的含义

【原文】

3501 腠理发泄，汗出溱溱[1]，是谓津。(《灵枢·决气》)

【注释】

[1]溱溱：众盛貌。

【译文】

皮肤汗孔舒张开泄，以皮肤不断汗出为表现形式的物质，就是津。

【原文】

3502 谷入气满，淖泽[1]注于骨，骨属屈伸，泄泽补益脑髓，皮肤润泽，是谓液。(《灵枢·决气》)

【注释】

[1]淖泽：此指水谷精微中质稠浊如膏泽的部分。

【译文】

水谷入胃，精气盈满，水谷精微中质稠浊如膏泽的部分灌注于骨，使骨节屈伸自如，渗出汁液滋补脑髓，润泽皮肤，这就是液。

【按语】

津液是人体内一切正常水液的总称，包括各脏腑形体官窍的内在液体及其正常的分泌物。津液既是构成人体的基本物质，也是维持人体生命活动的基本物质。

津液是津和液的总称。津和液两者在性状、分布和功能等方面有所不同，一般而言，津的质地比较清稀，流动性较大，布散于皮肤、肌肉和孔窍之中，并能渗入血脉，主要起着滋润的作用。《灵枢·决气》云："腠理发泄，汗出溱溱，是谓津。"液的质地比较稠厚，流动性较小，灌注于脏腑、骨节、脑、髓之内，主要起着濡养作用。《灵枢·决气》曰："谷入气满，淖泽注于骨，骨属屈伸，泄泽补益脑髓……是谓液"。津和液的鉴别，对于临床分辨"伤津"和"脱液"的病理变化具有指导意义。但在一般情况下，由于津和液皆是人体内正常的水液，二者可以相互转化，故津与液常同时并称。

二、津液的生理

【原文】

3503 饮入于胃，游溢[1]精气，上输于脾，脾气散精，上归于肺，通调水道，下输膀胱。水精四布，五经并行[2]。（《素问·经脉别论》）

【注释】

[1]游溢：浮游满溢。游，浮游。

[2]水精四布，五经并行：张志聪曰："水精四布者，气化则水行，故四布于皮毛；五经并行者，通灌于五脏之经脉也"。

【译文】

水饮进入胃，经脾胃运化生成精微，精微浮游满溢，向上输送到脾，脾主升清，将精微上输于肺，肺主宣降，既可将浊液通过三焦之通道下输膀胱，又可将水精布散于周身皮毛，通灌于五脏之经脉。

【原文】

3504 五脏化液：心为汗，肺为涕，肝为泪，脾为涎，肾为唾，是为五液。（《素问·宣明五气》）

【译文】

五脏化生五液：心化生汗，肺化生涕，肝化生泪，脾化生涎，肾化生唾，这就是五液。

【原文】

3505 液者，所以灌精濡空窍者也。（《灵枢·口问》）

【译文】

津液可以灌注精微，濡养孔窍。

【按语】

1. 津液的生成

津液来源于水谷，通过脾胃的运化及有关脏腑的生理功能而生成。《素问·经脉别论》云："饮入于胃，游溢精气"。《素问·宣明五气》曰："五脏化液：心为汗，肺为涕，肝为泪，脾为涎，肾为唾，是为五液。"

2. 津液的输布

津液的输布主要依靠脾、肺、肾等脏腑的协调配合而完成。脾对津液的输布作用，一方面通过"脾气散精，上归于肺"，另一方面，脾可将津液直接向四周布散，《素问·玉机真脏论》称之为脾"以灌四旁"。肺主通调水道，在肺气宣发肃降作用下，将津液输布至全身，并将代谢后的水液输送至肾和膀胱。肾主水，输送至肾和膀胱的水液经过肾气的气化作用，清者重吸收而上升，复归于肺，再布散于周身，浊者则化为尿液排出体外。此外，肝气的疏泄和三焦的通利与津液的输布也有着密切的关系。

3. 津液的功能

津液为水谷精微所化生，富有营养物质，广泛地输布于脏腑、形体、官窍之中，发挥着滋润和濡养全身的作用。布散于体表和孔窍的津液，具有滋润皮肤、肌肉、孔窍的作用；灌注于脏腑、骨、脊、脑的津液，具有濡养内脏、骨节、脊髓、脑髓的作用。当机体津液充足时，则可使毛发光泽，肌肤丰润，孔窍和关节滑利，骨、脊、脑髓充盈，脏腑功能正常。《灵枢·口问》云："液者，所以灌精濡空窍者也"。津液不但流布于脉外，也能渗入于脉中，与营气相合而生成血液，故《灵枢·痈疽》曰："中焦出气如露，上注谿谷，而渗孙络，津液和调，变化而赤为血"。由于津液与血液可以互相渗透与转化，故中医学称其为"津血同源"。

此外，津液的代谢对人体阴阳平衡的调节起着重要的作用。气候炎热或体温较高时，津液化为汗液向外排泄以散热；气候寒冷或体温偏低时，腠理密闭，汗不外泄而保温，由此调节机体的阴阳平衡，以维持人体体温相对恒定和正常生命活动。

三、津液的病理

【原文】

3506 肾者，胃之关也[1]，关门不利，故聚水而从其类[2]也。上下溢于皮肤，故为胕肿[3]。(《素问·水热穴论》)

【注释】

[1]肾者，胃之关也：张介宾曰："关者，门户要会之处，所以司启闭出入也。肾主下焦，开窍于二阴，水谷入胃，清者由前阴而出，浊者由后阴而出；肾气化则二阴通，肾气不化则二阴闭；肾气壮则二阴调，肾气虚则二阴不禁，故曰肾者胃之关也。"

[2]聚水而从其类：王冰曰："关闭则水积，水积则气停，气停则水生，水生则气溢，气水同类，故云关闭不利，聚水而从其类。"

[3]胕肿：张介宾曰："肌肤浮肿曰胕肿。"胕，通"浮"。

【译文】

肾是胃的门户要会，开阖失常，就会水液积聚，使气机失调，水液上下泛溢于肌肤，就会发生浮肿。

【原文】

3507 津脱者，腠理开，汗大泄；液脱者，骨属屈伸不利，色夭，脑髓消，胫酸，耳数鸣。(《灵枢·决气》)

【译文】

津脱失，出现腠理开泄，大量出汗；液脱失，出现骨节屈伸不利，面色无华，脑髓不充，胫骨酸软，时常耳鸣。

【原文】

3508 故上液之道开则泣，泣不止则液竭，液竭则精不灌，精不灌则目无所见矣。(《灵枢·口问》)

【译文】

上部的液道开泄就会流泪，泪流不止就会津液枯竭而精气失于滋养，精气不能灌注眼目而导致视物不清。

【按语】

津液代谢失常，包括津液不足和输布排泄障碍两个方面。津液亏少，脏腑、肌肤、孔窍等失其滋润濡养，就会出现相应的病理变化。《灵枢·决气》曰："津脱者，腠理开，汗大泄；液脱者，骨属屈伸不利，色夭，脑髓消，胫酸，耳数鸣。"《灵枢·口问》云："液竭则精不灌，精不灌则目无所见矣"。津液输布排泄障碍，就会产生湿浊困阻、痰饮凝聚以及水液潴留等病理改变。津液代谢是一个复杂的过程，依赖于诸多脏腑的综合作用和协调配合而完成，其中肺、脾、肾三脏起着重要的作用，尤其肾的作用最为关键。如若肺、脾、肾及其他相关脏腑的功能失常，皆可影响津液的生成、输布和排泄，导致津液代谢失常，出现津液生成不足而亏虚，或津液输布排泄障碍而形成水、湿、痰、饮等津液环流障碍，水液停滞积聚的病理变化。如《素问·水热穴论》曰"肾者，胃之关也，关门不利，故聚水而从其类也。上下溢于皮肤，故为胕肿。"水液虽然受纳于胃，但其排泄主要依赖于肾。肾为水脏，司气化，主二便。肾气化失司，开阖不利，水湿内停泛滥而为水肿。

第六节　神

一、神的含义

【原文】

3601 何者为神？血气已和，营卫已通，五藏已成，神气舍心，魂魄毕具，乃成为人。(《灵枢·天年》)

【译文】

什么是神？胎儿在母体发育过程中，达到气血调和，营卫通畅，五脏成型的时候，随之产生神气。神气生成后藏在心中，魂魄也由此产生，这才构成一个健全的人。

【原文】

3602 五味入口，藏于肠胃，味有所藏，以养五气，气和而生，津液相成，神乃自生。(《素问·六节藏象论》)

【译文】

五味由口进入，肠胃加以纳化，化生的精微充养五脏之气，五脏之气调和而有生机，再结合津液的作用，神气自然会产生。

【原文】

3603 故气得上下，五脏安定，血脉和利，精神乃居。(《灵枢·平人绝谷》)

【译文】

气能够布散全身，五脏功能正常，血脉调和通畅，精神才能旺盛。

【原文】

3604 所以任物[1]者谓之心，心有所忆谓之意，意之所存谓之志，因志而存变谓之思，因思而远慕谓之虑，因虑而处物谓之智。(《灵枢·本神》)

【注释】

[1] 任物：主管认识和处理事物。任，担任，主管。

【译文】

主管认识和处理事物的称为心；心根据记忆产生意念而未定的思维称为意；意念积存之后形成的认识称为志；对已形成的认识进行反复思考的过程称为思，在思考的基础上由近及远的推论称为虑；通过长远思虑而后正确处理事物称为智。

【按语】

中医学中的神有广义和狭义之分。广义之神，是指人体生命活动的主宰及其综合体现。狭义之神，是指人的思维、意识、情感等精神活动。人体脏腑精气血津液是神产生的基础。《素问·六节藏象论》云："气和而生，津液相成，神乃自生。"对于狭义之神，《内经》又有五神、七情及思维活动之别。五神，即神、魂、魄、意、志。五神分藏于五脏，《素问·宣明五气》云："心藏神，肺藏魄，肝藏魂，脾藏意，肾藏志。"张景岳曰："魂之为言，如梦寐恍惚，变幻游行之境皆是也。""魄之为用，能动能作，痛痒由之而觉也。""谓一念之生，心有所向而未定者，曰意。""谓意已决而卓有立者，曰志。"而心神则能"总统魂魄，兼赅意志"。七情，即喜、怒、忧、思、悲、恐、惊。情志活动与脏腑精气密切相关。《素问·阴阳应象大论》曰"人有五脏化五气，以生喜怒悲忧恐。"情志分属于五脏，心在志为喜，肺在志为忧、悲，脾在志为思，肝在志为怒，肾在志为恐。至于认知思维活动，《灵枢·本神》云"所以任物者谓之心，心有所忆谓之意，意之所存谓之志，因志而存变谓之思，因思而远慕谓之虑，因虑而处物谓之智。"认为在心神的主导下，人的认知思维活动可分为意、志、思、虑、智等不同的过程。上述理论对临床诊治心身病证以及中医心理学的研究具有重要的指导意义。

二、神的生理

【原文】

3605 得神者昌，失神者亡。(《素问·移精变气论》)

【译文】

有神气的，预后就好。无神气的，预后不好。

【原文】

3606 以母为基，以父为楯；失神者死，得神者生也。(《灵枢·天年》)

【译文】

人体的开始，以母亲的阴血为基础，以父亲的阳精为保障，两者结合产生神，丧失了神，人就会死亡，相反则能生存。

【原文】

3607 志意[1]者，所以御[2]精神，收魂魄，适寒温，和喜怒者也。志意和则精神专直[3]，魂魄不散，悔怒不起，五藏不受邪矣。(《灵枢·本脏》)

【注释】

[1] 志意：此指人体的自控调节机能，属于神气。

[2] 御：通"驭"，驾驭。

[3] 精神专直：精神专一而无杂念。

【译文】

志意能够调控精神，收敛魂魄，调节机体对寒温变化的适应能力，调和情志喜怒。

志意和顺，就会精神专一而无杂念，魂魄不散漫，悔恨恼怒不妄起，五脏不受邪气的侵袭。

【按语】

神是人体生命活动的主宰，对人体生命活动具有重要的调节作用。《灵枢·天年》曰"失神者死，得神者生也。"神虽在脏腑精气基础上产生，但对脏腑精气又有调控作用，正如《类经·摄生类》所云："虽神由精气而生，然所以统驭精气而为运用之主者，则又在吾心之神。"故神安则脏腑功能和精气代谢就正常，人体就能"适寒温"（《灵枢·本脏》），"五脏不受邪矣"（《灵枢·本脏》）。因此，调摄精神成为中医学养生防病的重要法则，正如《素问·上古天真论》所曰："精神内守，病安从来。"

三、神的病理

【原文】

3608 神有余则笑不休，神不足则悲。（《素问·调经论》）

【译文】

神气亢盛，就会喜笑不休；神气不足，就会悲忧。

【原文】

3609 心伤则神去，神去则死矣。（《灵枢·邪客》）

【译文】

邪气入侵损及心，就会神气耗散，神气散则人死。

【原文】

3610 是故怵惕[1]思虑者则伤神，神伤则恐惧流淫[2]而不止。因悲哀动中[3]者，竭绝而失生。喜乐者，神惮散[4]而不藏。愁忧者，气闭塞而不行。盛怒者，迷惑而不治^[5]。恐惧者，神荡惮^[6]而不收。(《灵枢·本神》)

【注释】

[1] 怵惕：惊恐不安。

[2] 流淫：滑精。

[3] 动中：动摇内脏使其不宁。

[4] 惮散：耗散。

[5] 迷惑而不治：神志迷乱而不正常。

[6] 荡惮：动荡耗散。

【译文】

过分的惊恐思虑就会伤神，神伤就会恐惧，滑精不止。过分的悲哀，损伤内脏，使精气衰竭而丧失生命。过分喜乐，神气耗散而不能安藏。过分愁忧，气机闭塞而不能畅行。过分恼怒，神志迷乱不清。过分恐惧，神气动荡耗散而不能收敛。

【按语】

神是人体生命活动的主宰，故《灵枢·邪客》曰："心伤则神去，神去则死矣。"神的病变常表现为情志的异常，如《素问·调经论》云："神有余则笑不休，神不足则悲。"心主神志，情志从心而发，故情志内伤可影响心，进而影响其他脏腑。《灵枢·口问》曰："故悲哀愁忧则心动，心动则五脏六腑皆摇"。情志分属于五脏，故情志内伤可损伤相应之脏，产生不同的病理变化。《素问·阴阳应象大论》云："怒伤肝""喜伤心""思伤脾""悲伤肺""恐伤肾"。情志内伤脏腑而致病，首先影响脏腑气机，导致脏腑气机失常而出现相应的病变。因此，情志内伤造成的病理变化非常复杂，多种病证的发生或诱发与之有关。此外，病情变化与情志活动也密切相关，消极悲观的情绪可使病情加重，而避免不良情志的刺激有助于疾病的康复。

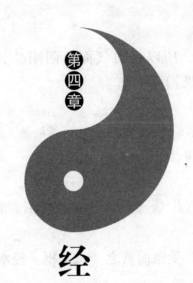

第四章

经络

第一节 总 论

【原文】

4101 经脉者，所以行血气而营阴阳[1]，濡筋骨[2]，利关节者也。(《灵枢·本脏》)

【注释】

[1] 营阴阳：营运于全身。阴阳，泛指脏腑、内外，即全身。

[2] 濡筋骨：濡润筋骨。

【译文】

经脉是用来通行血气，运转阴阳，濡润筋骨和滑利关节的。

【原文】

4102 经脉者，受血而营之。(《灵枢·经水》)

【译文】

经脉受纳血液，将其营运全身，濡养筋骨关节。

【原文】

4103 经脉者，所以能决死生，处百病，调虚实，不可不通。(《灵枢·经脉》)

【译文】

经脉的作用，可以决断死生，处理百病，察明虚实，作为指导临床来说，不可不明白它。

【原文】

4104 五脏之道，皆出于经隧[1]，以行血气。血气不和，百病乃变化而生，是故守经隧焉。(《素问·调经论》)

【注释】

[1] 经隧：经脉流行之道。张介宾曰："隧，潜道也。经脉伏行，深而不见，故曰经隧。五脏在内，经隧在外。脉道相通，以行血气。血气不和，乃和

百病。故但守经隧，则可以治五脏之病。"

【译文】

五脏之间相互联系的通道，都是出自经穴之间，从而使血气得以运行。假如血气不能调和，各种疾病就会因而发生，所以诊断治疗，是要以经脉作为依据的。

【按语】

经脉是人体气血运行的通道，担负着运行气血，营养脏腑组织，沟通表里内外等功能。经络理论是中医理论体系的重要组成部分，对于人体的生理、病理、诊断、治疗等均有十分重要的意义，故经文强调："所以能决死生，处百病，调虚实，不可不通。"

第二节　十二经脉概述

一、名称

【原文】

4201 太阳常[1]多血少气，少阳常少血多气，阳明常多气多血，少阴常少血多气，厥阴常多血少气，太阴常多气少血[2]。(《素问·血气形志篇》)

【注释】

[1] 太阳常多血少气：《太素》"太阳"下无"常"字，下同。

[2] 太阴常多气少血：《太素》"多气少血"作"多气血。"

【译文】

太阳经常多血少气，少阳经常少血多气，阳明经常多气多血，少阴经常少血多气，厥阴经常多血少气，太阴经常多气少血。

【原文】

4202 是故三阳之离合也，太阳为开，阳明为阖，少阳为枢……

是故三阴之离合也，太阴为开，厥阴为阖，少阴为枢。(《素问·阴阳离合论》)

【译文】

三阳经分合的情况为：太阳主表为开，阳明主里为阖，少阳介于表里之间为枢。三阴经分合的情况为：太阴是三阴之表为开，厥阴是三阴之里为阖，少阴在表里之间为枢。

【按语】

1. 六经气血多少争议

关于六经气血多少之说，《内经》中有三处描述：除《素问·血气形志篇》外，又见于《灵枢·五音五味》《灵枢·九针》，三篇记载均不同。考《太素》云："太阳常多血少气，少阳常多气少血，阳明常多气血，厥阴常多气少血，少阴常多血少气，太阴常多血气"。杨上善并注曰："手，足少阴太阳多血少气，以阴多阳少也。手足厥阴少阳多气少血，以阳多阴少也。手足厥阴少阳多气少血，以阳多阴少也。手足太阴阳明多血气，以阴阳俱多谷气故也。"《太素》经文及杨氏之注，对有关气血多少的论述规律性较强，较明确地反映了气血多少与经脉阴阳特性之间的联系。

2. 三阴三阳开、阖、枢

三阴三阳开、阖、枢理论是对人体经脉的生理特征及相互关系的概括。所谓开，言其循行部位表浅、在外，具有开放的作用特征，与外界的联系密切，故曰"太阳为开""太阴为开"。所谓阖，言其循行部位较深、在内，具有收敛闭藏的作用特征，故曰"阳明为阖""厥阴为阖"。所谓枢，言其循行部位在表里之间，具有枢纽的作用特征，故曰"少阳为枢""少阴为枢"。《内经》用开、阖、枢论三阳和三阴经脉，一是用以表述各经循行部位的深浅，二是表述各经不同的生理特性，三是明确三阳经脉之间在生理、病理方面的联系。

二、走向、表里

【原文】

4203 手之三阴，从脏走手[1]；手之三阳，从手走头[2]；足之三阳，从头走足[3]；足之三阴，从足走腹[4]。(《灵枢·逆顺肥瘦》)

【注释】

[1]手之三阴，从脏走手：张介宾曰："手之三阴从脏走手者，太阴肺经，从脏出中府，而走大指之少商；少阴心经，从脏出极泉，而走小指之少冲；厥阴心主经，从脏出天池，而走中指之中冲也。"

[2]手之三阳，从手走头：张介宾曰："手之三阳从手走头者，阳明大肠经，从次指商阳而走头之迎香；太阳小肠经，从小指少泽而走头之听官；少阳三焦经，从名指关冲而走头之丝竹空也。"

[3]足之三阳，从头走足：张介宾曰："足之三阳从头走足者，太阳膀胱经，从头之睛明而走足小指之至阴；阳明胃经，从头之承泣而走足次指之厉兑；少阳胆经，从头之瞳子髎而走足四指之窍阴也。"

[4]足之三阴，从足走腹：张介宾曰："足之三阴从足走腹者，太阴脾经，从大指隐白走腹而上于大包；少阴肾经，从足心涌泉走腹而上于俞府；厥阴肝经，从足大指大敦而走腹之期门也。"

【译文】

手太阴、手少阴、手厥阴三条手阴经，都是从相应的脏循行到手部；手阳明、手太阳、手少阳三条手阳经，都是从手部循行到头部；足阳明、足太阳、足少阳三条足阳经，都是从头部循行到足部；足太阴、足少阴、足厥阴三条足阴经，都是从足部循行到腹部。

【原文】

4204 足太阳与少阴为表里[1]，少阳与厥阴为表里，阳明与太阴为表里，是为足阴阳也。手太阳与少阴为表里，少阳与心主[2]为表里，阳明与太阴为表里，是为手之阴阳也。(《素问·血气形志篇》)

【注释】

[1]表里：指内外、阴阳之间的相互联系。

[2]心主：即心包络，为手厥阴经。

【译文】

足太阳膀胱经与足少阴肾经为表里，足少阳胆经与足厥阴肝经为表里，足阳明胃经与足太阴脾经为表里，这是足三阳经和足三阴经之间的联系。手太阳小肠经和手少阴心经为表里，手少阳三焦经与手厥阴心包经为表里，手阳明大肠经与手太阴肺经为表里，这是手三阳经和手三阴经之间的联系。

【原文】

4205 阴脉荣其脏，阳脉荣其腑[1]，如环无端，莫知其纪[2]，终而复始。其流溢[3]之气，内溉[4]脏腑，外濡腠理。(《灵枢·脉度》)

【注释】

[1] 阴脉荣其脏，阳脉荣其腑：杨上善曰："三阴之脉，营脏注阳，三阳之脉，营腑注阴，阴阳相注如环。"

[2] 纪：头绪。

[3] 流溢：张介宾曰："流者流于内，溢者溢于外。"

[4] 溉：《难经》作"温于"。

【译文】

阴脉营运五脏的精气，阳脉营运六腑的精气，内外贯通，好像圆环一样，无从知道它的起头，总是终而复始地循环，那流溢的脉气，在内渗灌五脏六腑，在外濡润肌表皮肤。

【按语】

十二经脉循行路线和走向交接具有一定的规律性。在走向上，"手之三阴，从脏走手；手之三阳，从手走头；足之三阳，从头走足；足之三阴，从足走腹。"在分布上，三阳经行于头，三阴经行于胸腹，三阳经行于腰背；三阴经行于四肢内侧，三阳经行于四肢外侧。在经脉交接上，阴阳表里经脉交接于四肢部；同名手足三阳经脉交接于头面部；手足三阴经交接于胸部。在流注次序上，始于手太阴肺经开始，终于足厥阴肝经，复注于手太阴肺经为一周。首尾相贯，如环无端，终而复始，循环无已。十二经脉中，每一经都分别属络于相为表里一脏一腑，如手太阴经属肺络大肠，手阳明经属大肠络肺等。某些经脉除属络特定内脏外，还联系多个脏腑，如足少阴经，属肾络膀胱，贯肝，入肺，络心，注胸中接心包。

三、生理

【原文】

4206 夫十二经脉者，人之所以生，病之所以成，人之所以治[1]，病之所以起[2]，学之所始，工之所止[3]也，粗之所易[4]，上之所

难也[5]。(《灵枢·经别》)

【注释】

[1] 治：正常，引申为健康。

[2] 起：起色，此指病愈。

[3] 工之所止：言即使高明的医生，也不能超越它的范围。工，指高明的医生；止，停止，引申为不能超越，即要达到的境界。

[4] 粗之所易：谓水平低的医生，却以为它平常而容易掌握。粗，指水平低的医生；易，容易。

[5] 上之所难：谓高明的医生认为它深奥无穷而去努力研究。

【译文】

十二经脉在人体里是气血运行的通路，对人的生存，疾病的形成，人的健康，疾病的痊愈，都有密切的关系。初学开始时一定要学习经脉理论，即使是高明的医生也要留心经脉，庸俗的医生认为经脉容易学懂，而高明的医生却认为难以学精。

【原文】

4207 十二经脉者，内属于腑脏，外络于肢节。(《灵枢·海论》)

【译文】

人体的十二条经脉，在内连属于五脏六腑，在外网络于四肢关节。

【原文】

4208 经脉十二者，伏行分肉之间，深而不见；其常见者，足太阴过于外踝之上，无所隐故也[1]。(《灵枢·经脉》)

【注释】

[1] 足太阴过于外踝之上，无所隐故也：外踝，《太素》作"内踝"，阴脉行于足内侧，阳脉行于足外侧，足太阴为阴脉，故似应以"内踝"为正。

【译文】

十二经脉，隐伏在体内而行于分肉之间，其深不能看到，那经常可以见到的，只是足太阴脾经在经过内踝之上的时候，是由于无所隐蔽的缘故。

【原文】

4209 十二经脉，三百六十五络，其血气皆上于面而走空窍。其精阳气上走于目而为睛[1]，其别气走于耳而为听，其宗气上出于鼻而为

臭^[2]，其浊气出于胃，走唇舌而为味。(《灵枢·邪气脏腑病形》)

【注释】

[1] 睛:《太素》作"精"。精，明也。与下"听"字为对文。

[2] 臭 (xiù 锈): 指气味。

【译文】

人体十二经脉，三百六十五络脉的血气，都上注于面而走七窍。它的精阳之气，上注于目而视物，它的旁行之气从两侧上行于耳而能听，它的宗气上通于鼻孔而能嗅气味，其谷气从胃上通唇舌而能辨别五味。

【原文】

4210 五脏有疾也，应出十二原^[1]。而原各有所出，明知其原，睹其应，而知五脏之害矣。(《灵枢·九针十二原》)

【注释】

[1] 十二原：是指五脏所属经脉的俞（左右各一，共十个）加鸠尾、气海。

【译文】

五脏有了病变，就会反应到十二原穴上，而十二原穴也会表现出相应的病变情况，清楚地认识到十二原穴的性质，全面观察到它的相应的病变情况，就可掌握五脏上的不同疾患了。

【按语】

《灵枢·本脏》云:"经脉者，所以行血气而营阴阳，濡筋骨，利关节者也。"经络运行气血，营养脏腑组织。经脉是运行气血的主要通道，络脉具有布散和渗灌经脉气血到脏腑、形体、官窍及经络自身的作用。脏腑组织在气血的不断循环灌注濡养下，生理机能得以正常发挥，身体强健。

《灵枢·海论》云:"夫十二经脉者，内属于腑脏，外络于肢节。"经脉的沟通作用实现内在脏腑与外周体表肢节的联系。经脉对内与脏腑有特定的属络关系，对外联络筋肉、关节、皮肤，即十二经筋与十二皮部。外周体表的筋肉、肢节、皮肤等，通过十二经脉的内属外连而与内在脏腑相互沟通。

四、病候

【原文】

4211 留而不去，传舍于经，在经之时，洒淅喜惊^[1]。留而不去，

传舍于俞，在俞之时，六经不通，四肢则肢节痛，腰脊乃强。（《灵枢·百病始生》）

【注释】

[1]洒淅喜惊：洒淅，形容寒栗怕冷的样子。喜惊，指惊恐不宁。

【译文】

如果邪气滞留而不去，即传注而侵入到经脉，邪气留存在经脉之时，就会表现寒栗怕冷，且时有惊恐不安的情况。如果仍然滞留不去，就传注而侵入到经气聚会之处的俞穴，当留存在俞穴的时候，则手足六经的经气不能通达于四肢，四肢关节就会发生疼痛，腰脊强直。

【按语】

经络在病理状态下，是病邪传注的途径。当体表受到外邪侵袭时，可通过经络由表及里、由浅入深，逐次向里传变而波及脏腑。这是由于经络内属于脏腑，外布于肌表，因此病邪可由此侵入，并最终波及脏腑。

当脏腑发生病变，可通过经络的传导反映于外。这是由于内在脏腑与外在形体、官窍之间，通过经络密切相连，故通过经络的传导，脏腑病变可反映于外。

脏腑病变的相互传变，也与经络有关。这是由于脏腑之间的经脉相互联系，所以一脏腑的病变可以通过经络传到另一脏腑。

第三节　十二经脉分论

一、手太阴肺经

1.循行

【原文】

4301 肺手太阴之脉，起于中焦[1]，下络大肠，还循胃口[2]，上膈属肺，从肺系[3]横出腋下，下循臑[4]内，行少阴心主之前，下肘中，循臂内上骨下廉^[5]，入寸口，上鱼^[6]，循鱼际，出大指之端；其支者，从腕后直出次指内廉出其端。(《灵枢·经脉》)

【注释】

[1]中焦：指中脘部位。

[2]胃口：指胃上口贲门与下口幽门。

[3]肺系：指与肺连接的气管、喉咙等组织。

[4]臑(nào闹)：即上臂。

[5]廉：边缘。

[6]鱼：手大指本节后掌侧肌肉隆起处。

【译文】

肺手太阴的经脉，起始于中焦腹部，向下绕络大肠，返回循行胃的上口，向上过横膈膜，会属于本经的肺脏，再从气管横走而出腋窝部，沿着上臂内侧下行，走在手少阴心经和手厥阴心包络经二经的前面，直下至肘内，顺着前臂的内侧，经掌后高骨的下缘，入寸口动脉处，上手鱼，沿手鱼的边缘，出拇指尖端；另有一条支脉，从手腕后分出，沿着食指拇侧的尖端，与手阳明大肠经相接。

2. 病候

【原文】

4302 是动则病^[1]肺胀满，膨胀而喘咳，缺盆中痛，甚则交两手而瞀^[2]，此为臂厥^[3]。是主肺所生病^[4]者，咳上气，喘渴，烦心，胸满，臑臂内前廉痛厥，掌中热。气盛有余，则肩背痛，风寒汗出中风，小便数而欠^[5]。气虚则肩背痛，寒，少气不足以息，溺色变。(《灵枢·经脉》)

【注释】

[1]是动则病：指本经变动所发生的病证。是，此；动，变动，病变。以下各经同。

[2]瞀(mào茂)：视物模糊不清。

[3]臂厥：病名。指经脉之气由臂厥逆而导致喘咳，缺盆中痛，心胸烦

乱等病证。

[4] 是主肺所生病：是指本经腧穴可主治的病证。主，主管、主治。以下各经同。

[5] 小便数而欠：指小便频数而量少。

【译文】

从本经脉气所生的病变，肺部感觉胀满，气不宣畅，喘咳，缺盆部位疼痛，厉害了，病人就会交叉两手按着胸部，这是由于臂部经脉之气上逆所致的。从本经所主之疾病来说，容易发生咳嗽上气，喘促，心烦，胸满，臑臂部的内侧前缘作痛，厥冷，手掌心发烧。邪气盛，肩背痛，小便频数而尿量减少。如果正气虚，也会感到肩背痛，怕冷，气短，小便颜色发生变化。

【原文】

4303 咳嗽上气[1]，厥[2] 在胸中，过在手阳明、太阴。（《素问·五脏生成篇》）

【注释】

[1] 上气：逆喘。

[2] 厥：气逆。厥，《甲乙经》作"病"。

【译文】

咳嗽逆喘，胸中有病，病是在手阳明、太阴两经。

3. 死候

【原文】

4304 手太阴气绝，则皮毛焦[1]。太阴者，行气温[2] 于皮毛者也。故气不荣[3] 则皮毛焦；皮毛焦则津液去皮节[4]，津液去皮节者，则爪枯毛折，毛折者则毛先死。（《灵枢·经脉》）

【注释】

[1] 皮毛焦：马莳曰："肺经之荣在毛，合在皮。正以肺主气，行气以温皮毛。唯气绝而不荣，则皮毛焦。"

[2] 温：柔和、润泽之义。

[3] 故气不荣：指气不调。荣，当作"营"。营，有调义。

[4]皮节：指皮肤中缺少营养性的液体物质。

【译文】

手太阴肺经的脉气衰竭，皮毛就会焦枯。手太阴肺，是能够行气柔和皮毛的。假如气不调，就会使皮毛干枯，皮毛干枯，就是津液耗损的表现，津液耗损，就会伤害了肌表，肌表受了伤害，就会使皮干毛脱，毫毛脱落，那是肺经脉气先死的征象。

二、手阳明大肠经

1. 循行

【原文】

4305 大肠手阳明之脉，起于大指次指之端，循指上廉，出合谷两骨之间[1]，上入两筋之中[2]，循臂上廉，入肘外廉，上臑外前廉，上肩，出髃骨[3]之前廉，上出于柱骨之会上[4]，下入缺盆[5]，络肺，下膈，属大肠。其支者，从缺盆上颈，贯颊，入下齿中，还出挟口，交人中，左之右，右之左，上挟鼻孔。(《灵枢·经脉》)

【注释】

[1]两骨之间：即第一、二掌骨之间，俗称虎口，又名合谷。

[2]两筋之中：拇长伸肌腱、拇短伸肌腱的过腕关节处。

[3]髃骨：为肩胛骨与锁骨相连接的地方，即肩髃穴处。

[4]柱骨之会上：肩胛骨上颈骨隆起处，即大椎穴处。因诸阳脉会于大椎，故称会上。

[5]缺盆：即锁骨窝。

【译文】

大肠手阳明的经脉，起始于食指的尖端，沿食指拇侧的上缘，通过拇指、食指歧骨间的合谷，向上经过拇指后两筋之中的凹陷处，沿前臂上方，进入肘外侧，再沿上臂外侧前缘，上肩，出肩峰前缘，走到脊柱骨之上，通过巨骨穴横行而与诸阳经会合于大椎。复折行再向下入缺盆，本经互为表里的肺脏相连络向下贯穿膈膜，会属于大肠本腑。另有一条支脉，从缺盆上走颈部，通过颊部，而深入下齿龈中，又从内回出络绕上唇，在人中处相交叉，左脉向右，右脉向左，上行挟于鼻孔两侧，于足阳明胃经相衔接。

2. 病候

【原文】

4306 是动则病齿痛，颈肿。是主津液所生病[1]者，目黄，口干，鼽衄[2]，喉痹[3]，肩前臑痛，大指次指痛不用，气[4]有余则当脉所过者热肿；虚则寒栗不复[5]。(《灵枢·经脉》)

【注释】

[1] 主津液所生病：手阳明经腧穴主治津液所生病变。

[2] 鼽 (qiú 求) 衄 (nù)：鼻塞曰鼽，鼻出血曰衄。

[3] 喉痹：指喉肿而闭塞不通之类的病证。痹，闭之意。

[4] 气：《甲乙经》《太素》此后有"盛"字。为统一文例，当据补。

[5] 寒栗不复：寒栗，寒战。不复，难得温暖之义。

【译文】

本经脉所发生的病变，是齿痛，颈部肿。本经是主津液所生的疾病，目黄、口干、鼻流清涕或鼻出血，喉头肿痛，肩前与上臂作痛，食指疼痛，动弹不灵活。本经经气有余的实证，当经脉所过处，就会发热而肿，本经经气不足的虚证，就会恶寒战栗，不易恢复温暖。

三、足阳明胃经

1. 循行

【原文】

4307 胃足阳明之脉，起于鼻之交颈中[1]，旁纳太阳之脉，下循鼻外，入上齿中，还出挟口环唇，下交承浆，却[2]循颐[3]后下廉，出大迎，循颊车，上耳前，过客主人，循发际，至额颅[4]；其支者，从大迎前下人迎，循喉咙，入缺盆，下膈，属胃，络脾；其直者，从缺盆下乳内廉，下挟脐，入气街中；其支者，起于胃口，下循腹里，下至气街[5]中而合，以下髀关，抵伏兔，下膝膑[6]中，下循胫外廉，下足跗[7]，入中指内间；其支者，下膝三寸而别，下入中趾外间；其支者，别跗上，入大趾间，出其端。(《灵枢·经脉》)

【注释】

[1]頞(è遏)中：是指鼻梁的凹陷处。頞，即鼻梁。

[2]却：经脉进而退却称却。

[3]颐(yí宜)：口角后，腮的下方。

[4]额颅：即前额骨部，发下，眉上处。

[5]气街：气冲穴的别名，位于腹正中线脐下五寸，旁开二寸处，属足阳明胃经。

[6]膝膑：即膝盖骨。

[7]足跗：足背部。

【译文】

胃足阳明的经脉，起于鼻孔两旁手阳明经的终穴迎香，由此上行，左右相交于鼻根，旁纳足太阳的经脉，经过睛明穴，下沿鼻外侧，入上齿龈内，回出环绕口唇，相交于唇下沟的承浆穴处，再沿腮下后方，出大迎穴，沿颊车穴，上行至耳前，通过足少阳经的客主人穴，沿发际，至额颅部；它有一条支脉，从大迎穴的前面，向下至人迎穴，沿喉咙至缺盆，向下横贯膈膜，会属于本经的胃腑，联络与本经相表里的脾脏；其直行的经脉，从缺盆下行至乳房的内侧，再向下夹着脐的两侧而行，直至阴毛两侧的气冲部；另有一条支脉，从胃下口，约当下脘处发出，循腹下行，至气冲部，与前直行的经脉相会合，再由此下行，经大腿前方的髀关穴，直达伏兔部，下至膝盖，沿胫骨前外侧，下至足背部，入中趾内侧；另一支脉，从膝下三寸处分出，下行到足中趾的外侧；又有一条支脉，从足背面的冲阳穴开始，斜出足厥阴的外侧，进入足大趾，直行大趾尖端，与足太阴脾经相衔接。

2.病候

【原文】

4308 是动则病洒洒振寒，善呻，数欠，颜黑[1]……是主血所生病者[2]，狂疟[3]温淫[4]汗出，鼽衄，口喝[5]唇胗[6]，颈肿喉痹，大腹水肿，膝膑肿痛……气盛则身以前皆热，其有余于胃，则消谷善饥，溺色黄；气不足则身以前皆寒栗，胃中寒则胀满。(《灵枢·经脉》)

【注释】

[1]善呻，数欠，颜黑：呻，《甲乙经》《太素》作"伸"字。善伸，好伸腰展肢。数欠，频频呵欠。颜，指额部。

[2]是主血所生病者：张介宾曰："中焦受谷，变化而赤为血，故阴明为多气多血之经，而主血所生病者。"

[3]狂疟：张介宾曰："阳明热胜则狂，风胜则疟。"

[4]温淫：指温热之邪太甚。淫，过之意。

[5]口喝：即口角歪斜。

[6]唇胗(zhěn 枕)：指口唇部疮疡疱疹。胗，同"疹"。

【译文】

从本经脉气所发生的病变，就会感到冷得发抖，频频伸腰呵欠，额部色黑……由于本经主血，所生的病证，是发狂，疟疾，温热过甚，汗出，鼻流清涕或出血，口唇生疮、颈肿喉痹，脐以上的腹部肿胀，膝膑部肿痛……本经气盛的实证，身前胸腹部发热，胃热，消化快，时感饥饿，小便色黄；本经气不足的虚证，身前胸腹部都感觉寒冷，胃里有寒，发生胀满。

3.死候

【原文】

4309 阳明终者，口目[1]动作，善惊，妄言，色黄，其上下经盛，不仁，则终矣。(《素问·诊要经终论》)

【注释】

[1]口目动作：按阳明脉夹口上耳前，与"目"无关。

【译文】

阳明经脉气绝的时候，病人就会口耳都张大，常常害怕，言语错乱，面色发黄，假如手足二经脉躁盛而肌肉麻木不仁，就要死亡了。

四、足太阴脾经

1. 循行

【原文】

4310 脾足太阴之脉，起于大趾之端，循趾内侧白肉际[1]，过核骨[2]后，上内踝前廉，上踹[3]内，循胫骨后，交出厥阴之前，上膝股内前廉，入腹，属脾络胃，上膈，夹咽，连舌本[4]，散舌下；其支者，复从胃，别上膈、注心中。（《灵枢·经脉》）

【注释】

[1] 白肉际：又称赤白肉际。

[2] 核骨：足大趾本节后，内侧突起的圆骨，形如果核，故名。

[3] 踹（zhuān 专）：即腓肠肌部，俗称小腿肚。

[4] 舌本：舌本即舌根。

【译文】

脾足太阴的经脉，起于足大趾的尖端，沿大趾的内侧白肉处，经过大趾本节后的核骨，上行至内踝前面，再上小腿肚，沿胫骨后，与足厥阴肝经相交会，上行膝内侧和股内侧的前缘，直抵腹内，会属于本经脾脏，联络与本经相表里的胃腑，向上横过膈膜，夹行咽喉部，连于舌根，并散布于舌下；它有一条支脉，从胃腑分出，上行通过膈膜，注入心中，与手少阴心经相衔接。

2. 病候

【原文】

4311 是动则病舌本强，食则呕，胃脘痛，腹胀，善噫，得后与气[1]，则快然如衰，身体皆重。

是主脾所生病者，舌本痛，体不能动摇，食不下，烦心，心下急痛，溏瘕泄，水闭，黄疸，不能卧[2]，强立[3]，股膝内肿厥，足大趾不用。（《灵枢·经脉》）

【注释】

[1]后与气：谓大便及矢气。

[2]溏，瘕泄，水闭，黄疸，不得卧：溏，水泄。瘕泄，此指痢疾。水闭，指小便不通之证。不得卧，即失眠。

[3]强立：勉强站立。

【译文】

从本经脉气所发生的病变，就会发生舌根强硬，食后就呕吐，胃脘疼痛，腹内发胀，常常嗳气，解了大便，余气与糟粕都下来了，就觉得腹胀减轻了。但身体都感觉沉重。本经主脾脏所发生的病证，舌根痛，身体不能动摇，吃不下食物，心里烦躁，心下痛得厉害，大便溏泄，痢疾，小便不通，黄疸，不能安睡，勉强站起，就会沿着股膝内侧发肿以致厥冷，足大指不能动弹。

【原文】

4312腹满䐜胀[1]，支鬲胠胁[2]，下厥上冒[3]，过在足太阴、阳明。（《素问·五脏生成篇》）

【注释】

[1]腹满䐜胀：姚止庵曰："满、饱闷也。䐜胀，则内外急迫矣。"

[2]支鬲胠胁：是说胸膈和胠间像东西撑拄一样。"支"有"拄"义。鬲，通膈，谓胸膈。"胠"指腋下，胁上空软部分。

[3]上冒：冒通"瞀"。

【译文】

腹满胀起，胸膈胠间像撑拄一样，下体厥冷，上体眩晕，病是在足太阴、阳明两经。

【原文】

4313足太阴之疟，令人不乐，好大息[1]，不嗜食，多寒热[2]汗出，病至则善[3]呕，呕已乃衰，即取之[4]。（《素问·刺疟》）

【注释】

[1]大息：即太息，指深长的呼吸。

[2]多寒热：《甲乙经》作"多寒少热"。

[3]病至则善呕：《圣济总录》引"则"下无"善"字。

[4]即取之：按以各经律之，如足太阳刺郄中出血，足少阳刺足少阳，足阳明刺足阳明跗上，足厥阴刺足厥阴，则此"取之"下。

【译文】

足太阴经的疟疾，使人闷闷不乐，好叹气，不想吃东西，多寒少热，汗出，病发作时就呕吐，呕吐后病势就衰减了。治疗方法是刺足太阴经的公孙穴。

3. 死候

【原文】

4314 足太阴气绝者，则脉不荣肌肉[1]。唇舌者[2]，肌肉之本也。脉不荣，则肌肉软[3]；肌肉软，则舌萎人中满；人中满，则唇反；唇反者，肉先死。(《灵枢·经脉》)

【注释】

[1] 则脉不荣肌肉：《难经》《脉经》《甲乙经》《千金》《太平圣惠方》并作"则脉不营其口唇。"。

[2] 唇舌者：《难经》《脉经》《甲乙》《千金》《太平圣惠方》并作"口唇者"。按《素问·阴阳应象大论》"心主舌、脾主口。"此乃论述足太阴气绝之文，以作"口唇"为是。

[3] 肌肉软：《难经》《太平圣惠方》并作"肌肉不滑泽"。下同。

【译文】

足太阴脾经的脉气衰竭，那经脉就不能滋养肌肉，唇舌是肌肉的根本，经脉不能滋养肌肉，肌肉就不滑润，肌肉不滑润了，就会出现人中部肿满，人中部肿满则口唇外翻，口唇外翻是肌肉先死的征象。

【原文】

4315 太阴终者，腹胀闭不得息[1]，善噫[2]，善呕，呕则逆，逆则面赤，不逆[3]则上下不通，不通则面黑，皮毛焦而终矣。(《素问·诊要经终论》)

【注释】

[1] 腹胀闭不得息：张介宾曰："足太阴脉入腹属脾，故为腹胀闭。手太

明脉上膈属肺，而主呼吸，故为不得息。"

[2] 善噫："善噫"二字似衍。下"呕则逆"只承"善呕"而言，是为经文原无"善噫"之证。

[3] 不逆："逆"字误，应作"呕"。

【译文】

太阴经脉气绝的时候，病人就会腹胀闭塞，呼吸不利，常常呕吐，呕就会气逆，气逆就会面赤，假如不呕吐了，就会上下不通，不通了，面色发黑，皮肤汗毛非常枯干，就要死亡了。

五、手少阴心经

1. 循行

【原文】

4316 心手少阴之脉，起于心中[1]，出属心系[2]，下膈，络小肠；其支者，从心系，上挟咽，系目系[3]；其直者，复从心系却上肺，下出腋下，下循臑内后廉，行太阴、心主[4]之后，下肘内，循臂内后廉，抵掌后锐骨[5]之端，入掌内后廉，循小指之内，出其端。(《灵枢·经脉》)

【注释】

[1] 起于心中：杨上善曰："此少阴经起自心中，何以然者？以其心神是五神之主，能自主脉，不因余处生脉来入，故自出经也。"

[2] 心系：指心与其他脏器相联系的络脉。

[3] 目系：又名眼系，目本。眼球内连与脑的脉络。

[4] 太阴、心主：即手太阴经和手厥阴经。

[5] 锐骨：掌后小指侧的高骨。

【译文】

心手少阴的经脉，起始于心脏内，出属于心脏的脉络，下贯横膈膜，联络与本脏相表里的小肠；它有一条支脉，从心系的脉络向下循行，夹于咽喉，维系到眼球内连于脑的脉络；它的直行经脉，又从心脏的脉络上行于肺部，向下横出于腋窝下，再向下沿上臂内侧的后缘，行于手太阴肺经和手厥阴心包络经的后面，下行肘内，沿循前臂内侧的后缘，直达掌后小指侧高骨的尖端，入掌内后侧，沿小指内侧至指端，与手太阳小肠经相衔接。

2. 病候

【原文】

4317 是动则病嗌干，心痛，渴而欲饮，是为臂厥。是主心所生病者，目黄，胁痛，臑臂内后廉痛厥，掌中热痛。(《灵枢·经脉》)

【译文】

从本经脉气所发生的病变，就会发生喉干，心痛，口渴想喝水，这是由于臂内经脉之气厥逆所致的。本经主心脏所生的疾病，如目黄，胁痛，上臂和下臂内侧后缘疼痛、厥冷，掌心发热。

【原文】

4318 心烦头痛[1]，病在膈中[2]，过在手巨阳、少阴。(《素问·五脏生成篇》)

【注释】

[1] 心烦头痛：《甲乙经》作"胸中痛"。

[2] 病在鬲中：《甲乙经》作"支满、腰脊相引而痛。"

【译文】

胸中痛，腰脊像扯着般疼痛，病是在手太阳、少阴两经。

3. 死候

【原文】

4319 手少阴气绝，则脉不通[1]；脉不通，则血不流；血不流，则髦[2]色不泽，故其面黑如漆柴者，血先死。(《灵枢·经脉》)

【注释】

[1] 则脉不通：《脉经》《千金》"不通"下并有"少阴者心脉也，心者脉之合也"十二字。

［2］髦：发也。

【译文】

手少阴心经的脉气衰竭，脉道动行就不通畅，脉道运行不通畅，血液就不周流，血不周流，面色就无光泽，面色无光泽，便是血已先死的征象。

六、手太阳小肠经

1. 循行

【原文】

4320 小肠手太阳之脉，起于小指之端，循手外侧，上腕，出踝[1]中，直上循臂骨下廉，出肘内侧两筋[2]之间，上循臑外后廉，出肩解[3]，绕肩胛，交肩上，入缺盆，络心，循咽，下膈，抵胃，属小肠；其支者，从缺盆循颈上颊，至目锐眦[4]，却入耳中；其支者，别颊上䪼[5]抵鼻，至目内眦[6]，斜络于颧。（《灵枢·经脉》）

【注释】

［1］踝：这里指手腕后小指侧的高骨。

［2］筋:《甲乙经》《脉经》《太素》均作"骨"。

［3］肩解：即肩后骨隙。

［4］目锐眦（zì 自）：即眼外角。眦，眼角。

［5］䪼（zhuō 拙）：眼眶的下方，包括颧骨内连及上牙床的部位。

［6］目内眦：即眼内角。

【译文】

小肠手太阳的经脉，起于手小指外侧的尖端，循行手外侧，向上进入腕部，出于腕上小指侧的高骨，直上沿前臂骨下缘，出肘后内侧两筋的中间，再上沿上臂外侧后缘，出肩后骨缝，绕行肩胛部，相交于肩上，入缺盆，而后深入内脏，和本经相表里的心脏相联络，再沿食道下穿膈膜，至胃，再向下会属于本经小肠；它的支脉，从缺盆循头颈向下抵颊部，至眼外眦，回入耳内。另有一条支脉，从颊部别出走入眼眶下而至鼻部，再至眼内眦，而又斜行络于颧骨部。

2. 病候

【原文】

4321 是动则病嗌痛颔[1]肿，不可以顾，肩似拔，臑似折……是主液所生病[2]者，耳聋、目黄，颊肿，颈、颔、肩、臑、肘、臂外后廉痛。(《灵枢·经脉》)

【注释】

[1] 颔（hàn 憾）：指腮下结喉上方的软肉处。

[2] 是主液所生病：指手太阳小肠经腧穴，主治水液代谢障碍所产生的病证。

【译文】

从本经气所发生的病变，就会发生咽痛，颔部肿，不能回顾，肩痛得像被拉拽，臂痛得像折断。本经主液体所发生的疾病，如耳聋，目黄，颊颔肿，沿颈、肩、肘、臂等部的外侧后缘发痛。

七、足太阳膀胱经

1. 循行

【原文】

4322 膀胱足太阳之脉，起于目内眦，上额交巅[1]；其支者，从巅至耳上角[2]；其直者，从巅入络脑，还出别下项，循肩髆[3]内，夹脊，抵腰中，入循膂[4]，络肾，属膀胱；其支者，从腰中下挟脊，贯臀，入腘中；其支者，从髆内左右，别下，贯胛，夹脊内，过髀枢[5]，循髀外，从后廉，下合腘中，以下贯踹内，出外踝之后，循京骨，至小趾外侧。(《灵枢·经脉》)

【注释】

[1] 巅：指头顶正中点，当百合穴处。

[2] 耳上角：即耳壳的上部。

[3] 肩髆（bó 搏）：这里指肩胛。髆，同膊。

[4] 膂（lǚ 旅）：张介宾曰："夹脊两旁之间曰膂。"

[5] 髀（bì 婢）枢：髀枢，即股骨上端的关节部位，相当于环跳穴处。髀，股部。

【译文】

膀胱足太阳的经脉，起始于目内眦，向上过额部，交会于头顶；它有一条支脉，从巅头顶至耳上角；其直行的经脉，从巅顶向内络于脑髓，还出向下行而通过颈项后，沿肩髆内侧，夹行于脊柱的两旁，直抵腰部，沿膂部深入内行，和本经相表里的肾脏相联络，会属膀胱本腑；另有一条支脉，从腰部夹脊柱外侧下行贯穿臀部，直入膝腘窝中；又有一条支脉，从左右的肩髆骨分出，通过肩胛，挟脊柱，由内部下行，过髀枢部，沿大腿外侧后缘，向下行，与前一支直行的经脉会合于膝弯内，由此向下通过小腿肚，出外踝骨的后方，沿小趾本节后的圆骨，至小趾外侧尖端，与足少阴肾经相衔接。

2. 病候

【原文】

4323 是动则病冲头痛[1]，目似脱，项如拔，脊痛，腰似折，髀不可以曲，腘如结，踹如裂，是为踝厥[2]。

是主筋所生病[3]者，痔、疟、狂、癫疾、头囟项痛，目黄、泪出，鼽衄，项、背、腰、尻、腘、踹、脚皆痛，小指不用。（《灵枢·经脉》）

【注释】

[1] 冲头痛：邪气上逆冲脑之头痛。

[2] 踝厥：经气变动从外踝部上逆所致的病证。

[3] 主筋所生病：张介宾曰："周身筋脉，惟足太阳为多为巨。其下者结于踵，结于踹，结于腘，结于臀；其上者，夹腰脊，络肩项，上头为目上网，下结于頄。故凡为挛、为弛、为反张、戴眼之类，皆足太阳之水亏，而主筋所生病者。"

【译文】

从本经脉气所发生的病变，就会苦于脑后眉骨间疼痛，眼珠像要脱内，颈项像被拉拽。脊部痛，腰像折断了，大腿不能弯曲，膝腘部像拴着，小腿肚像裂开，这是本经脉气从外踝部向上厥逆所致。本经主筋所生的病证，如痔疮、疟疾、狂病、癫病，头、额和颈项疼痛，目黄，流泪，鼻流清涕或鼻出血，项、背、腰、尻、腘、腨、脚等部都发生疼痛，足小趾也不能动弹。

【原文】

4324 是以头痛巅疾，下虚上实[1]，过[2]在足少阴巨阳，甚则入肾。(《素问·五脏生成篇》)

【注释】

[1]下虚上实：李中梓曰："下虚，少阴肾虚也，上实，巨阳膀胱实也。肾虚不能摄巨阳之气，故虚邪上行，而为头痛。"

[2]过：作"病"解。

【译文】

所以头痛巅顶的疾病，属于下虚上实，病在足少阴，太阳两经；如病势加剧，就会传入肾脏。

【原文】

4325 三阳[1]为病发寒热，下为痈肿[2]，及为痿厥腨痟[3]；其传为索泽[4]，其传为癫[5]疝。(《素问·阴阳别论》)

【注释】

[1]三阳：即太阳，指小肠与膀胱。太阳主表，故发寒热。

[2]下为痈肿：即下身浮肿。"痈"与"壅"通。

[3]痿厥腨(chuǎi揣)痟(yuān渊)：痿厥，是手足软弱无力而不温。腨痟，是腓肠胫部酸痛。

[4]索泽：即血涸肤枯。

[5]癫疝：即阴肿之疝。

【译文】

一般地说：太阳经发病，多有寒热的症状，并且下身浮肿，手足软弱无力，以至腿肚酸痛。如果病久传变，或者血涸肤枯，或者阴囊肿大。

【原文】

4326 足太阳之疟，令人腰痛头重，寒从背起，先寒后热，熇熇暍暍然，热止汗出[1]，难已。（《素问·刺疟》）

【注释】

[1] 熇熇（hè 贺）暍暍（yē 噎）然，热止汗出：指盛热止而汗出。《太素》《十二疟》作"渴渴止汗出"。按：熇熇，似为"暍暍"之旁注，传刻误入正文。

【译文】

足太阳经的疟疾，使人腰痛、头重，寒冷从背部起。先寒后热，热势很盛。热止汗出，这种疟疾，不易痊愈。

3. 死候

【原文】

4327 足太阳气绝者，其足不可屈伸，死必戴眼[1]。《素问·三部九候论》

【注释】

[1] 戴眼：即目睛上视而不能转动。

【译文】

足太阳经脉气绝，两足不能屈伸，死亡的时候，目睛必然上视。

【原文】

4328 太阳之脉，其终也[1]戴眼[2]，反折瘛疭[3]，其色白，绝汗[4]乃出，出则死矣。（《素问·诊要经终论》）

【注释】

[1] 太阳之脉其终也：《伤寒明理论》引作"太阳终者。"按作"太阳终者"是，与下"少阳终者"等句式一律。

[2] 戴眼：指眼睛上视而不能转动。

[3] 反折瘛疭（chìzòng 翅纵）：反折，即腰脊反张。瘛疭，即手足抽搐。

[4] 绝汗：王冰曰："谓汗暴出如珠而不流，旋复干也。"

【译文】

太阳经脉气绝的时候，病人就会两目上视，目睛不能转动，身背反张，手足抽搐，面色发白，出绝汗，绝汗一出，就要死亡的。

八、足少阴肾经

1. 循行

【原文】

4329 肾足少阴之脉，起于小趾之下，邪[1]走足心，出于然谷[2]之下，循内踝之后，别入跟中[3]，以上踹（腨）内，出腘内廉，上股内后廉，贯脊，属肾，络膀胱；其直者，从肾上贯肝膈，入肺中，循喉咙，夹舌本；其支者，从肺出络心，注胸中。（《灵枢·经脉》）

【注释】

[1]邪：通"斜"。

[2]然谷：穴名，别名龙渊、然骨。位于内踝前大骨下陷中。

[3]别入跟中：即是指其经由足底斜出，向内踝而上，转向踝后，复别而向足跟部下行，绕过内踝下面再向上，由腓肠部的前侧上达膝弯内侧边。

【译文】

肾足少阴的经脉，起于足小趾之下，斜向足掌心，出于然谷穴，沿着内踝骨的后方，另入足跟，上小腿肚内侧，出腘窝内侧，上行股部内侧后缘，穿过肾脏，与膀胱联系；其直行的经脉，从肾脏向上经过肝和横膈膜，进入肺部，沿着喉咙，归结于舌根，它的支脉，从肺联系心脏，注于胸内的膻中，与手厥阴心包络经相接。

2. 病候

【原文】

4330 是动则病饥不欲食，面如漆柴[1]，咳唾则有血，喝喝而喘，坐而欲起[2]，目䀮䀮[3]如无所见，心如悬[4]，若饥状。气不足则善恐，心惕惕如人将捕之^[5]，是为骨厥^[6]。

是主肾所生病者，口热，舌干，咽肿，上气，嗌干及痛，烦心，心痛，黄疸，肠澼，脊股内后廉痛，痿厥，嗜卧^[7]，足下热而痛。（《灵枢·经脉》）

【注释】

[1] 面如漆柴：形容面黑而干枯。

[2] 坐而欲起：形容坐卧不安。

[3] 肮肮（huāng 慌）：视物不清貌。

[4] 心如悬：即心慌。

[5] 善恐，心惕惕如人将捕之：张介宾曰："肾在志为恐，肾气怯，故惕惕如人将捕之。"

[6] 骨厥：肾主骨，因本经经气变动而上逆出现的证候，称为骨厥。

[7] 嗜卧：张介宾曰："多阴少阳，精神匮也。"

【译文】

从本经脉气所发生的病变，是虽然觉着饿而不愿吃，面黑而干枯。咳唾就带血，喘的都出了声，烦躁不安，坐下就想起来，又像有饥饿感，这都是由于骨间经脉之气厥逆所致的。本经主肾脏所发生的病证，口热，舌干，咽肿，气向上逆，喉咙干燥作痛，心烦，心痛，黄疸，下痢，脊股内侧后面疼痛，足部无力，厥冷，嗜睡，足底心发热而痛。

【原文】

4331 足少阴之疟，令人^[1]呕吐甚，多寒热，热多寒少，欲闭户牖而处，其病难已。（《素问·刺疟》）

【注释】

[1] 令人呕吐甚：《外台》《医垒元戎》引"令人"下并有"冈"字。

【译文】

足少阴经的疟疾，使人发闷，呕吐得很厉害，寒热多发，热多寒少，总想紧闭着门窗待在屋里，这种病不易痊愈。

3. 死候

【原文】

4332 足少阴气绝，则骨枯。少阴者，冬[1]脉也，伏行而濡[2]骨髓者也，故骨不濡，则肉不能著[3]也；骨肉不相亲，则肉软却；肉软却，故齿长而垢，发无泽[4]；发无泽者，骨先死。(《灵枢·经脉》)

【注释】

[1]冬：《太平圣惠方》作"肾"。

[2]濡：《难经》《太平圣惠方》并作"温"。孙鼎宜曰："濡谓和髓润泽于骨也。"

[3]垢：《难经》作"枯"。

[4]发无泽：《难经》作"发无润泽者"。下不重"发无泽者"四字。

【译文】

足少阴肾经的脉气衰竭，就会骨枯。因为足少阴是肾脉，它是深伏运行而具有和髓泽骨的作用，如骨髓得不到肾气的濡养，那肌肉也就不能与骨贴附了，骨肉既不能一起相近，肌肉就会软缩，肌肉软缩，牙齿像长了而多垢污，头发也没有光泽；头发没有光泽，便是骨已先死的征象。

【原文】

4333 少阴终者，面黑齿长而垢，腹胀闭[1]，上下不通而终矣。(《素问·诊要经终论》)

【注释】

[1]腹胀闭：吴崑曰："肾开窍于二阴，故令闭，既胀且闭，则上不得食，下不得便，上下不通，心肾隔绝而终矣。"

【译文】

少阴经脉气绝的时候，病人就会面黑，牙齿觉得变长，并积满牙垢，腹部胀闭，假如上下不能相通，便要死亡了。

九、手厥阴心包经

1. 循行

【原文】

4334 心主手厥阴心包络之脉[1]，起于胸中，出属心包络，下膈，历络三焦[2]；其支者，循胸出胁，下腋三寸[3]，上抵腋下，循臑内，行太阴、少阴之间，入肘中，下臂，行两筋之间，入掌中，循中指，出其端；其支者，别掌中，循小指次指[4]出其端。(《灵枢·经脉》)

【注释】

[1] 心主手厥阴心包络之脉：李中梓曰："心主也，心之所主也。胞络为心之府，故名。"

[2] 历络三焦：指自胸至腹，依次联络上、中、下三焦。

[3] 下腋三寸：李中梓曰：腋下三寸天池，手厥阴经穴始此。

[4] 小指次指：从小指数起的第二指，即无名指。

【译文】

心主手厥阴心包络的经脉，起于两乳之间的胸中，会属于本经心包络，下行贯穿膈膜，经历胸部与本经互为表里的三焦相联络；它有一条支脉，循行胸中，横出胁下，当腋缝下三寸，复向上行抵腋窝部，再沿着上臂内侧，行于手太阴肺经与手少阴心经两经的中间，入肘中，下行前臂掌侧两经的中间，入掌中，循中指，直达指尖；另有一条支脉，从掌内分出，沿无名指直达指尖，与手少阳三焦经相衔接。

2. 病候

【原文】

4335 是动则病手心热，臂肘挛急，腋肿，甚则胸胁支满，心中憺憺大动[1]，面赤目黄，喜笑不休。是主脉所生病[2]者，烦心心

痛,掌中热。(《灵枢·经脉》)

【注释】

[1]心中憺憺(dàn 淡)大动:即心动过甚而悸动不安。

[2]主脉所生病:张志聪曰:"心主血而包络代君行令,故主脉,是主脉之包络所生病者。"

【译文】

从本经脉气所发生的病变,是手心热,肘部拘挛,腋下肿胀,甚则胸胁满闷,心里摇动不安,面赤,目黄。本经是心主脉所生的病证,如心中烦躁,心痛,掌心发热。

十、手少阳三焦经

1.循行

【原文】

4336 三焦手少阳之脉,起于小指次指之端,上出两指之间[1],循手表腕[2],出臂外两骨之间,上贯肘,循臑外,上肩,而交出足少阳之后,入缺盆,布膻中,散落心包,下膈,循属三焦;其支者,从膻中上出缺盆,上项系耳后,直上出耳上角,以屈[3]下颊至𬪩;其支者,从耳后入耳中,出走耳前,过客主人前,交颊,至目锐眦。(《灵枢·经脉》)

【注释】

[1]两指之间:指小指、无名指之间。

[2]手表腕:手表,指手的表面,这里指手背。腕,《素问·缪刺论》王注及《太素》均无。

[3]屈:屈折,环曲之意。

【译文】

三焦手少阳的经脉,起于无名指的尖端,上出小指与无名指的中间,沿手背至手腕,出前臂外侧两骨的中间,向上穿过肘,沿上臂外侧,上至肩部，而交出足少阳胆经之后，入缺盆，分布于两乳之间的膻中部，散布络绕于心包，下过膈膜，依次会属于本经的上、中、下三焦；它有一条支脉，从胸部的膻中上行，出缺盆，沿颈项，连耳后，直上出耳上角，由此屈折下行，绕颊部，至眼眶下；另有一条支脉，从耳后进入耳内，再出走耳前，通过足少阳胆经客主人的前方，与前一条支脉交会于颊部，而至眼外角与足少阳胆经相衔接。

2. 病候

【原文】

4337 是动则病耳聋浑浑焞焞[1]，嗌肿，喉痹。

是主气所生病[2]者，汗出，目锐眦痛，颊痛，耳后、肩、臑、肘、臂外皆痛，小指次指不用。(《灵枢·经脉》)

【注释】

[1] 浑浑焞焞 (tūn 吞)：形容耳内作响，听觉模糊不清。

[2] 主气所生病：《难经》云三焦为"原气之别使，主持诸气"。故三焦经可治气之病证。张介宾曰："三焦为水渎之府，水病必由于气也。"

【译文】

从本经脉气所发生的病变，是耳聋，听不清楚。咽肿，喉咙闭塞不通。本经主气所生的病证，如汗出，眼外角痛，颊痛，耳后、肩、臑、肘、臂的外缘等处都发生疼痛，无名指不能运用。

十一、足少阳胆经

1. 循行

【原文】

4338 胆足少阳之脉，起于目锐眦，上抵头角[1]下耳后，循颈行手少阳之前，至肩上却交出手少阳之后，入缺盆；其支者，从耳后入耳中，出走耳前，至目锐眦后；其支者，别锐眦，下大迎，合于手少阳，抵于颞，下加颊车[2]，下颈，合缺盆，以下胸中，贯膈，络肝，属胆，循胁里，出气冲，绕毛际[3]，横入髀厌[4]中；其直者，从缺盆下腋，循胸，过季胁下合髀厌中，以下循髀阳，出膝外廉，下外辅骨[5]之前，直下抵绝骨之端，下出外踝之前，循足跗上，入小趾次趾之间；其支者，别跗上，入大指之间，循大指歧骨内，出其端，还贯爪甲，出三毛[6]。（《灵枢·经脉》）

【注释】

[1] 头角：即额角。

[2] 下加颊车：即向下经过颊车。加，居其位之意。

[3] 毛际：指耻骨部的阴毛处。

[4] 髀厌：即髀枢。

[5] 外辅骨：即腓骨。

[6] 三毛：亦称丛毛、聚毛。这里指足大趾爪甲后二节间背面有毛的部位。

【译文】

胆足少阳的经脉，起于眼外角，向上行抵额角，折而向下绕过耳后，再向下沿着颈部，行于手少阳三焦经的前面，至肩上，又交叉到手少阳三焦经的后面，而进入缺盆；它有一条支脉，从耳后进入耳中，又回走向耳前，至眼外角的后方；另有一条支脉，从眼外角分出，下行至大迎穴附近，上于手少阳三焦相合，而至眼眶下部，由颊车之上，再下颈，与前入缺盆的支脉相合，然后下行至胸中，通过膈膜，与本经互为表里的肝脏相联络而会属与胆腑，沿胁里，向下出于少腹两侧的气冲，而绕过阴毛际的边缘，横入环跳部；其直行的经脉，从缺盆下走腋，沿胸部过季胁，与前一条支脉相会合于环跳部，再下沿髀关节外侧出膝外侧，下行于腓骨之前，直下至外踝上部的骨凹陷处，下出外踝之前，沿着足背，入足小趾与第四趾的中间；另有一条支脉，由足背，走向足大趾间，沿大趾次趾侧的骨缝之中，至大趾尖端，穿过爪甲部分的三毛外，与足厥阴肝经相接。

2. 病候

【原文】

4339 是动则病口苦，善太息[1]，心胁痛，不能转侧，甚则面微有尘，体无膏泽[2]，足外反热，是为阳厥[3]。是主骨所生病者，头痛、颔痛、目锐眦痛、缺盆中肿痛、腋下肿、马刀侠瘿[4]、汗出振寒、疟、胸、胁、肋、髀、膝外至胫、绝骨、外踝前及诸节皆痛、小趾次趾不用。(《灵枢·经脉》)

【注释】

[1]口苦，善太息：张介宾曰："胆病则液泄，故口苦。胆郁则不舒，故善太息。"

[2]面微有尘，体无膏泽：面色灰暗像蒙上灰尘一样，肌肤枯槁失去润泽。

[3]阳厥：言足少阳之气厥逆为病。

[4]马刀侠瘿：指瘰疬。生于颈旁，结核连续如贯珠者，名"挟瘿"；生于腋下者，形长质坚，似马刀，故名"马刀"。

【译文】

从本经脉气所发生的病变，就是感到口苦，常常叹气，心胁作痛，身体不能转动，甚至于面有灰尘之色，全身的肌肤失去了润泽，足外侧反觉得发热，这是少阳厥逆之气所致的。本经主骨所生的病证，是头痛，颔痛，眼外角痛，缺盆中肿痛，腋下肿，马刀侠瘿，汗出，寒战，疟疾，胸、胁、肋、髀、膝以至胫骨、绝骨、外踝前及诸关节皆痛，足的第四趾不能运用。

【原文】

4340 徇蒙招尤[1]，目瞑[2]耳聋，下实上虚，过在足少阳厥阴，甚则入肝。(《素问·五脏生成篇》)

【注释】

[1]徇蒙招尤：王冰曰："徇、疾也。蒙不明也，言目暴疾而不明也。招尤，谓摇掉不定。尤，甚也。"

[2]目瞑：是慢性眼病。"瞑"有"暗"义。与上"徇蒙"有区别。

【译文】

眼花摇头、发病急骤的，或者目暗耳聋，病程较长的，属于下实上虚，病在足少阳、厥阴两经，如病势加剧，就会传入肝脏。

【原文】

4341 足少阳之疟，令人身体解㑊[1]，寒不甚，热不甚[2]，恶见

人，见人心惕惕[3]然，热多汗出甚。(《素问·刺疟》)

【注释】

[1]解㑊:《病源》:"㑊"作"倦"。

[2]热不甚:《甲乙经》无"热不甚"三字。按"热不甚"与下"热多"不合。《甲乙经》为是。

[3]惕惕:恐惧。

【译文】

足少阳经的疟疾，使人身体倦怠，发冷不很厉害，怕见人，见人就感到恐惧，发热的时候比较长，汗出的也多。

3. 死候

【原文】

4342 少阳终者，耳聋、百节皆纵，目睘[1]绝系。绝系[2]一日半死，其死也[3]色先[4]青，白乃死矣。(《素问·诊要经终论》)

【注释】

[1]目睘绝系: 按《灵枢·终始》作"目系绝"。

[2]绝系一日半死:"系"字衍。上"系"字连"绝"字读。此应作"系绝一日半死。"

[3]其死也: 按"死也"二字涉下衍。

[4]色先青白:"先"字衍。律以"色白"，"色黄"可徵。

【译文】

少阳经脉气绝的时候，病人就会耳聋、遍体骨节松解，目系就要断绝，目系一断，一日半就要死亡，死的时候，病人面上先现出青白色，接着就死了。

十二、足厥阴肝经

1. 循行

【原文】

4343 肝足厥阴之脉，起于大趾丛毛之际，上循足跗上廉，去内踝一寸，上踝八寸，交出太阴之后，上腘内廉，循股阴[1]入毛中，过阴器[2]，抵小腹，夹胃，属肝，络胆，上贯膈，布胁肋，循喉咙之后，上入颃颡[3]，连目系，上出额，与督脉会于巅；其支者，从目系下颊里，环唇内；其支者，复从肝，别贯膈，上注肺。(《灵枢·经脉》)

【注释】

(1)股阴：指大腿内侧。

[2]过阴器：环阴器，环绕外生殖器一周。过，《甲乙经》《太素》作"环"，应据改。

[3]颃(háng航)颡(sǎng嗓)：杨上善曰："喉咙上孔名颃颡。"

【译文】

肝足厥阴的经脉，起于足大指丛毛上的大敦穴，沿着足背上侧，至内踝前一寸处，向上至踝骨上八寸处，交叉于足太阴脾经的后方，上腘内缘。沿阴股，入阴毛中，环绕阴器一周，至小腹，夹行于胃的两旁，属肝，络胆，上通隔膜，散布于胁腋部，沿喉咙的后侧，入喉咙的上孔，联系眼球深处的脉络，与督脉会合于巅顶的百会，它的支脉，从眼球深处脉络，向下行于颊部内侧，环绕口唇之内，它另有一支脉，又从肝脏通过膈膜，上注于肺脏与手太阴肺经相接。

2.病候

【原文】

4344是动则病腰痛不可以俛仰，丈夫㿉疝[1]，妇人少腹肿，甚则嗌干，面尘，脱色。是肝[2]所生病者，胸满，呕逆，飧泄，狐疝[3]，遗溺，闭癃。(《灵枢·经脉》)

【注释】

[1]㿉(tuí颓)疝：疝气之一，发病时阴囊肿痛下坠。

[2]肝：《甲乙经》《太素》此前有"主"字，应据补。

[3]狐疝：疝气之一，发作时腹股沟肿块时上时下，时大时小，像狐之出入无常。

【译文】

从本经脉气所发生的病变，为腰痛，不能前后俯仰，男子患阴囊肿大，妇女患少腹部肿胀。甚至于喉干，面部没有光泽。本经主肝脏所发生的病证，如胸满、呕逆、飧泄、狐疝。遗尿，小便不通。

【原文】

4345 足厥阴之疟，令人腰痛少腹满，小便不利如癃[1]状，非癃也，数便，意恐惧，气不足，腹[2]中悒悒。(《素问·刺疟》)

【注释】

[1]如癃状：此言小便频数，有似于淋，故上文曰"小便不利"。

[2]腹：《太素》作"肠"。

【译文】

足厥阴经的疟疾，使人腰痛，少腹胀满，小便不利，似乎癃病，而实非癃病，只是小便频数不爽，病人心中恐惧，气分不足，腹中郁滞不畅，治疗方法，刺足厥阴经。

3. 死候

【原文】

4346 足厥阴气绝，则筋绝[1]。厥阴者，肝脉也，肝者，筋之合也，筋者，聚于阴气[2]，而脉[3]络于舌本也。故脉弗荣，则筋急；筋急则引舌与卵，故唇青[4]舌卷卵缩，则筋先死。(《灵枢·经脉》)

【注释】

[1]则筋绝：《难经·二十四难》作"即筋缩引卵与舌卷"。

[2]气：张介宾曰："当作'器'。"

[3]脉：《难经》无。

[4]唇青：《难经》无"唇青"二字。莫文泉曰："唇青为足太阴之候，非足厥明之候，虽青色属厥阴，而此篇通例，皆记经不记色，其为衍文无疑。"

【译文】

足厥阴肝经的脉气衰竭，就会使筋的活力断绝。因为足厥阴经，是属于肝脏的脉，肝脏外合于筋，它和各经的经筋，聚合在阴器，向上联系到舌本。如果肝脏不能养筋，就会出现筋缩挛急，筋缩挛急，就会牵引舌卷与睾丸上缩。所以舌卷与睾丸上缩，便是筋已先死的征象。

【按语】

"是动病""所生病"，是《灵枢·经脉》在叙述每条经脉的循行起止后，关于疾病的证候记载。后代医家对其有不同的见解。《难经·二十二难》提出每一条经脉都分为气病和血病，气病在先，血病在后，新病在气，久病在血。可知，"是动病"是气分病，"所生病"为血分病。《难经经释》认为本经之病称"是动病"，影响至他经之病称"所生病"。上海中医学院《针灸学》教材认为："是动病"说明经脉的病理现象，而"所生病"是说明该经穴的主治证候。可以认为，"是动"是由于本经脉变动而出现的各种病候，其病候彼此之间在病理上必然相互联系。"是主……所生病者"，是指本经腧穴可主治之病证，可以是本经之病，亦可以旁及他经，病证范围较"是动"广，病候间不一定有病理联系。以上不同的观点，从不同角度解释了"是动病""所生病"的含义，均有一定的理论价值。相对而言，"病证主治说"比较符合经文之义。

十二经脉根据各自的循行和特点，有其各自的"是动病"和"所生病"，故可启发临床治疗思路。

第四节　奇经八脉

一、任脉

1.循行

【原文】

4401 任脉者，起于中极之下[1]，以上毛际，循腹里，上关元，至咽喉，上颐，循面入目。(《素问·骨空论》)

【注释】

[1] 中极之下：张介宾曰："中极，任脉穴名，在曲骨上一寸。中极之下，即胞宫之所。任冲督三脉皆起于胞官，而出于会阴之间。"

【译文】

任脉起源于中极穴的下面，上行至毛际，再循腹部的中行上行通过关元穴，直到咽喉，再上颐，循面，最后进入目的承泣穴。

2. 生理

【原文】

4402 冲脉，任脉，皆起于胞中，上循背[1]里，为经络之海。(《灵枢·五音五味》)

【注释】

[1] 背:《甲乙经》《太素》作"脊"，应据改。

【译文】

冲脉和任脉，都是从胞中起始、向上循行于脊椎里边，是经脉之海。

【按语】

冲脉、任脉是奇经八脉的主要部分，均起于"胞"中，出于会阴，上行腹正中，两侧及背正中。任脉为"阴脉之海""任主胞胎"。

3. 病候

【原文】

4403 任脉为病，男子内结七疝[1]，女子带下[2]瘕聚。(《素问·骨空论》)

【注释】

[1] 七疝：指七种不同类型的疝气。

[2] 带下：此泛指妇女月经方面的疾病。

【译文】

任脉如发生病变，在男子为腹部的七种疝病，在女子为瘕聚病。

【原文】

4404 今妇人之生，有余于气，不足于血，以其数脱血[1]也。冲任之脉，不荣口唇，故须不生焉。(《灵枢·五音五味》)

【注释】

[1]数脱血：经常出血。

【译文】

由于妇人的生理特点，气有余，血不足，要月月排出经血，冲任之脉，不能荣养于口唇，所以就不会生须了。

【原文】

4405 宦者去其宗筋[1]，伤其冲脉，血泻不复，皮肤内结，唇口不荣，故须不生。(《灵枢·五音五味》)

【注释】

[1]宗筋：指外生殖器。

【译文】

由于宦者的睾丸被去掉了，使冲脉受到损伤，血被泻出后不能恢复正常的运行，留结在皮肤内，以致冲任之脉不能上达而荣养口唇，所以就不会生须。

【原文】

4406 其[1]有[2]天宦[3]者，未尝被伤，不脱于血，然其须不生，其故何也……此天之所不足也，其任冲不盛，宗筋不成[4]，有气无血，唇口不荣，故须不生。(《灵枢·五音五味》)

【注释】

[1]其：犹“又”也。“其”与“又”为之部叠韵字。

[2]有：《太素》《任脉》作“病”。

[3]宦：《太素》《任脉》作“官”。

[4]成：全、备。

【译文】

有一种天宦的人，他的任冲之脉即不充盛，宗筋亦不全备，有气无血，不能上以荣养口唇，所以不生长胡须。

【按语】

任脉失调，可见月经不调、闭经、崩漏、产后恶露淋漓不尽、带下、不孕等经产疾患。临床辨证，不外虚实。如任脉不通者，宜通调任脉，常用丹参、茴香、三棱、莪术等。若任脉亏虚，阴血留滞络脉，易成瘕聚之证。治疗宜用当归养血通补任脉，酌加辛香入络之丹参、小茴香、川楝子、穿山甲、橘核、吴茱萸等治之。

二、督脉

1. 循行

【原文】

4407 督脉者，起于少腹以下骨中央[1]，女子入系廷孔，其孔，溺孔之端也[2]。其络循阴器合篡[3]间，绕篡后，别绕臀至少阴，与巨阳中络[4]者，合少阴上股内后廉，贯脊属肾，与太阳起于目内眦，上额，交巅上，入络脑，还出别下项，循肩? 内侠脊抵腰中，入循膂，络肾。其男子循茎下至篡，与女子等[5]。其少腹直上者，贯齐中央，上贯心，入喉，上颐环唇，上系两目之下中央[6]。(《素问·骨空论》)

【注释】

[1]少腹以下骨中央：指小腹部骨盆中央的胞宫。

[2]廷孔，其孔，溺孔之端也：廷孔，即阴道口。"其孔，溺孔之端也"，疑为古注语，依文例，似可删。

[3]篡(cuàn窜)：指前后阴之间的会阴部位。

[4]少阴与巨阳中络：指足少阴肾经的别络，从足根部肾经的大钟穴别出而行于足跟外侧，并与足太阳膀胱经相接的络脉。

[5]与女子等：指督脉会阴部后的循行路线与女子相同。

[6]上系两目之下中央：《甲乙经》"之下"下无"中央"二字。

【译文】

督脉的循行，是起于少腹下髋髎大骨的中间。在女子督脉循行入阴孔，阴孔就是溺道的外端。然后从这里分出一支别络，循着阴户会合于会阴部，绕行于肛门外面；再分支别行绕臀部到少阴，与太阳经的中络相合。少阴经从股内后廉而上，穿过脊柱面连属于肾脏，与足太阳经起于目内眦，上行至额，在巅顶交会，又向里联络于脑，复还出，下项，循着肩髆，内行侠脊，抵达腰中，入内，循膂络于肾而止。在男子，督脉则循阴茎，下至会阴，这与女子是相同的。不同的是，此后它从少腹直上，穿过脐中央，再向上通过心进入喉，又上行到颐，并环绕口唇，再上行系于两目之下。

2. 病候

【原文】

4408 此生病，从少腹上冲心而痛，不得前后，为冲疝[1]。其女子不孕，癃、痔、遗溺、嗌干。（《素问·骨空论》）

【注释】

[1] 冲疝：疝病之一。症见气从少腹上冲心而痛，不能大小便。

【译文】

督脉发生病变，气从少腹直上冲心而痛，不能大小便，称为冲疝。

【原文】

4409 督脉为病，脊强反折[1]。（《素问·骨空论》）

【注释】

[1] 脊强反折：脊柱强直而向后弯曲。

【译文】

督脉发生病变，会使脊柱强硬反张。

【按语】

督脉为病，多见脑髓、腰脊、生殖系统疾病。如当督脉阳虚，下元失温，可见形寒肢冷，腰背酸痛乏力，甚则俯仰不能，男子阳痿不育，女子经水淋漓。若阳气失于升举，则见头眩掉摇。治宜温壮督脉，常用鹿茸、鹿角、巴戟、补骨脂、肉苁蓉等。

三、冲脉

1. 循行

【原文】

4410 冲脉者，起于气街[1]，并少阴之经[2]，侠齐上行，至胸中而散。(《素问·骨空论》)

【注释】

[1] 起于气街：指冲脉浮浅而外行的部分从气街起始。

[2] 并少阴之经：指与足少阴肾经相并而行。

【译文】

冲脉起源于气街穴，与阳明经相并，夹脐左右上行，到胸中就分散了。

【原文】

4411 冲脉者，十二经之海也，与少阴之大络，起于肾下，出于气街，循阴股内廉，邪[1]入腘中，循胫骨内廉，并少阴之经，下入内踝之后，入足下；其别者，邪入踝，出属跗上，入大指之间，注诸络，以温足胫，此脉之常动者也。(《灵枢·动输》)

【注释】

[1] 邪：音义同"斜"。

【译文】

冲脉是十二经之海，它和足少阴的络脉，都起于会阴，出于气冲，沿大腿内侧，斜入膝腘窝中，再沿胫骨内侧，与足少阴肾经相并，下入足内踝的后面，进入脚下。它的另一支脉，斜入内踝，出外侧近踝之处，进入足大趾之间，渗注少阴经足胫的络脉，以和润足胫部，这就是足少阴经脉经常搏动的原因。

【原文】

4412 冲脉者，五脏六腑之海也，五脏六腑皆禀[1]焉。其上者，出于颃颡，渗诸阳，灌诸精[2]；其下者，注少阴之大络[3]，出于气街，循阴股内廉，入腘中，伏行骺骨内，下至踝之后属而别；其下者，并于少阴之经，渗三阴；其前者，伏行出跗属[4]，下循跗，入大指间，渗诸络而温肌肉。故别络结[5]，则跗上不动[6]，不动则厥，厥则寒矣。（《灵枢·逆顺肥瘦》）

【注释】

［1］五脏六腑皆禀：张介宾曰："冲脉起于胞中，为十二经精血之海，故五脏六腑皆禀焉。"

［2］渗诸阳，灌诸精：谓冲脉渗灌精气于头面。头面为诸阳之会，故"诸阳"，指头面部。

［3］少阴之大络：此指从肾脏发出深行于体内的大络脉，非十五别络之谓。

［4］跗属：指足背与胫骨相连属的关节处。跗，足背。

［5］别络结：指少阴和冲脉下行别出的络脉结滞不通。

［6］跗上不动：谓足背上的动脉无搏动。

【译文】

冲脉是五脏六腑之海，五脏六腑都受它的濡养。它上行的脉，出于鼻道上窍，渗于阳经，灌于阴经，它下行的脉，流注于少阴的大络，出于气冲穴，沿着大腿内侧，进入膝腘窝中，隐伏于小腿内侧，下至内踝的胫骨和跗骨相连处又分出来。它的下行旁支与足少阴经相并而行，渗注肝脾肾三条阴经；它前行的分支，伏行出于接近外踝之处下沿足背，进入足大趾间，浸入络脉，以濡养肌肉。因此，冲脉在下的支络，如有结而不通的现象，则足背的脉就不跳动，不跳动则卫气不行而致厥逆，厥逆就会出现寒冷的症状。

2. 生理

【原文】

4413 冲脉者，经脉之海也，主渗灌[1]溪谷，与阳明合于宗筋，阴阳揔宗筋之会[2]，会于气街，而阳明为之长，皆属于带脉，而络于督脉。（《素问·痿论》）

【注释】

[1]渗灌:渗透灌溉。

[2]阴阳揔宗筋之会:张介宾曰:"宗筋聚于前阴。前阴者,足三阴,阳明、少阳及冲、任、督、跻九脉之所会也。九者之中,则阳明为五脏六腑之海,冲脉为经脉之海,此一阴一阳,总乎其间,故曰阴阳总宗筋之会。"

【译文】

冲脉是经脉的源泉,它能渗透灌溉分肉肌腠,与阳明合于众筋。阴经阳经都在众筋处相聚,再复合于气街。阳明是它们的统领,都连属于带脉,而系络于督脉。

【原文】

4414冲脉者,五脏六腑之海也。五脏六腑皆禀[1]焉。(《灵枢·逆顺肥瘦》)

【注释】

[1]五脏六腑皆禀:张介宾曰:"冲脉起于胞中,为十二经精血之海,故五脏六腑皆禀焉。"

【译文】

冲脉是五脏六腑之海,五脏六腑都受它的濡养。

3.病候

【原文】

4415冲脉为病,逆气里急[1]。(《素问·骨空论》)

【注释】

[1]逆气里急:逆气,气上逆。里急,胸腹拘急。

【译文】

冲脉发生病变,就会气逆上冲,腹中拘急疼痛。

【原文】

4416寒气客于冲脉,冲脉起于关元[1],随腹直上,寒气客[2]则脉不通,脉不通则气因之[3],故喘动应手矣。(《素问·举痛论》)

【注释】

[1]起于关元:按"关元"为任脉穴,非冲脉之会,所以说"起于关元"

者，则以任脉、冲脉及足少阴三者，皆自下而上，部位既近，脉气自通。

[2] 寒气客则脉不通:《太素》无"寒气客"三字。

[3] 脉不通则气因之:《史载之方》引作"脉因之则气不通"。

【译文】

寒气侵入到冲脉，冲脉是从关元穴起，循腹上行的，所以冲脉的脉不得流通，那么气也就因之而不通畅，所以试探腹部就会应手而痛。

【原文】

4417 留而不去，传舍于伏冲之脉[1]，在伏冲之时，体重身痛。（《灵枢·百病始生》）

【注释】

[1] 伏冲之脉：指冲脉之循行靠近脊柱里面者。

【译文】

邪气滞留不去，便传注而深入到伏冲之脉，邪在伏冲之脉的时候，会发生肢体困重，全身作痛。

【按语】

1. 经脉"一源三歧"的理解

冲、任、督脉是奇经八脉的主体部分，三脉均起于"胞"中，出于会阴，上行腹正中、两侧及背正中，因而唐·王冰有"一源三歧"之说。此"胞"非但指女性器官，而是如《类经》所云为"男女藏精之所"，即在女子指胞宫，男子则指精室。冲、任、督脉与众多脏腑经脉有着密切联系，从而形成了各自生理特点。由于胞宫和精室是男女藏精之处，又是构成新生命原始物质的发源地，其气均通于肾，故冲、任、督三脉起于此处有其重要生理意义。

冲脉分布联系广泛，与胃、肝、肾等关系密切，以其能调节十二经气血，故称"十二经脉之海""血海""五脏六腑之海"。在十二经脉中，冲脉与足阳明、足少阴的关系更为密切，因为冲脉既"与少阴之大络起于肾下""并少阴之经"，又隶属于阳明，而兼有先后天之气。

2. 冲脉的临床应用

冲脉为病，多表现为妇女经、带、胎、产诸疾，如月经失调、闭经、崩漏、不孕、妊娠恶阻等。临床辨证，有虚寒、血热、冲逆、血瘀数种。临证治疗，凡冲脉虚寒者，宜用熟地黄、当归、小茴香、艾叶、鹿角胶等温养；冲脉血热妄行者，用生地黄、牡丹皮、鳖甲、白薇等清降；冲脉不摄者，用紫河车、牡蛎、炮姜、黄芪、山药等固摄。冲气上逆，脉多弦实者，常用紫石英、代赭石、半夏、龙骨等。冲脉血瘀癥积有形者，用三棱、莪术、鸡内金等破血消瘀。

四、跻脉

1. 循行

【原文】

4418 跻脉者，少阴之别，起于然骨之后[1]。上内踝之上，直上循阴股，入阴，上循胸里，入缺盆，上出[2]人迎之前，入㥸[3]，属目内眦，合于太阳、阳跻而上行[4]。(《灵枢·脉度》)

【注释】

[1] 然骨之后：即照海穴。

[2] 出：《甲乙经》作"循"。

[3] 入㥸：《甲乙经》"入"上有"上"字。

[4] 阳跻而上行：《圣济总录》无"阳跻"二字，"而"作"其气"。

【译文】

阴跻脉，是足少阴肾经的别脉，起始于照海穴之后，上行内踝的上面，直上沿大腿内侧，入阴器，循腹内，再上沿胸内，入于缺盆，向上出人迎的前面，入颧骨部，连于眼内角，与足太阳膀胱经脉、阳跻脉会合而上行。

2. 生理

【原文】

4419 阴跻阳跻[1]，阴阳相交，阳入阴，阴出[2]阳，交于目锐眦，阳气盛则瞋目[3]，阴气盛则瞑目。(《灵枢·寒热病》)

【注释】

[1] 阴跻阳跻：张介宾曰："太阳经自项入脑，乃别属阴跻阳跻，而交合于目内眦之睛明穴"。

[2] 阴出：《太素》《寒热杂说》《甲乙经》并作"出阴"。"出"字断句。

"阴"字属下读。

[3]瞋目：睁大眼睛。

【译文】

阴跷阳跷这两脉阴阳相交，阳入于阴，阴出于阳，交会于眼的内角，阳气偏盛则目瞋张，阴气偏盛则目常合。

【原文】

4420（跷脉）气并相还[1]，则为濡目[2]，气不荣则目不合[3]。（《灵枢·脉度》）

【注释】

[1]气并相还："气"指阴阳跷脉之气。还通"环"。

[2]濡目：杨上善曰："阴阳二气，相并相还，阴盛故目中泪出濡湿也。"

[3]气不荣则目不合：杨上善曰："若二气不相营者，是则不和，阳盛故目不合。"

【译文】

阴阳跷脉二气并行环绕于目，如阴盛，就会目中泪出濡湿，若阳气偏胜，就会使眼不能闭合。

3. 病候

【原文】

4421 病不知[1]所痛，两跷为上[2]。（《素问·调经论》）

【注释】

[1]病不知：《太素》"知"下有"其"字。

[2]两跷为上："两跷"谓阴阳跷脉。"上"胜也。

【译文】

如病人不知疼痛，针刺阳跷阴跷二脉是最好了。

【按语】

跷脉为病，常出现手足运动的异常。如温热火毒内盛，则阳跷经气灼伤，可见痉挛抽搐，甚则狂乱痉厥的病证，治宜清泻阳跷之火以止痉。常用羚羊角、牛黄、地龙、钩藤、山栀子等，其中羚羊角能清解阳跷脉之火而止痉，为其主药。

第五节　络　脉

一、循行

【原文】

4501 诸脉之浮而常见者，皆络脉也。六经络，手阳明少阳之大络，起于五指间，上合肘中。(《灵枢·脉度》)

【译文】

浮现在浅表的脉，平常可以看见的，都是络脉。在手足六经的络脉中，最显而易见的是手阳明大肠经、手少阳三焦经的大络，分别起于手五指之间，向上会合于肘窝正中。

【原文】

4502 诸络脉皆不能经大节之间，必行绝道而出入，复合于皮中，其会皆见于外。(《灵枢·经脉》)

【译文】

所有络脉，都不能经过大关节之间，而行于经脉所不到之处，出入联络，作为经脉传注的纽带，再结合皮部的浮络等，共同会合而显现在外面。

二、生理

【原文】

4503 饮酒者，卫气先行皮肤，先充络脉，络脉先盛。故卫气已平，营气乃满，而经脉大盛。(《灵枢·经脉》)

【译文】

饮酒的人，因酒性具有慓疾之气，先是随卫气行于皮肤，充溢于浅表的络脉，使络脉首先满盛。所以在外的卫气已充溢有余，由浅表深入，使在内的营气就随着满盛，而经脉中的血气也就很充盛了。

【原文】

4504 孙络三百六十五穴会，亦以应一岁，以溢奇邪，以通荣卫。（《素问·气穴论》）

【译文】

孙络与三百六十五穴相会，也与一岁相应。孙络可以疏散邪气，通畅营气。

【按语】

络脉是经脉循行的延伸和补充，它内通脏腑，外联组织、器官，是气血营养脏腑、组织的桥梁和枢纽。络脉以其特殊的组织结构以及在脏腑经脉中的特殊地位，而具有渗灌血气、互渗津血，贯通营卫和保证经气环流等独特生理功能，其中的孙络尤其是一个不可忽视的关键部分。

三、病候

【原文】

4505 留而不去，则传舍于络脉，在络之时，痛于肌肉，其痛之时息[1]，大经乃代[2]。（《灵枢·百病始生》）

【注释】

[1] 时息：时作时止。

[2] 大经乃代：指络脉的邪气深入经脉，由经脉代其承受。大经，指经脉。

【译文】

如果邪气滞留而不去，则传注而进入络脉，邪客络脉时，会引起肌肉作痛，若疼痛时作时息，说明邪气又将由络脉深入，从而使经脉受到侵袭。

【原文】

4506 其着孙络之脉而成积者，其积往来上下，臂手孙络之居[1]也。（《灵枢·百病始生》）

【注释】

［1］臂手孙络之居：是形容邪之所积，停留在属于手臂部的孙络。张景岳曰："邪著孙络成积者，其积能往来上下。盖积在大肠小肠之络，皆属手经。"

【译文】

邪气留著在孙络的许多细小络脉而成为积症的，其所积的癥块，能够往来上下，因它停留在属于手臂部的孙络。

【原文】

4507 卒然多食饮，则肠满；起居不节，用力过度，则络脉伤。阳络[1]伤则血外溢，血外溢则衄血；阴络[2]伤则血内溢，血内溢则后血。肠胃之络伤则血溢于肠外，肠外有寒，汁沫与血相搏，则并合凝聚不得散，而积成矣。（《灵枢·百病始生》）

【注释】

［1］阳络：在上、在表的络脉。

［2］阴络：在下、在里的络脉。

【译文】

又因暴饮暴食而吃得过多，使肠胃充满谷食，不及运化，复加生活起居不能节制，或用力过度等，都能使络脉受伤。若阳络受伤，则导致血向外溢，血向外溢就会发生鼻出血，若阴络受伤，则导致血向内溢，血向内溢就会发生大便出血。如果肠胃的络脉受伤，血就溢出于肠外，尚肠外适有寒气，汁沫与外溢的血相搏聚，则瘀血并合凝聚，不得四散，就成为积症。

【按语】

疾病传变的一般规律是由气至血，由经至络，邪气久病入络，就形成络脉瘀阻，且久病入络有其特殊的证候即癥积有形，着而不移。络病另一特征就是久痛，血络瘀阻不通，故作痛。络病之痛又有虚实之分，瘀实则痛而拒按，络虚则痛而喜按。

第五章

病因

第一节　总　论

【原文】

5101 夫邪之生也，或生于阴，或生于阳[1]。其生于阳者，得之风雨寒暑[2]；其生于阴者，得之饮食居处，阴阳喜怒。(《素问·调经论》)

【注释】

[1]生于阴，生于阳：指发病的部位而言。张志聪曰："外为阳，内为阴。故生于阳者，得之风雨寒暑，其生于阴者，得之饮食居处，阴阳喜怒。"

[2]风雨寒暑：《素问识》云："据下文，宜云风雨寒湿。"

【译文】

邪气伤人而产生病变，有生于属阴的内因，或生于属阳的外因。生于阳的，是受了风雨寒暑的侵袭；生于阴的，是由于饮食不节，起居失常，以及阴阳失调，喜怒无常的缘故。

【原文】

5102 百病之始生[1]也，皆生于风雨寒暑，清湿[2]喜怒。喜怒不节则伤脏，风雨则伤上，清湿则伤下。(《灵枢·百病始生》)

【注释】

[1]百病始生：百病，泛指多种疾病。始生，即开始发生。

[2]清湿：寒湿，指地之寒湿邪气。

【译文】

各种疾病的发生，都是由于风、雨、寒、暑，寒湿等外邪的侵袭，以及喜怒等情志内伤等引起的。若喜怒不加节制，就会伤及内脏；外感风雨之邪，就会伤及人体的上部；感受湿冷之邪，就会伤及人体的下部。

【原文】

5103 夫百病之所始生者，必起于燥湿寒暑风雨，阴阳喜怒，饮食居处。气合而有形[1]，得脏而有名[2]。(《灵枢·顺气一日分为四时》)

【注释】

[1] 气合而有形：邪气侵入人体内有一定的症状和脉象可征。

[2] 得脏而有名：情志激动饮食失调，俱伤内脏，但都有一定的病名。

【译文】

一切疾病的发生，都是燥、湿、寒、暑、风、雨等外邪的侵袭，或阴阳、情志失调，饮食不节以及起居不慎等内伤引起。邪气侵入人体后，必有不同的脉证表现出来，邪居内脏，也各有不同的病名。

【原文】

5104 夫百病之始生也，皆生于风雨寒暑，阴阳喜怒，饮食居处。（《灵枢·口问》）

【译文】

各种疾病的发生，都是由于风、雨、寒、暑的侵袭，或者是阴阳失调，喜怒等情志无常，饮食不节，起居不慎等引起的。

【按语】

依据受邪的发病部位，《内经》将致病因素分为内外两大类：一是外感受于风雨寒暑之类邪气，称为外因；二是内伤于饮食、情志、房事、起居之失调，称为内因。对病因内外的认识，体现了《内经》从天人相应的整体角度，把人置身于大自然之中，来讨论疾病发生的原因，从宏观上把握了认识病因的基本思路与方法。病因阴阳两分法对于区分疾病的外感内伤，辨别疾病的阴阳虚实表里属性，以及分析判断具体病邪的属性都有指导价值。同时，这也可以说是最早的"三因论"。"风雨寒暑"即六淫的概括。"阴阳喜怒"即七情的概括。"饮食居处"即后世之所谓"饮食劳倦"也。此后，东汉张仲景《金匮要略》提出"千般疢难，不越三条"，宋代陈无择《三因极一病证方论》提出的三因学说，追本溯源，都是在《内经》的基础上发展而来。并且，《内经》根据邪气侵犯的病位及反映于外的症状与体征，定出不同病名，即所谓"气合而有形，得脏而有名"，提出了疾病命名的方法。

第二节 外 邪

一、风

1. 风的性质与致病特点

【原文】

5201 风者，百病之始也。(《素问·生气通天论》)

【译文】

风是引起各种疾病的起始原因。

【原文】

5202 风者，百病之长也，至其变化乃为他病也。

风者，善行而数变[1]，腠理开则洒然寒；闭则热而闷[2]。其寒也，则衰食饮；其热也，则消肌肉。故使人怢栗[3]而不能食，名曰寒热。(《素问·风论》)

【注释】

[1] 数变：多变。

[2] 腠理开则洒然寒；闭则热而闷：《类经》十五卷第二十八云："风本阳邪，阳主疏泄，故令腠理开，开则卫气不固，故洒然而寒；若寒胜则腠理闭，闭则阳气内壅，故烦热而闷。"洒然寒：形容病人恶风寒的状态。洒然，寒冷貌。

[3] 怢 (tū 突) 栗：王冰曰："卒振寒貌。"《素问经注节解》云："谓寒热相激而不自知也。"

【译文】

风邪是引起各种疾病的重要因素，它侵入人体后不断变化，就形成了其他疾病。

风邪喜动而多变，若腠理开泄，卫气不固时，就会觉得洒洒然而寒冷；若腠理闭塞，阳气内郁，就会觉得发热而烦闷。发寒的就会饮食减退，发热的就会肌肉消瘦，所以使人突然寒栗而不能饮食，这叫作寒热。

【原文】

5203 风者百病之长也，今风寒客于人，使人毫毛毕直，皮肤闭而为热。(《素问·玉机真脏论》)

【译文】

风为百病之长。风寒之邪侵袭人体，使人毫毛竖立，皮肤毛孔闭塞不通，阳气郁而发热。

【按语】

风者百病之长，风邪为百病之先导，百病之生，常先因于风气，故为百病之长。《太素》卷二十八痹论云："百病因风而生，故为长也。以因于风，变为万病，非唯一途，故风气以为病长也。"王冰曰："言先百病而有之。"又，李今庸曰："这里'长'作'始'字解，为'百病之始'的'风'字，当作'气'字解，指'六气'。"此说可参。

【原文】

5204 伤于风者，上先受之。(《素问·太阴阳明论》)

【译文】

伤于风邪的，上部先受病。

【原文】

5205 风客[1]淫[2]气，精乃亡[3]，邪伤肝[4]也。(《素问·生气通天论》)

【注释】

[1]客：外邪侵犯于身体。

[2]淫：浸淫，发展。指邪气渐渐侵害。

[3]精乃亡：风邪逐步侵害阳气，则阳气日损，而阴阳互根，阳损则阴耗，如不扭转这种趋势，则阴精必将耗竭。亡，耗竭。

[4]伤肝：《素问·阴阳应象大论》云："风气通于肝。"故曰伤肝。

【译文】

风邪侵袭人体，伤及阳气，并逐步侵入内脏，阴精也因此损耗，这是由于邪气伤肝所致。

【原文】

5206 风胜则动。(《素问·六元正纪大论》)

【译文】

风气偏胜，就会出现动摇的病理。

2. 风的病证

【原文】

5207 外在腠理，则为泄风……泄风之状，多汗，汗出泄衣上，口中干，上渍[1]，其风不能劳事，身体尽痛则寒。(《素问·风论》)

【注释】

[1] 上渍：身半以上汗多如水浸渍。

【译文】

风邪外客于腠理，卫气不固，不时汗出，则为泄风……泄风的症状有多汗，汗出湿衣，口中干燥，上半身如水浸渍，泄风之人不能操劳事物，周身疼痛发冷。

【原文】

5208 劳汗当风，寒薄为皶[1]，郁乃痤。(《素问·生气通天论》)

【注释】

[1] 皶 (zhā 渣)：粉刺，发于面部的小疹子。

【译文】

劳动汗出时遇到风寒之邪，寒气内逼于皮肤发生粉刺，日久郁积化热，则形成痤疮。

【原文】

5209 劳风[1]法在肺下[2]，其为病也，使人强上冥视[3]，唾出若涕[4]，恶风而振寒，此为劳风之病。(《素问·评热病论》)

【注释】

[1] 劳风：《太素》卷二十五热病说云："劳中得风为病，名曰劳中，亦曰劳风。"

[2] 法在肺下：劳风的受邪部位常在肺下。法，《尔雅》云："常也。"吴崑曰："其受邪由于肺下，盖四椎、五椎、六椎之间也。"

[3] 强上冥视：强上，指头项强直而俯仰不能自如。脉解篇云："所谓强上引背者，阳气大上而争，故强上也。"王冰注："强上，谓颈项噤强也。"冥

视，目视不清。《素问识》云："盖冥视即目眩之谓"。

[4]唾出若涕：唾出痰液若鼻涕一样黏稠，此系因肺中津液被热煎灼所致。丹波元简曰："古无痰字，此云唾出如涕，谓吐黏痰也。"

【译文】

劳风之病，受邪部位常在肺下，其发病时使人头项强直，视物不清，吐出黏痰似涕，恶风而寒战，这就是劳风病的发病情况。

【原文】

5210 魄汗[1]未尽，形弱而气烁[2]，穴俞以闭，发为风疟[3]。（《素问·生气通天论》）

【注释】

[1]魄汗：即身汗。魄，在此指身体。杨上善曰："魄者，肺之神也，肺主皮毛腠理，人之汗者，皆是肺神所营，因名魄汗。"

[2]气烁：气消。烁，消也。

[3]风疟：疟疾的一种，症状是烦躁、头痛、怕冷、自汗、先热后冷。

【译文】

汗出未止的时候，形体和元气皆销弱，若风寒侵袭，穴俞闭塞不通，则发为风疟。

【原文】

5211 风成为寒热[1]，瘅成为消中[2]，厥成为巅疾[3]，久风为飧泄，脉风成为疠[4]。（《素问·脉要精微论》）

【注释】

[1]风成为寒热：一指风邪致病，多为恶寒发热的寒热病；一指虚劳寒热之病。《素问识》云："寒热，盖虚劳寒热之谓。即后世所称风劳。"王冰曰："生气通天论曰：因于露风，乃生寒热。故风成为寒热也。"

[2]瘅成为消中：瘅是热的意思。积热之久，热燥津伤，就会发展为食而易饥饿的中消病。吴崑曰："瘅，热邪也。积热之久，善食而饥，名曰消中。"

[3]厥成为巅疾：巅，同癫，《太素》作"癫"，即癫痫病。吴崑曰："巅癫同，古通用。气逆上而不已，则上实而下虚，故令忽然癫仆，今世所谓五痫也。"

［4］脉风成为疠：疠，疠风。《素问·风论》云："风寒客于脉而不去，名曰疠风。"

【译文】

因于风邪，可变为寒热病；积热日久，则成为消中病；气逆上而不已，可成为癫痫病；久风入中，则变为飧泄；风寒客于脉而不去，则变为疠风。

【原文】

5212 夫痎疟[1]皆生于风，其蓄作[2]有时者何也……疟之始发也，先起于毫毛，伸欠乃作，寒栗鼓颔[3]，腰脊俱痛；寒去则内外皆热，头疼如破，渴欲冷饮。（《素问·疟论》）

【注释】

［1］痎（jiē 阶）疟：疟疾的通称。马莳曰："痎疟者，疟之总称也。"

［2］蓄作：外邪侵入人体，伏于半表半里，出入营卫之间，正邪交争则发作，邪正相离，邪气伏藏则休止。休止为"蓄"，发作为"作"。

［3］寒栗鼓颔：因为寒冷而浑身颤抖，下颌骨也随之鼓动。栗，战栗。鼓，鼓动。颔，下颌骨。

【译文】

疟疾都是由于感受了风邪，而其休止与发作却有一定的时间，这是什么道理呢……疟疾开始发作的时候，先起于毫毛，呵欠乃作，恶寒战栗，两颔鼓动，腰部和脊背等处皆痛；及至寒冷过去，则周身内外发热，头痛如同破裂，口渴欲饮冷水。

【原文】

5213 风从外入[1]，令人振寒，汗出头痛，身重恶[2]寒。（《素问·骨空论》）

【注释】

［1］风从外入：高士宗曰："风从外入，伤太阳通体之皮肤，故令人振寒；从皮肤而入于肌腠，故汗出；随太阳经脉上行故头痛，周身肌表不和，故身重。"

［2］身重恶寒：《太素》卷十一《骨空》云："恶"下有"风"字。

【译文】

风邪从外侵入人体，使人寒战、出汗、头痛、身重、怕风寒。

【原文】

5214 风气流行，脾土受邪。民病飧泄食减，体重烦冤，肠鸣腹支满，上应岁星[1]。甚则忽忽[2]善怒，眩冒巅疾。(《素问·气交变大论》)

【注释】

[1]岁星：即木星。古代认为它是十二周年天一次（实际是 11.86 年），每年走十二次中的一次，因此叫作"岁星"。

[2]忽忽：精神失意的样子。

【译文】

风气流行，脾土受其侵害。人们多患消化不良的泄泻，饮食减少，肢体沉重无力，烦闷抑郁，肠中鸣响，肚腹胀满。在天上应木星光明，显示木气过分亢盛的征象。木气太甚则影响人体，出现精神失意，喜怒，头眩眼花等头部疾病。

【原文】

5215 大风乃至，屋发[1]折木，木有变。故民病胃脘当心而痛，上支两胁，膈咽不通，食饮不下，甚则耳鸣眩转，目不识人，善暴僵仆[2]。(《素问·六元正纪大论》)

【注释】

[1]屋发：屋上角的饰物坠落。屋舍被毁之义。

[2]善暴僵仆：张介宾曰："此皆风木肝邪之为病。厥阴之脉，挟胃贯膈，故胃脘当心而痛，膈咽不通，食饮不下也。上支两胁，肝气自逆也。肝经循喉咙，入颃颡，连目系，上会于颠，故为耳鸣眩转，目不识人等证。风木坚疆，最伤胃气，故令人善暴僵仆。"

【译文】

大风乃至，屋舍被毁，树木折断，此皆木气暴发。所以人们多犯胃脘当心疼痛，上连两胁胀满，胸膈咽喉不利，饮食不能下咽，甚至耳鸣头眩，眼目昏花不识人，猝然僵仆等病。

【原文】

5216 病大风[1]，骨节重，须眉堕。(《素问·长刺节论》)

【注释】

[1]大风：即疠风，今谓大麻风。

223

【译文】

病因于大风，周身骨节沉重，胡须眉毛逐渐脱落。

【原文】

5217 风淫所胜，则地气不明，平野[1]昧，草乃早秀[2]。民病洒洒振寒，善伸数欠，心痛支满，两胁里急，饮食不下，膈咽不通，食则呕，腹胀善噫。（《素问·至真要大论》）

【注释】

[1]平野：原野。

[2]草乃早秀：吴崑曰："风主升生，故草秀。"草秀即草开花。《新校正》云："详此四字凝衍。"

【译文】

风淫过甚，则地气不明，原野昏昧，草木提早吐秀。人们多病洒洒然振栗恶寒，时喜伸欠，心痛而有撑感，两侧胁里拘急不舒，饮食不下，胸膈咽部不利，食入则呕吐，腹胀，多噫气。

【原文】

5218 风痹淫泺[1]，病不可已者，足如履冰，时如入汤中，股胫淫泺，烦心头痛。（《灵枢·厥病》）

【注释】

[1]淫泺：形容疾病浸淫发展，渐成痼疾。

【译文】

风痹浸日久不愈发展到严重阶段，甚至不可治疗的时候，有时足冷得像踩着冰块，也有时像浸泡在热汤中，冷热不定。下肢的严重病变，可以向体内发展，出现心烦、头痛。

【按语】

1.关于风的性质

风为春天的主气。春天气候温和，风和日暖所以其性质有柔和、温暖、宣发的特点。正常气候下的风是维持人生命活动的基本条件，反常气候中的风才为邪致病。如果风一反其温柔和畅之特性，风邪太过，其力就变得急暴，动而太过，就可引起机体疾病，风邪流窜，善行数变，又可引起多种病证。

2. 风邪致病特点

风之为邪有三个特性。一是"善行而数变"。自然之风四方游走，飘浮不定，风邪袭人表现为病位游走不定，证候变化多端的临床特征，概括为"善行而数变"的致病特点。二是"风者百病之长"。风邪又是其他邪气入侵的先导，寒、湿、热诸邪多与风邪兼夹而侵袭人体，同时风邪致病又变化多端，"至其变化，乃生他病"，故有"百病之长"称谓。对于风邪致病特点和临床表现特征的把握，有助于临床相关病证的辨证和论治。三是"风为阳邪"。"伤于风者，上先受之"，风性开泄，流动性大，善于向外、向上扩散，自外而入，首先着于肌表，出现于头面，从它这些表现来看，都具备"阳"的性质，故风为阳邪。

3. 风的病证

因风邪善行而数变，故风邪致病，变化多端。风邪侵袭人体可因诱发因素及侵犯部位不同，故引发的风证不同。如阳气阻遏易致痤、痱、皶。汗出而阳气宣泄之时，骤遇风寒冷湿之气，凝滞阻遏阳气，汗孔闭合，汗泄不畅，易生疖子、痱子、粉刺等。如劳风为因劳而虚，因虚而受风，邪气化热壅肺。其主症为恶风振寒，强上冥视，唾出若涕，甚则咳出青黄痰块。如感受风邪后，汗出不畅，邪气未能随汗疏泄外出，留于体内而发为风疟。如因于风邪，可变为寒热病；久风入中，则变为飧泄；风寒客于脉而不去，则变为疠风。综上，邪气所中之处为病，均属偏风。

二、暑、热

1. 暑、热的性质与致病特点

【原文】

5219 因于暑，汗，烦则喘喝，静则多言。《素问·生气通天论》

【译文】

暑热之邪侵袭，则汗出而烦，甚至喘促气粗，喝喝有声，若暑热之邪内攻，则身形虽不烦躁却多言多语。

【原文】

5220 凡病伤寒而成温[1]者，先夏至日[2]者为病温[3]，后夏至日者为病暑[4]。(《素问·热论》)

【注释】

[1] 温：指温热病而言。

[2] 先夏至日：指发病于夏至之前。

[3] 病温：患温病。

[4] 病暑：患暑病。暑病：泛指夏季感受暑热邪气而发生多种热性病，如中暑、伤暑等。

【译文】

凡是伤于寒邪而成为温热病的，发于夏至之前的称为温病，发于夏至以后的就称为暑病。

【原文】

5221 炎暑流行，肺金受邪。(《素问·气交变大论》)

5222 热胜则肿。(《素问·阴阳应象大论》)

【译文】

暑热流行，火胜乘金则肺脏受侵袭。

热邪偏盛则出现局部肿痛的现象。

2. 暑、热的病证

【原文】

5223 炎火行，大暑至……故民病少气，疮疡痈肿，胁腹胸背，面首四支，䐜愤胕胀，疡痱呕逆，瘛疭骨痛，节乃有动，注下温疟，腹中暴痛，血溢流注，精液乃少，目赤心热，甚则瞀闷懊侬，善暴死。(《素问·六元正纪大论》)

【译文】

火炎流行，大暑乃至……所以人们易患少气，疮疡痈肿，胁腹胸背，头面四肢，胀满不舒，生疮疡与痱子，呕逆，筋脉抽搐，骨节疼痛而抽动，泄泻不止，温疟，腹中急剧疼痛，血外溢流注不止，精液乃少，目赤，心中烦热，甚则昏晕烦闷懊恼等，容易突然死亡。

【原文】

5224 热淫所胜，则焰浮川泽，阴处反明。民病腹中常鸣，气上冲胸、喘、不能久立，寒热皮肤痛、目瞑齿痛、頔[1]肿、恶寒发热如疟，少腹中痛、腹大、蛰虫不藏。(《素问·至真要大论》)

【注释】

[1] 頔(zhuō 拙)：颧骨。张介宾曰："音拙，目下称頔。"

【译文】

热淫过胜，则川泽中阳气蒸腾，阴处反觉清明。人们多病腹中时常鸣响，逆气上冲胸脘，气喘不能久立，寒热，皮肤痛，视物不清，齿痛，颧骨肿胀，恶寒发热如疟状，少腹疼痛，腹部胀大。气候温热，此时虫类不能伏藏。

【原文】

5225 热至则身热，吐下霍乱，痈疽疮疡、瞀郁、注下、瞤瘛、肿胀、呕、鼽衄、头痛、骨节变、肉痛、血溢、血泄、淋闷之病生矣。(《素问·六元正纪大论》)

【译文】

热甚则身体发热，呕吐、泄泻、霍乱，痈疽疮疡，烦闷郁冒，急性水泻，身体抽风颤动，肿胀，鼻涕鼻血，头痛，骨节痛，肉痛，吐血，便血，小便淋漓不尽，或癃闭不通等病就此产生了。

【原文】

5226 热气留于小肠，肠中痛，瘅热焦渴，则坚干不得出，故痛而闭不通矣。(《素问·举痛论》)

【译文】

热气留于小肠，则肠中亦发生疼痛，并且发热消渴，大便坚硬不得出，所以腹痛而大便闭结不通了。

【原文】

5227 热病不知所痛，耳聋不能自收[1]，口干，阳热甚，阴颇有寒者，热在髓，死不可治。(《灵枢·热病》)

【注释】

[1] 不能自收：此谓精神萎靡不能振作。《广雅·释言》云："收，振也。"

【译文】

热病不能说清哪里疼痛，只觉耳聋失聪，精神萎靡不振，口干渴，该证表热极盛，里热也很盛，这是热在骨髓的征象，为不治的死证。

【按语】

1. 暑、热的性质与致病特点

暑与火是夏天的主气，乃阳热之气所化。所以其性质有躁动、郁蒸、炎上等特点。暑病与温病的区别，按季节而论，在夏至以前发病的称为温病；在夏至以后发病的，因为气候有热湿郁蒸的特点，故称为暑病。暑邪外袭，易逼津外出，扰动心肺，故汗多心烦、喘喝有声；暑热内扰神明，神识昏乱，则见神昏，多言。

2. 暑、热的病证

夏令感受暑热之邪而引起的各种病证。临床常见的夏令中暑，轻者出现头晕、恶心等证；重者出现头晕闷乱，昏厥不省人事，此为受暑过重，暑热内闭所致治宜清暑泄热，辟秽开窍。因为暑有夹湿的特点，往往暑邪感人，暑湿合病，伴随出现湿滞不运的症状。如脘痞呕逆，腹胀便溏等。这就应该在清暑的基础上，佐以化湿之品。 又如邪热客于小肠，灼伤津液，坚干不能出，引起便秘伴疼痛。热甚又会产生肿胀，鼻涕鼻血，头痛，骨节痛，肉痛，吐血，便血，小便淋漓不尽，或癃闭不通等病。

三、湿

1. 湿的性质与致病特点

【原文】

5228 伤于湿者，下先受之。(《素问·太阴阳明论》)

5229 地之湿气，感则害皮肉筋脉。(《素问·阴阳应象大论》)

【译文】

伤于湿邪的，下部先受病。

地之湿气侵袭人体，就会损害皮肉筋脉。

【原文】

5230 雨湿流行，肾水受邪。(《素问·气交变大论》)

5231 人久坐湿地，强力入水即伤肾。(《素问·本病论》)

【译文】

雨湿之气流行，邪伤于肾。

人久居潮湿的地方，或先强用体力，后又感受水湿邪气，就会伤肾。

2. 湿的病证

【原文】

5232 湿胜则濡泄，甚者水闭浮肿。(《素问·六元正纪大论》)

【译文】

湿胜则水泻，甚至小便不通，满身浮肿。

【原文】

5233 汗出见湿，乃生痤痱[1]。

因于湿，首如裹，湿热不攘[2]，大筋膜[3]短，小筋弛[4]长。膜短为拘[5]，弛长为痿。(《素问·生气通天论》)

【注释】

[1]痤痱：痤，指疮疖，赤肿而有脓血。痱，指汗疹。

[2]攘：消除。

[3]膜(ruǎn 软)：收缩。

[4]弛：同"弛"，松弛。

[5]拘：拘挛不能伸展。

【译文】

汗出后受到湿邪侵袭，就会发生小疖和汗疹。

伤于湿邪，则头部肿胀如物裹一样；如果湿热不能及时消除，则大筋就会收缩而短，小筋反而松弛而长，大筋缩短就成为拘挛，小筋松弛则成为痿弱。

【原文】

5234 中[1]盛[2]脏满，气胜伤恐者，声如从室中言，是中气之湿也。(《素问·脉要精微论》)

【注释】

[1]中：指腹中。

[2]盛：指气盛。

【译文】

腹中气盛，脏气胀满，气胜而喘，善伤于恐，讲话声音又重浊不清的，这是中气失权，而有湿邪为病。

【原文】

5235 土郁之发……故民病心腹胀，肠鸣而为数后，甚则心痛胁䐜，呕吐霍乱，饮发注下，胕肿身重。（《素问·六元正纪大论》）

【译文】

土被郁而发作之时……因此人们易生水湿为患的心腹胀满，肠鸣而频频下痢，甚至心痛胁胀，呕吐霍乱，痰饮，泄泻，肌肤浮肿，身体困重等病。

【原文】

5236 湿淫所胜……民病饮积心痛，耳聋，浑浑焞焞[1]，溢肿喉痹。（《素问·至真要大论》）

【注释】

[1]浑浑焞焞：形容耳中嗡嗡作响、听力不清。浑浑，言无端绪，即不甚清明；焞焞，声音洪大貌，这里形容耳中嗡嗡作响。

【译文】

湿淫过盛……人们多病饮邪积聚，心痛、耳聋，耳中嗡嗡作响而听力不清，咽喉肿胀，喉痹疼痛。

【按语】

1. 湿的性质与致病特点

湿为阴邪，其性重浊，易困遏清阳，阻滞气机。"伤于湿者，下先受之"，湿性趋下，易袭阴位。水性就下，湿类于水，故湿邪有趋下之势，湿邪致病也具有易于伤及人体下部的特点。例如水湿所致的水肿。多以下肢为明显；带下、小便浑浊、泄泻、下痢等，亦多有湿邪下注所致。感受湿邪，使清阳之气受阻，不能上达头面，则见头重而胀，甚至昏蒙，如以物包裹之状。湿邪中人，郁而化热，湿热交并，阻滞筋脉，气血不能通达濡润，致使筋失所养，或为短缩而拘急，或为松弛而萎软不用，从而表现为肢体运动障碍之类病证。

2. 湿的病证

湿邪亦为引起痤痹的因素。故临床治疗痤痹，多用疏风化湿和营之品，即据此理。六淫之邪伤人，皆会引起头痛，而伤于湿邪则有头痛如裹的感觉，此有别于其他原因引起的头痛。临床上，湿邪侵犯，伤及营卫，筋脉失养，往往出现肢节拘而不伸，运动受限，或痿软无力，麻痹不仁，此仍属痹证范围。因此在治疗上，仍不外散风除湿通痹之法。

"土郁之发"，是指湿气流行的年份而言。此一般多在一年之中的长夏季节，湿气流行，人感之多病湿。因湿为阴邪，困脾伤阳，阻滞气机，故感受湿邪，不论化寒、化热，均可出现脘痞呕恶、纳呆食少、腹胀便泻等症此一般称为外湿，湿聚成痰，或水溢皮下，又可成为痰饮、浮肿等证。又因湿性腻滞，不易除去，故长夏发生的湿温病证，又有缠绵难愈的特点。

湿，邪中人则阴分邪则往往人体下部先受之。受之，所以伤于湿感受了地面上的水湿之气，能够侵害皮肉筋脉，引起痹痛之证。由于外在的湿气浸渍了人体，或是从事于水中的工作，水新留于体内，或居处潮湿之地，肌肉受湿邪的浸渍，以致肌肉麻木不仁，发为肉痿之证。风寒湿三气杂合侵入人体，其中湿邪偏胜的，发为着痹。

四、燥

1. 燥的性质与致病特点

【原文】

5237 燥胜则干[1]。(《素问·六元正纪大论》)

5238 燥气流行，肝木受邪。(《素问·气交变大论》)

【注释】

[1] 干：喻昌曰："干之为害，有干于外，而皮肤皱揭者；有干于内而精血枯涸者；有干于津液而荣卫气衰，肉烁而皮著于骨者，随其大经小络，所属上下中外前后各为病所。"

【译文】

燥气太过，津液就会枯涸。

燥气流行，肝木就要受到侵害。

【原文】

5239 燥气下临，肝气上从……胁痛目赤。(《素问·五常政大论》)

【译文】

燥气下降临于地，人身的肝气应而上从天气……发为胁痛目赤之症。

【原文】

5240 肾苦燥，急食辛以润之，开腠理，致津液，通气也。(《素问·脏气法时论》)

【译文】

肾性苦于干燥，应该用辛润药来润养它。总的来说，用五味以治五藏，是为了开发腠理，运行津液。而通气道。

2. 燥的病证

【原文】

5241 燥烁以行，上应荧惑星，民病肩背瞀[1]重，鼽嚏血便注下。(《素问·气交变大论》)

【注释】

[1]瞀(mào冒)：张介宾曰："瞀，闷也。"张志聪曰："低眉俯首曰瞀。"前者从字义解，后从发病时的表现解，二说互补。

【译文】

气候干燥炽热，在天上应火星光明，在人们多患肩背闷重，鼻塞流涕，喷嚏，大便下血，泄泻等症。

【原文】

5242 金郁之发……燥气以行……故民病咳逆，心胁满引少腹，善暴痛，不可反侧，嗌干面尘，色恶。(《素问·六元正纪大论》)

【译文】

金被郁而发作起来……燥气流行……所以人们多患咳嗽气逆，心胁胀满连及小腹，时时剧痛，不可转侧翻身，咽喉干燥，面色很难看，像满面灰尘。

【原文】

5243 燥淫所胜，则霿雾清瞑[1]。民病喜呕，呕有苦，善太息，心胁痛，不能反侧，甚则嗌干，面尘，身无膏泽，足外反热。(《素

问·至真要大论》)

【注释】

［1］霢（méng 蒙）雾清暝：霢，晦暗。王冰曰："霢雾，谓雾暗不分，似雾也。清，薄寒也。言雾起霢暗，不辨物形而薄寒也。"一说"清"为清气。

【译文】

燥淫太过，则雾气迷蒙看不见东西，天气薄寒。人们多病喜呕，呕吐苦水，常太息，心胁部疼痛，不能转侧，甚至咽喉干燥，面暗如尘，全身肌肤干枯而没有脂膏润泽，足外反热。

【按语】

1. 燥的性质与临床特点

燥为秋天主气时交秋令，阴升阳降，气候转凉，西风刚劲，枝叶枯萎凋谢。在天为燥，在地为金金体坚固而成形，金之性能秋天雨水减少，气候转凉而干燥。在人体则与肺、皮毛相应。故秋感燥邪，虽有凉燥与温燥之别，但均有鼻干咽燥干咳少痰、皮毛不荣等化燥伤阴的症状特点。"燥胜则干"，燥性干涩，易伤津液。燥邪侵犯人体，易损伤津液，出现各种干燥、涩滞的症状，如口、鼻、咽喉、皮肤、大便干燥、皮肤干涩甚至皲裂。

2. 燥的病证

燥是秋天的主气，人感之则为燥病。燥气流行，人多患咳嗽气喘、声哑、烦闷、鼻涕、衄血等症外，当有鼻干咽燥、干咳少痰、苔干欠润、皮毛不荣等津液不足的现象。

五、寒

1. 寒的性质与致病特点

【原文】

5244 寒则气收[1]。(《素问·举痛论》)

5245 寒胜则浮。(《素问·六元正纪大论》)

【注释】

［1］寒则气收：《云笈七签》卷五十七第六、《类编朱氏集验医方》卷三引

"收"并作"聚"。

【译文】

寒则气收聚。

寒气胜则虚浮。

【原文】

5246 因于寒，欲如运枢[1]，起居如惊[2]，神气乃浮[3]。(《素问·生气通天论》)

【注释】

[1]欲如运枢：王冰曰："欲如运枢，谓内动也。言因天之寒，当深居周密，如枢纽之内动；不当烦扰筋骨，使阳气发泄于皮肤，而伤于寒毒也。"欲，应该。

[2]起居如惊：王冰曰："起居如惊，谓暴卒也。"形容妄动。

[3]浮：浮越。

【译文】

处于寒冷天气，人们应该深居周密，好像户枢藏在门臼内转动一样保护阳气；如果起居妄动，则神气向外浮越，阳气不能密固。

【原文】

5247 寒气流行，邪害心火。(《素问·气交变大论》)

【译文】

寒气流行，邪气损害于心。

2. 寒的病证

【原文】

5248 寒伤形[1]……寒胜则浮[2]。(《素问·阴阳应象大论》)

5249 气盛身寒，得之伤寒。(《素问·刺志论》)

【注释】

[1]寒伤形：如洒淅恶寒、四肢厥冷之类。

[2]则浮：《太素》"浮"作"胕"。寒气偏胜，心腹绞痛。

【译文】

寒邪会损伤人形体……寒气太过，心腹就会感到绞痛。

正气旺盛而却身上寒冷，是受了寒邪的伤害。

【原文】

5250 寒至则坚否腹满，痛急下利之病生矣。（《素问·六元正纪大论》）

【译文】

寒甚则腹胀坚满硬痞、急剧疼痛、下痢等病，就此产生了。

【原文】

5251 病在少腹，腹痛不得大小便，病名曰疝，得之寒。（《素问·长刺节论》）

【译文】

少腹有病，腹部疼痛，并且不能大小便，病名叫作疝，其发病原因是受了寒。

【原文】

5252 寒留于分肉之间，聚沫[1]则为痛；天寒则腠理闭，气湿不行，水下留于膀胱，则为溺与气。（《灵枢·五癃津液别》）

【注释】

[1]聚沫：津液因为寒气凝滞不行而聚为水液。沫，指凝滞不行的水液。

【译文】

寒邪稽留在分肉之间，津液就会因寒气凝滞不行而聚为水液，并且产生疼痛的症状。天气寒冷，腠理闭密，气湿不能从体表外泄，水液下注于膀胱，则为尿与气。

【按语】

1. 寒的性质与致病特点

寒为冬天主气。冬天气候寒冷，冰霜冻结，所以其气有坚、凛、寒的特点。如果气候反常，寒冷太过，就会引起非时冰雹，寒凝严冽。在人体阴寒偏盛，寒凝气滞，水饮不化，痰饮凝结，就会导致水肿，喘满的病证。

2. 寒的病证

寒邪属阴，寒邪与热邪相对，阳气本可以制阴，若阴寒偏盛，则阳气不仅不足以驱除寒邪，反被阴寒之邪所伤，阳气被伤则机体失于温煦，故全身或局部出现明显的寒象。"寒胜则浮""寒至则坚否腹满，痛急下利之病生矣"，因寒性凝滞，当寒邪直中于里，气机阻滞，则胸、脘、腹冷痛或绞痛。"天寒则腠理闭，气湿不行"，寒性收引，若寒客经络关节，则筋脉收缩拘急，以致拘挛作痛、屈伸不利或冷厥不仁；若寒邪侵袭肌肤，则毛窍收缩，故无汗。因此，冬季养生保健，一定要注意防止寒邪的侵袭。

第三节 伏 气

一、伏风

【原文】

5301 春伤于风，邪气留连[1]，乃为洞泄[2]。(《素问·生气通天论》)

【注释】

[1]连:《类经》引"连"作"夏"，属下读。按以《灵枢·论疾诊尺》"春伤于风，夏生后泄肠澼"律之，作"夏"是。

[2]洞泄:即疾泄。《文选·演连珠》云"洞，疾貌。"杨上善曰"食入口还出。"还出即旋出。极言其泄之疾。

【译文】

春天伤于风邪，邪气留滞不去，到了夏天，就会发生洞泄的病。

【原文】

5302 春伤于风，夏生飧泄[1]肠澼。(《灵枢·论疾诊尺》)

【注释】

[1]春伤于风，夏生飧泄:王冰曰:"风中于表，则内应于肝，肝气乘脾，故飧泄。"飧泄，完谷不化的泄泻。

【译文】

春天伤于风邪，到了夏天，就会发生飧泄、痢疾。

【原文】

5303 久风入中，则为肠风飧泄。(《素问·风论》)

【译文】

风邪内入于肠中，则成为肠风、泄泻。

【原文】

5304 温疟者[1]，得之冬中于风[2]，寒气藏于骨髓之中，至春则阳气大发，邪气不能自出[3]，因遇大暑，脑髓烁，肌肉消[4]，腠理发泄，或有所用力[5]，邪气与汗皆出，此病藏于肾[6]，其气先从内出之于外也[7]。(《素问·疟论》)

【注释】

[1] 温疟者：《素问》胡本、读本、赵本、吴本、朝本、藏本、熊本"疟"下并无"者"字。

[2] 冬中于风：孙鼎宜曰："前言夏伤于暑，复言秋伤于风。此又言冬中于风，春遇大暑。足见疟者，因暑风寒湿数气凑合所成。不能拘于一时，又非先受一气，至数气合始成病，而前此则了如平人。前人多误解。"

[3] 邪气不能自出：邪，《甲乙经》作"寒"。何梦瑶曰："'邪'上当有'若'。"

[4] 肌肉消：消，《太素》作"销泽"。按"消、销"通用。"泽"字误，据《病源》《外台》应作"释"。《礼记·月令》"冰冻消释。"此则以"消释"喻人削瘦如冰之消释也。

[5] 或有所用力：《太素》《病源》《外台》"或"并作"因"。

[6] 此病藏于肾：《千金》"病"下有"邪气先"三字。

[7] 出之于外也：《太平圣惠方》"出"下无"之"字。

【译文】

温疟是在冬天中病感受风邪，寒气留在骨髓里而，到了春天阳气生发的时候，如邪气不能自行外出，遇到暑热，就会使人倦怠，头脑昏沉，肌肉消瘦，腠理开泄，或用力劳动，邪气乘虚与汗一齐外出。这种病是邪气先伏藏于肾，它发作的时候，是邪气从内而出外。

二、伏暑、伏热

【原文】

5305 夏伤于暑，秋为痎疟[1]。(《素问·生气通天论》)

【注释】

［1］痎疟，疟疾的总称。

【译文】

夏天伤于暑邪，潜藏于内，到了秋天，就会发生疟疾。

【原文】

5306 夏暑汗不出者，秋成风疟。(《素问·金匮真言论》)

【译文】

炎热的夏天不出汗的话，到了秋天，就会发生风疟。

三、伏湿

【原文】

5307 秋伤于湿，冬生咳嗽。(《素问·阴阳应象大论》)

5308 秋伤于湿，上逆而咳，发为痿厥。(《素问·生气通天论》)

【译文】

秋季伤于湿邪，到了冬季，就容易发生咳嗽。

秋天伤于湿邪，到了冬天，就会随之气逆而咳痰，以致形成痿厥这样的重病。

四、伏寒

【原文】

5309 冬伤于寒，春必温病[1]。(《素问·生气通天论》)

5310 冬伤于寒，春生瘅热[2]。(《灵枢·论疾诊尺》)

【注释】

［1］温病：《素问》明抄本作"病温"。

［2］春生瘅（dān 单）热：杨上善曰："人之冬月，受寒过多，至春必属瘅热之病，此为寒生热也"。瘅热，《素问·阴阳应象大论》作"温病"。

【译文】

冬天伤于寒邪，到了春天，必然会发生温热的病。

冬天伤于寒邪，到了春天，就会发生温热病。

【按语】

天人相应，人以五脏之阴阳通应天地之阴阳，阴阳失调而为邪气，人感之则伤五脏。本节论述邪气伏而后发的发病情况。如春季感受风邪，春气不升，则夏气不长，则风邪内入于肠中，而发为洞泄、肠风、飧泄、肠澼等病；夏季感受暑邪，伏于体内，到秋天又感风寒，外邪引动内邪，邪气交争，出现寒热交作之疟疾；秋天感受湿邪，湿邪伏而不发，损伤脾阳。脾失健运，内生痰湿而储于肺，遇冬寒，则引发咳嗽，或湿邪浸淫，损伤筋脉、骨骼而生痿病；冬季感受寒邪，寒伏郁久化热，至春阳气升发，再感新邪，则易发温病。冬季感受风寒邪气，风寒伏于骨髓，若春阳气升发时，邪气不能祛除，再遇暑热，或劳力过甚，则邪气乘虚与汗并出，则易发温疟。这种邪气伏而后发的发病思想，为后世温病"伏邪"学说奠定了基础。

第四节　七情内伤

七情的性质与致病特点

【原文】

5401 怒则气上，喜则气缓，悲则气消，恐则气下，寒则气收，炅则气泄，惊则气乱，思则气结。(《素问·举痛论》)

【译文】

暴怒则气上逆，大喜则气舒缓，悲哀则气消沉，恐惧则气下却，遇寒则气收敛，受热则气外泄，受惊则气混乱，过劳则气耗散，思虑则气郁结。

【按语】

内伤七情致病，首先影响脏腑气机，损伤脏腑功能而致病，以气机失调为先导。又《灵枢·寿夭刚柔》云："忧恐忿怒伤气，气伤脏，乃病脏。"

不同的情志异常刺激，对机体气机变化的影响亦不同，所致气机的异常，主要表现为气滞不行、气机紊乱及升降反作等形式。由此导致脏腑功能失常，血气分离，阴阳失衡，发为各种疾病。《素问·举痛论》云："百病皆生于气。"

原文中"气上""气下""气消""气结"等，正是临床诊断不同因素致病及其病机特点的高度概括，为制定相应的治疗法则以及遣药组方提供理论依据，具有一定指导作用。

1. 怒

【原文】

5402 怒则[1]气逆，甚则呕血及飧泄，故气上矣。(《素问·举痛论》)

【注释】

[1] 怒则：《圣济总录》引"怒则"上有"百病所生，生于五脏，肺之所主，独主于气，不足有余，盖由虚实，故所病不同，其证亦异"三十三字。

【译文】

大怒则气上逆，严重时可以引起呕血和飧泄，所以说是"气逆"。

【原文】

5403 暴怒伤阴。(《素问·阴阳应象大论》)

【译文】

突然发怒，会损伤阴精。

【原文】

5404 大怒则形气绝[1]，而血菀[2]于上，使人薄厥[3]。(《素问·生气通天论》)

【注释】

[1] 形气绝：马莳曰："形气经络，阻绝不通。"形气，指气血。绝，隔绝。

[2] 菀(yù玉)：通"郁"，郁结。

[3] 薄厥：指因大怒而气血上冲，脏腑经络之气阻绝不通所导致的昏厥。薄，通"暴"，突然。

【译文】

大怒可使人体阳气逆乱，经络隔绝不通，血液郁积于上，发生昏厥，叫作"薄厥"。

【原文】

5405 若有所大怒，气上而不下，积于胁下则伤肝。(《灵枢·邪气脏腑病形》)

【译文】

若大怒，气机上冲不下降，气血郁结在胸胁之下，则损伤肝脏。

【原文】

5406 喜怒不节[1]，则阴气上逆，上逆则下虚，下虚则阳气走之。(《素问·调经论》)

【注释】

[1] 喜怒不节：《新校正》云："按经云'喜怒不节则阴气上逆'，疑剩'喜'字。"《素问识》云："下文云'喜则气下'则此'喜'字衍，新校正为是。"据下文例，疑"喜""不节"三字为衍文。

【译文】

愤怒不加节制，就会使阴气上逆，阴气上逆则下部空虚，下部阴虚则阳气凑合于下部。

2. 喜

【原文】

5407 喜则气和志达，荣卫通利，故气缓矣。(《素问·举痛论》)

【译文】

喜悦则气和顺畅达，营卫之气通利，所以说是"气缓"。

【原文】

5408 暴喜伤阳。(《素问·阴阳应象大论》)

【译文】

突然大喜，会损伤阳气。

3. 思

【原文】

5409 思则心有所存，神有所归，正[1]气留而不行，故气结矣。(《素问·举痛论》)

【注释】

[1]正:《甲乙经》《太素》作"止"。

【译文】

思虑过多则心事留存而不忘怀，精神过分集中，气就会停滞而不能运行，所以说是"气结"。

4. 悲

【原文】

5410 悲则心系急[1]，肺布叶举[2]，而上焦[3]不通，荣卫不散，热气在中，故气消矣。(《素问·举痛论》)

【注释】

[1]悲则心系急：姚止庵曰："心有哀戚则悲，悲虽属肺而原于心，故悲则心系急，急则气敛涩而不外达，故令肺叶胀起，而上焦不通。"

[2]肺布叶举：姚止庵曰："布者胀也，举者起也。肺主气，畏火。气不外达，则热内烁金，肺气痿弱而消散矣。"

[3]而上焦：而上焦，《太素》作"两焦"。

【译文】

悲哀过甚则心系急迫，肺脏扩张而肺叶上举，导致上中两焦不通，营卫之气不得散步，热郁胸中而气耗，所以说是"气消"。

【原文】

5411 悲则气消，消则脉虚空[1]。(《素问·调经论》)

【注释】

[1]消则脉虚空：《太素》"虚"下无"空"字。

【译文】

恐惧、悲哀太过，就会使气消散，气消耗就会使血脉空虚。

【原文】

5412 因悲哀动中者，竭绝而失生[1]。

愁忧者，气闭塞而不行。盛怒者，迷惑而不治。(《灵枢·本神》)

【注释】

[1]竭绝而失生：因内脏精气衰竭而死亡。

【译文】

因悲哀过度而伤及内脏的，就会使精气竭绝而丧失生命。

忧愁过度，上焦肺气闭塞而不畅行。大怒会使神气冲动，惶惑而不能自主。

5. 忧

【原文】

5413 隔塞闭绝、上下不通，则暴忧之病也。（《素问·通评虚实论》）

【译文】

胸膈郁结不舒，气机上下不通，是由于突然忧郁引起的疾病。

【原文】

5414 故贵脱势，虽不中邪，精神内伤，身必败亡。（《素问·疏五过论》）

【译文】

原来地位高贵的人，失势后，其情志抑郁不伸，虽然未中外邪，但由于精神已经内伤，身体必然败亡。

6. 恐

【原文】

5415 恐则精却[1]，却则上焦闭，闭则气还，还则下焦胀，故气下行矣。（《素问·举痛论》）

【注释】

[1] 恐则精却：《类经》云："恐惧伤肾则伤精，故致精却。却者，退也。"

【译文】

恐惧就会使精气衰退，精气下衰使得上焦闭塞，上焦不通，还于下焦，气郁下焦，就会胀满，所以说是"气下"。寒冷之气，能使经络凝滞，营卫之气不得流行，所以说是"气收"。热则腠理开发，营卫之气过于疏泄，汗大出，所以说是"气泄"。

7. 惊

【原文】

5416 惊则心无所倚，神无所归，虑无所定，故气乱矣。(《素问·举痛论》)

【译文】

过忧则心悸如无依靠，神气无所归宿，心中疑虑不定，所以说是"气乱"。

【原文】

5417 惊而夺精[1]，汗出于心。(《素问·经脉别论》)

【注释】

[1]惊而夺精：王冰曰："惊而夺精，神气乃浮，阳内薄之，故汗出于心也。"指受了惊恐后，精神受到损伤。

【译文】

受到惊恐后，精神损伤，汗出于心。

【按语】

1. 情志致病的特点

情感是人对外界事物的内心体验及反应，是维持人的生理、心理稳定的重要条件。超出了一定的正常范围的过于强烈、持久的外界事物刺激，或过于敏感、激烈的内心体验和反应的时候，若人不善于调节情绪，任情志恣意放纵，就会损伤神气，进而殃及脏腑，产生疾病。

过度愤怒、喜乐、思虑、悲哀、恐惧、愁忧的情志变化，分别损害五脏所主的心神、脾意、肝魂、肺魄、肾志。情志过极对人的危害极大，如发展到神形两伤，五脏精气耗竭，神气衰微，则预后不良。

2. 神伤致病的机理

情志过极导致气机紊乱，是神伤致形伤的主要机理。如《灵枢·本神》云："喜乐者，神惮散而不藏；愁忧者，气闭塞而不行"就属气机紊乱中的气行涣散和气行郁结的病机。这与《素问·举痛论》云："怒则气上""喜则气缓""悲则气消""恐则气下""惊则气乱""思则气结"等论述的基本思想是一致的。气的升、降、出、入是脏腑功能活动的基本形式，气机紊乱可直接导致脏腑功能失调，日久可产生痰、瘀、水、火等变证，进一步加剧脏腑功能的失调。痰、瘀又成为继发性病因，导致脏腑更为复杂的病变。因此，从中医学的角度审视，神伤形可引起机体多种病变，故张志聪云："情志伤而及于形。"临床应用中，应重视情志因素对疾病的影响。

第五节 饮食失宜

一、饥饱不节

1. 过饱

【原文】

5501 因而饱食，筋脉横解[1]，肠澼[2]为痔；因而大饮，则气逆[3]。（《素问·生气通天论》）

【注释】

[1] 横解：横逆损伤。

[2] 肠澼：指痢疾。

[3] 因而大饮，则气逆：王冰曰："饮多则肺布叶举，故气逆而上奔也。"

【译文】

如果由于吃得太饱，胃肠间的筋脉必因食物填塞而横逆损伤，就会发生下痢脓血或变为痔疮；如果由于饮酒过度，则会使气机上逆。

【原文】

5502 饮食自倍[1]，肠胃乃伤。（《素问·痹论》）

【注释】

[1] 自倍：指若过多。"自"假设连词，有"若"义。

【译文】

若饮食过多，肠胃就要受伤。

【原文】

5503 卒然多饮食，则肠满。(《灵枢·百病始生》)

【译文】

突然饮食过多，就会导致肠胃胀满。

【原文】

5504 饮食饱甚，汗出于胃。(《素问·经脉别论》)

【译文】

饮食过饱的时候，则食气蒸发而汗出于胃。

2. 过腻

【原文】

5505 高粱[1]之变，足生大丁[2]。(《素问·生气通天论》)

【注释】

[1] 高粱：通"膏粱"，指肉食美味。

[2] 足生大丁：足以导致疔疮的生长。丁，通"疔"。

【译文】

过食肉食美味的人，多生严重的疔疮。

3. 过饥

【原文】

5506 谷不入，半日则气衰；一日则气少矣。(《灵枢·五味论》)

【译文】

半天不摄入饮食，就会导致精气衰减，一天不摄入饮食，就会导致精气虚损。

4. 寒热

【原文】

5507 水谷之寒热，感则害于六腑[1]。(《素问·阴阳应象大论》)

【注释】

[1] 害于六腑：饮食之味，贵于和平。偏于寒则凝滞，偏于热则干燥。

【译文】

如果感受了饮食的寒热之邪，就会使六腑受到伤害。

【按语】

1. 关于饥饱不节

过饱是指摄入食量太多，超过胃肠承受的限度，成为致病因素，此即《素问·痹论》"饮食自倍，肠胃乃伤"之义。过饱可伤肠胃：伤肠，则肠道传导功能异常而有腹痛、泄泻等病证；伤胃，则胃气的受纳、和降、腐熟水谷的功能失常，就会发生恶心、呕吐、嗳腐吞酸、厌食、胃脘胀痛等症状。

《素问·奇病论》云："肥者令人内热，甘者令人中满。"偏嗜厚味，高热量饮食摄入过多，以至于精气过度充盈，肥甘厚味，往往会阻碍气机，壅滞脾胃，不能转输而郁滞于中焦，郁久化热的缘故。热盛腐肉，故常常合并皮肉感染化脓而生疮疡。《素问·生气通天论》云："高梁之变，足生大丁"即是对长期过食厚味，营养过剩所引起疮疡的发生机理的概括。

过饥则因摄食量不足，营养人体的精、气、血、津液等精微物质的化生不足，是发生虚性病症的原因之一。又如《灵枢·平人绝谷》云："平人不食饮七日而死者，水谷精气津液皆尽故也"。因此《素问·平人气象论》云："人以水谷为本，故人绝水谷则死"。

《内经》主张饮食适量，反对饥饱失常和饮食过寒或过热。饮食过量会造成正气及胃肠的损伤，久之则折损寿命。饮食过少则脾胃运化乏源，后天之气产生不足，久之则先天、后天俱不足。饮食过寒，就会使气血凝滞。饮食过热，就会使津亏血燥。过寒过热均可损伤六腑。饮食的失常最终均可导致气机逆乱，后患无穷。

2. 关于饮食寒热

饮食的冷热也是不可忽视一环，《灵枢·师传》云："食饮者，热无灼灼，寒无沧沧。寒温中适，故气将持，乃不致邪僻也。"饮食不可过热，也不可过凉，寒温适中，可保持平衡，而无偏盛偏衰之弊，邪气也就无从发生。

后世在《内经》有关论述的基础上有所发挥，提出了"淡食"的建议，如《格致余论》中有"茹淡论"专篇，主张均衡饮食，多食天赋之味和自然之物，认为"天之所赋者，若谷、菽、菜、果，自然冲和之味，有食入补阴之功"。

二、五味失和

【原文】

5508 味过于酸，肝气以津[1]，脾气乃绝；味过于咸，大骨气劳[2]，短肌，心气抑[3]；味过于甘[4]，心气喘满，色黑，肾气不衡；味过于苦，脾气不濡，胃气乃厚；味过于辛，筋脉沮[5]弛，精神乃央[6]。（《素问·生气通天论》）

【注释】

[1] 津：张介宾曰："津，溢也。酸入肝，过于酸则肝气溢。酸从木化，木实克土，故脾气乃绝。"

[2] 大骨气劳：张介宾曰："劳，困剧也。"大骨，指高骨。

[3] 心气抑：指不舒畅之意。王冰曰："心气抑滞而不行。"

[4] 甘：《太素》作"苦"。后文味过于苦，《太素》作"味过于甘"，可参。

[5] 沮：败坏。

[6] 央：央通"殃"，即受伤的意思。

【译文】

过食酸味的食物，则肝气太盛，从而导致脾气衰竭；过食咸味的东西，则大骨受伤，肌肉萎缩，心气抑郁；过食甜味的东西，则心气烦闷不安，面色黑，肾气失于平衡；过食苦味的东西，则脾气不能濡润，消化不良，胃部胀满；过食辛味的东西，则筋脉败坏而松弛，精神也同时受到损害。

【原文】

5509 是故多食咸，则脉凝泣[1]而变色；多食苦，则皮槁而毛拔；多食辛，则筋急而爪枯；多食酸，则肉胝皱[2]而唇揭[3]；多食甘，则骨痛而发落，此五味之所伤也。（《素问·五脏生成论》）

【注释】

[1] 脉凝泣：血脉流行不畅通。泣，通"涩"。

[2] 胝皱（zhī zhòu 支皱）：皮厚而皱缩。胝，皮肉粗厚。皱，皱缩。

[3] 揭：掀起。

【译文】

过食咸味的，会使血脉流行凝涩不畅通，并且色泽会发生变化；过食苦味的，会使皮肤枯槁，而毛发随之脱落；过食辛味的，会使筋脉挛急，爪甲也会枯槁；过食酸味的，会使肌肉变厚而皱缩，嘴唇也会掀起；过食甜味的，会使骨骼发生疼痛，头发也会脱落；这些变化，都是由于饮食五味的偏嗜而受到的伤害。

【原文】

5510 酸走筋，多食之，令人癃[1]；咸走血，多食之，令人渴；辛走气，多食之，令人洞心[2]；苦走骨，多食之，令人变呕；甘走肉，多食之，令人悗心[3]。(《灵枢·五味论》)

【注释】

[1] 癃：小便不通。

[2] 令人洞心：心中空虚感。

[3] 悗心：烦闷之意。

【译文】

酸味多喜入筋脉，多食酸味，能使小便不通；咸味多喜入血，多食咸味，会引起口渴；辛味多喜入气分，多食辛味，能使人心中空虚；苦味多喜入骨骼，多食苦味，能使人呕吐；甘味多喜入肌肉，多食甘味，会使人心中烦闷。

【按语】

1. 五味偏嗜的致病原理

一是损伤与其五行属性相同的内脏及相关组织。例如过食"酸"伤筋、伤肝。饮食五味之偏致使各脏内部阴阳气血的关系失常。合理的调配饮食五味，可以增益脏腑之气，如果偏嗜某味时则可使与该种食物滋味五行属性相同的脏腑之气偏盛而发病。

二是导致五脏之间的生克关系失常而发病。五行之间的存在生克制化关系，如果长期偏嗜某一种滋味，就可能使与之五行属性相同的脏腑之气偏盛，打破了五脏之间正常的生克制化关系而发病。

2. 关于五味养生

《素问·藏脏气法时论》云："五谷为养，五果为助，五畜为益，五菜为充,气味合而服之,以补精益气。"所谓"五",即代表多种饮食物。多样化饮食,可使人体的营养均衡,以满足生理的需求。如五味偏嗜,可造成内脏损伤,导致多种疾病。

五味偏嗜不仅引起疾病,长此以往,还会使人缩短寿命,故《素问·至真要大论》云:"久而增气,物化之常也,气增而久,夭之由也。"又《素问·生气通天论》云:"是故谨和五味,骨正筋柔,气血以流,腠理以密,如是则骨气以精,谨道如法,长有天命。"

可见,由于饮食五味既可以利用以做好养生,也因五味的偏嗜会引起人体的营养失衡,阴阳失调,引起五脏之间的生克制化有序状态的破坏而致病。

第六节　劳逸失度

一、过劳

【原文】
5601 饮食、劳倦即伤脾。(《素问·本病论》)
【译文】
人们饮食不节、劳倦过度则容易伤脾脏。
【原文】
5602 劳则喘息汗出,外内皆越,故气耗矣。(《素问·举痛论》)
【译文】
劳役过度则气喘汗出,内见喘息,外见汗出,内外之气皆越出常态,所以说劳则气耗。
【原文】
5603 久视伤血……久立伤骨,久行伤筋。(《素问·宣明五气》)
【译文】
过度的目视,可以伤血……过度的站立,可以伤骨,过度的行走,可以伤筋。

【原文】

5604 以妄为常，醉以入房，以欲竭其精，以耗散其真[1]，不知持满[2]，不时御神[3]，务快其心，逆于生乐，起居无节，故半百而衰也。(《素问·上古天真论》)

【注释】

[1] 真：真气，真元。

[2] 不知持满：不懂得保养精气，而纵欲妄泄。持，保持。持满，保持精力的充满。

[3] 不时御神：经常过分的使用精神。御，驾驭和使用。神，精神，精力。

【译文】

人们把不正当的事情当作经常的生活，醉酒后还肆行房事，纵情色欲，竭尽精力，过于消耗，使真元散失，不知道保持精力的充满，经常地过分使用精力，贪图一时的快乐，违反了养生的乐趣，作息没有规律，所以五十岁左右便衰老了。

二、过逸

【原文】

5605 久卧伤气，久坐伤肉。(《素问·宣明五气》)

【译文】

久卧，会耗伤人体之气；久坐，会耗伤人体的肌肉。

【按语】

《素问·经脉别论》云："生病起于过用。"过用，即过度作用。人体的正常生活行为，包括劳作、房事、休息等，应有所节制而不可太过，若超过了机体协调和适应的能力，就会损伤阴阳气血及脏腑功能，最终使人患病，这是人之过用。这种病因观是与中国古代哲学中的"过犹不及"、"过则为灾"是一脉相承的。因此，形劳过度、房事过劳、过逸，均可引起疾病的发生。

形劳过度是指形体用力太过，或者超负荷的大运动量，或者超负荷的负重，这都可造成身体的伤害。无论是"持重远行"，或者"摇体劳苦"，都会大量出汗，津液耗散，气随津耗，而耗气伤津。

气充则力强，气少则力弱，无气则无力。肢体负重、运动量太大直接耗伤产生力量的正气。加之形劳过程中呼吸急促，导致肺气损伤，脏腑之气过量消耗而不足，引起疲力、头晕、目眩等症状。

房劳过度之所以成为致病因素的机理在于：一是房事过度消耗损伤体能，直接损伤内脏的精气。二是生殖之精排泄过多，直接损伤肾精，肾精损伤后，一方面会造成精不化髓，不能养骨充脑，出现脑髓失充的症状；另一方面可因伤精太过而使人体抗病能力低下，易被外邪侵袭而生病。《素问·金匮真言论》云："夫精者，身之本也。故藏于精者，春不病温"。三是过度房事不仅仅损伤肾精，久而久之，还可以引起五脏六腑精气也随之而消损。《素问·上古天真论》云："肾者主水，受五脏六腑之精而藏之"，如果房事过度，使肾精大量耗损，不但病理性地加快了"五脏六腑之精"向肾脏方向的输送、补充和归藏，而且会因肾精不足，向五脏六腑反向调节的作用减弱，导致五脏六腑也随之虚衰，这就是《灵枢·本神》云："肾气虚则……五脏不安"发生的机理。

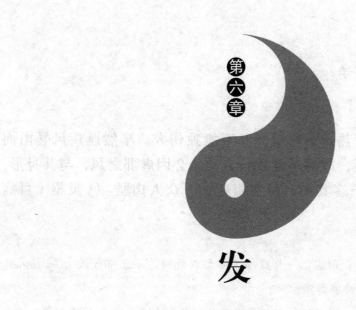

第六章

发病

第一节 发病原理

一、邪正斗争

【原文】

6101 风雨寒热，不得虚，邪不能独伤人。卒然逢疾风暴雨而不病者，盖无虚，故邪不能独伤人。此必因虚邪之风，与其身形，两虚相得[1]，乃客其形，两实相逢[2]，众人肉坚。(《灵枢·百病始生》)

【注释】

[1] 两虚相得：两虚，一指虚邪（即足以致病的不正常气候），一指人体虚弱，两者相合，故能得病。

[2] 两实相逢：指正风（即外界正常的气候）与人体正气不虚相遇。

【译文】

风雨寒热，如果不是遇到正气亏虚，是不能单独伤害人体而致病的。突然遭遇疾风暴雨而不生病的，就是因为他正气不虚，故邪气不能单独伤人致病。凡是疾病的发生，必然是人体正气亏虚，又感受了虚邪贼风，两虚相互结合，外邪才可侵体发病。如果四时之气正常，且人身体强健，皮肉坚实，就不易发生疾病。

【原文】

6102 余闻百疾之始期也，必生于风雨寒暑，循毫毛而入腠理，或复还，或留止，或为风肿汗出，或为消瘅，或为寒热，或为留痹，或为积聚。奇邪淫溢，不可胜数。(《灵枢·五变》)

【译文】

我听说各种疾病在开始发生的时候，都由风、雨、寒、暑等外邪从皮毛而入腠理，但有的入而复出，有的留滞于内，有的就形成风肿汗出，或发为消瘅，或为寒热，或形成留痹，或成为积聚。这种邪气散漫于人体内，便会发生无以计数的病证。

【原文】

6103 贼风数至，虚邪朝夕，内至五脏骨髓，外伤空窍肌肤。（《素问·移精变气论》）

【译文】

人们常常遭受虚邪贼风侵袭，入内侵犯五脏骨髓，对外伤害孔窍肌肤。

【原文】

6104 虚邪者，八正[1]之虚邪气也。正邪者，身形若用力，汗出腠理开，逢虚风，其中人也微，故莫见其情，莫见其形。（《素问·八正神明论》）

【注释】

[1] 八正：八节也，指春分、秋分、夏至、冬至、立春、立夏、立秋、立冬八个时令。

【译文】

虚邪，就是指四时八节的贼风虚邪；正邪，就是人在劳累时汗出腠理开，进而遭受虚风。正邪伤人轻微，所以一般的医生就观察不到他的病情，也不能看到他的明显症状。

【原文】

6105 邪之中人，或中于阴，或中于阳，上下左右，无有恒常。（《灵枢·邪气脏腑病形》）

【译文】

外邪伤人，有的伤在阴经，有的伤在阳经，或在上部或在下部，或在左，或在右，没有固定的部位。

【原文】

6106 正气者，正风也，从一方来，非实风，又非虚风也。邪气者，虚风之贼伤人也，其中人也深，不能自去。正风者，其中人也浅，合而自去，其气来柔弱，不能胜真气，故自去。（《灵枢·刺节

真邪》)

【译文】

正气即正风，是从与四时的变化相一致的方向而来，既不是剧烈的实风，也不是逆于四时的虚风。所谓邪气是指使人致病的虚邪贼风，它侵犯人体的部位较深，不能自行消退。正风侵袭人体部位轻浅，若与人身真气相遇之后即自行消退，因为正风来的比较柔和软弱，不能胜人体真气，所以可以自行消散。

【按语】

发病是机体正气不足以抗拒病邪侵害而导致疾病发生的过程，《内经》认为其机理主要取决于正气与邪气斗争的胜负，"两实相逢，众人肉坚"，为正气充足，邪气不犯，故机体不发病；若"两虚相得，乃客其形"，则为正气不足以抗拒病邪侵袭而发病。《内经》在正邪双方的分析中，又特别强调正气在发病中的作用。"风雨寒热，不得虚，邪不能独伤人。"以及"卒然逢疾风暴雨而不病者，盖无虚，故邪不能独伤人。"均说明邪气在发病过程中只是一个条件，而正气不足则是发病与否的决定因素。一般情况下，外在的病邪必须通过内在的正虚而致病。这一观点与《素问·评热病论》的"邪之所凑，其气必虚"、《素问遗篇·刺法论》的"正气存内，邪不可干"的观点相同，均突出了正气在发病中的主导作用奠定了中医学以内因为主的发病观。

"两虚相得，乃客其形"的邪正斗争发病理论，也为临床上确立扶正祛邪治疗原则奠定了理论基础。临床治疗疾病，就是要遵循扶助正气，祛除邪气的原则，采取一切办法，改变邪正双方的力量对比，使正气不断壮大，邪气不断衰减，促使疾病早日向好转、痊愈方向转化。同时，又由于正气不足是疾病发病的主要内在因素，临床治疗疾病时，中医学十分强调扶正的重要性，将其视为预防疾病和提高抗邪能力与康复能力的基本法则，由此引申出来的益气、养血、滋阴、温阳、填精、壮骨、增液，以及补养五脏精气阴阳等各种治法，在临床上得到广泛应用。

需要注意的是，对于"盖无虚，故邪不能独伤人"的理解也不拘泥，不可认为只要"正气存内"，就能"邪不可干"。《内经》在重视正气的同时，也十分强调《素问·刺法论》所提倡的"避其毒气"以及《素问·上古天真论》提出的"虚邪贼风，避之有时"，因此，我们要正确认识《内经》发病观，全面把握正气与邪气在发病中的意义，切不可断章取义。

二、四时外邪

【原文】

6107 其中于虚邪也，因于天时，与其身形，参以虚实[1]，大病乃成。（《灵枢·百病始生》）

【注释】

[1] 参以虚实：参，合；虚，指正气虚；实，指邪气实。指参合正虚与邪实两种病机变化。

【译文】

人为虚邪所伤，是由于天时不正之气与人体正气虚弱，正虚与邪实相合，才能发生严重的疾病。

【原文】

6108 黄帝曰：其有卒然暴病暴死者，何也？少师答曰：三虚者，其死暴疾也；得三实者，邪不能伤人也。黄帝曰：愿闻三虚。少师曰：乘年之衰，逢月之空，失时之和，因为贼风所伤，是谓三虚。故论不知三虚，工反为粗。（《灵枢·岁露》）

【译文】

黄帝说：有人突然暴死，也有人突然发生急病，这是什么原因呢？少师回答说：由于人体质虚弱，又逢三虚，即暴病或病亡。而得三实者，就不会被邪气侵扰而致病。黄帝说：想听听三虚的道理。少师说：在岁气不及的虚年，遇月缺不全的时候，又逢时令气候异常，因而很容易受虚邪贼风的伤害，这就是所谓的三虚。因此，在论述疾病的时候，不知道"三虚"在发病中所起的作用，这样的医生只能被称为粗工。

【原文】

6109 四时者，所以分春秋冬夏之气所在[1]，以时调之，八正[2]之虚邪，而避之勿犯也。以身之虚而逢天之虚，两虚相感，其气至骨，入则伤五脏。（《素问·八正神明论》）

【注释】

[1] 四时之气所在：春气在经脉，夏气在孙络，秋气在皮肤，冬气在骨髓。

[2] 八正：八节之气。八节指春分、秋分、夏至、冬至、立春、立夏、立秋、立冬八个时令。

【译文】

观察四时，可以分别春夏秋冬之所在，以便随时序来调养，可避免八方不正之气以不受其侵犯。假如身体虚弱，再遭受自然界虚邪贼风的侵袭，两虚相互交感，邪气就可以侵犯至筋骨，甚者入内伤害五脏。

【原文】

6110 先立其年，以知其时[1]。时高则起，时下则殆[2]。虽不陷下，当年有冲道，其病必起[3]。是谓因形而生病[4]，五变之纪也。（《灵枢·五变》）

【注释】

[1] 先立其年，以知其时：先确立代表年岁的干支，然后知道五运六气与时气的配合关系。

[2] 时高则起，时下则殆：《类经》云："凡病遇生王，则时之高也，故可以起。起，愈也。如逢衰克，则时之下也，病当危殆也。"

[3] 虽不陷下，当年有冲道，其病必起：《类经》云："虽非衰克陷下之时，而年有所冲，则气有所通，其病亦因而起。此非上节之所谓起也。"起，发生。

[4] 因形而生病：因形体的五行属性与岁纪的五行相冲而发病。

【译文】

想要明确疾病与时令的关系，首先要确定代表年岁干支的五运六气，然后定出主时主气。如果客气胜于主气，气候变化不强烈，疾病可以转安或痊愈；如遇主气胜于客气，气候变化强烈，疾病就会加重甚至危殆。有的虽然某一时令气候变化不强烈，但因年运对其的影响，也可引起发病，这与个人的体质情况与年运五行属性相冲有关，以上都是五变的纲要。

【原文】

6111 春秋冬夏，四时阴阳，生病起于过用，此为常也。(《素问·经脉别论》)

【译文】

春夏秋冬、四时阴阳变化之中，生病的原因，多由于体力、饮食、劳累、精神等过度所致，这是一种通常的情况。

【原文】

6112 东风生于春，病在肝，俞在颈项；南风生于夏，病在心，俞在胸胁；西风生于秋，病在肺，俞在肩背；北风生于冬，病在肾，俞在腰股；中央为土，病在脾，俞在脊……故春善病鼽衄[1]，仲夏善病胸胁，长夏善病洞泄寒中[2]，秋善病风疟[3]，冬善痹厥[4]。(《素问·金匮真言论》)

【注释】

[1] 鼽衄：鼽，鼻塞流涕；衄，流鼻血。

[2] 寒中：寒气在中，亦即里寒证。

[3] 风疟：疟疾的一种。

[4] 痹厥：手足麻木逆冷。

【译文】

东风常见于春季，病变往往发生在肝经，应该取颈项部的穴位来治疗；南风常见于夏季，病变往往发生在心经，应该取胸胁部的穴位来治疗；西风常见于秋季，病变往往发生在肺经，应该取肩背部的穴位来治疗；北风常见于冬季，病变常常发生在肾经，应该取腰股部的穴位来治疗；长夏在四季的中央，根据五行来说，中央为土，病变常常发生在脾经，应该取脊背部的穴位来治疗……春天多病鼽衄，夏天多病胸胁，长夏多病里寒泄泻，秋天多病风疟，冬天多病痹厥。

【按语】

三虚，指乘年之衰、逢月之空、失时之和三方面内容。其中乘年之衰包括五运不及之年、司天在泉之气失守之年、一年之中的冬至日夏至日和人体的生命流年遭受天运的克制的年份等；逢月之空指下弦月后至卜月上弦月前的时间段,即为农历二十九至下月的农历初七,历经大约八天的时间;失时之和指一年四季的气候失宜和违背四时节律的生活作息方式。反映了《内经》以年、月、时为核心并结合人体正气不足,而易为"外邪所凑"的发病观。

具体而言,乘年之衰的五运不及之年,因气运不足,身体也同时表现脏腑之气不足的状态,正气也相应不足,不胜之邪容易妄行致病;而在生命流年遭受天运克制的年份,一般是人生从七岁开始,以后每加九年的年份是虚年,人体相应地也表现为正气不足,容易感受邪气而患病。逢月之空的下弦月后至下月上弦月前的一段时间,往往人体气血不足、腠理疏松,此时容易为邪气侵入深入而暴病;且如患宿疾,在此时也很容易在逢月之空时两虚叠加,更容易发病。失时之和则是指四时气候异常的情况下,人体脏腑气机运行乖常,气血运行逆乱,五脏不能顺时长养,容易表现为正气亏虚和气机逆乱的状态,且与人体生长化收藏之气不相奉和,人体气机内乱而致"虚",营卫逆行而致病。

"三虚"是外邪致生大病的关键。当天时三虚与身形之虚相合,人体正气匮乏于内,可以引发虚邪的长驱直入,最终导致大病的形成;三虚与患病的程度有关,乘年之虚、失时之和、遇月之空三个天时如果单独或两个或同时三者并存时,若遭受邪气侵袭,所患病的程度是不一样的,存在的因素越多,患的疾病程度越重。假若三虚之时遭受虚邪,则积重难返,导致卒然暴病暴死。

三、体质

【原文】

6113 人之居处、动静、勇怯[1],脉亦为之变乎?岐伯对曰:凡人之惊恐、恚劳[2]、动静,皆为变也。是以夜行则喘出于肾,淫气[3]病肺。有所堕恐,喘出于肝,淫气害脾。有所惊恐,喘出于肺,淫气伤心。度水跌仆,喘出于肾与骨,当是之时,勇者气行则已,怯者则着而为病也。(《素问·经脉别论》)

【注释】

[1] 勇怯:这里代指体质强弱。

[2] 恚劳:指人的情志变化活动。

［3］淫气：指妄行逆乱之气。

【译文】

人们的居处环境、活动、安静、勇敢、怯懦有所不同，其经脉气血也随之而发生变化？岐伯说：人在惊恐、愤怒、劳累、活动和安静的情况下，经脉气血都要受到影响而发生变化。所以夜间远行劳累，就会扰动肾气，使肾气不能闭藏而外泄，则气喘出于肾脏，其偏胜之气，就会侵犯肺脏。假若因坠堕而受到恐吓，就会扰动肝气，而喘出于肝，其偏胜之气侵犯脾脏。或有所惊恐，神气逆乱，喘出于肺，其偏胜之气就会侵犯心脏。涉水而跌仆，肾主骨，水湿之气通于肾，致使肾气和骨气受到扰动，而喘出于肾与骨，在这种情况下，身体强盛的人，气血畅行，不会发生病变；怯弱的人，气血留滞，就容易发生病变。

【原文】

6114 一时遇风，同时得病，其病各异，愿闻其故……夫木之蚤花先生叶者，遇春霜烈风，则花落而叶萎；久曝大旱，则脆木薄皮者，枝条汁少而叶萎；久阴淫雨，则薄皮多汁者，皮溃而漉；卒风暴起，则刚脆之木，枝折杌伤。秋霜疾风，则刚脆之木，根摇而叶落。凡此五者，各有所伤，况于人乎……人之有常病也，亦因其骨节、皮肤、腠理之不坚固者，邪之所舍也，故常为病也。（《灵枢·五变》）

【译文】

同时感受风邪，同时得病，为何它们的病证各不相同？大凡树木开花长叶早的，遇到春霜和大风，就会花落叶萎。假若发生长时间的烈日干旱，质脆皮薄的树木，其枝条水分减少，树叶便会枯萎；长期阴雨连绵，就会使皮薄含水分多的树木的树皮溃烂渗液。假若突然起了暴风，就会使性质刚脆的树木干枝折伤。假使秋天下霜又加上大风，就会使性质刚脆的树木，根摇叶坠。上述五种不同的情况，各有其损伤的原因及程度的不同，何况人呢？人体容易患病，也是因为骨节、皮肤、腠理的不坚固，容易为邪气所侵犯而稽留，所以容易发病。

【原文】

6115 其人肥则风气不得外泄，则为热中^[1]而目黄；人瘦则外泄

而寒，则为寒中[2]而泣出。(《素问·风论》)

【注释】

[1] 热中：指体内郁热。

[2] 寒中：指机体阴寒。

【译文】

假若病人身体肥胖，腠理致密，则风邪不能向外发泄，稽留体内则郁而化热，形成热中病，症见目珠发黄。假若病人身体瘦弱，腠理疏松，则阳气外泄而阴寒内盛，形成寒中病，症见眼泪自出。

【按语】

1. 体质与发病

《内经》发病观特别强调正气的主导作用，而正气强弱则以体质为基础。体质壮实者，正气旺盛而不易受邪发病，或病发轻浅；而体质衰弱者，正气虚损易被邪气侵犯，或病发较重，如经文所言"勇者气行则已，怯者则着而为病也。"所谓勇与怯，是体质强弱的两种不同状态，对于体质强壮的勇者而言，因其经脉和调，气血通畅，虽遭遇夜行、堕坠、惊恐、渡水、跌仆等刺激，也只是出现一时性的生理反应，通过脏腑气血的自身调节，机体很快就能重新恢复平衡协调，从而不发生疾病。但若体质虚弱之怯者，因其脏腑经脉失调，气血不和，当受到以上诸种不良刺激时，脏腑功能难以进行自身调节，无法恢复阴阳平衡状态，机体即可发病。可见，致病因素作用于人体后是否发病，与人的体质因素有重要关系。

另外，《内经》从树木质地的坚脆差异会影响其抗御灾害能力不同为喻，说明体质差异对各种邪气的易感性不同，导致发病也有种种区别。经文提出了"一时遇风，同时得病，其病各异"的体质差异化命题，将人体体质比喻为自然界树木的不同质地，因其有质脆皮弛、脆木薄皮、薄皮多汁，以及刚脆早花等不同表现，相类似于人体体质各异，其所引发的发病情况也就大不一样，说明机体"同时得病，或病此，或病彼"乃由于体质差异所致。同时，也通过对树木受伤缘于枝叶枯落的分析，推测人体之发病多是病邪通过伤害骨节、皮肤、腠理等形体所致，说明《内经》体质理论偏重于形质差异的特点。同时，由于病人年龄不同，体质各异，好发病证不同，治疗就要有不同的针对性。少年之人其病相对单纯，病位较浅，故治在经；壮年则恃强欠节制多内伤，病证复杂，故治在脏；老年则多脾胃虚衰，传化乏力，故治在腑。提示在临床治疗疾病时，应重视患者的体质情况，制定个体化的治疗方案。

2. 有关喘证发病的认识

喘即喘息，是不同致病因素作用于人体后，脏腑经脉气血运行失常，导致肺气上逆的病证。正常情况下，肺主呼吸与宣发肃降，又主治节朝百脉，通过经脉气血与五脏六腑密切联系，而由于夜行、堕坠、惊恐、渡水、跌仆等起居、情志因素刺激，可以导致五脏气机不利，继而影响肺气宣降，而致肺气上逆发为喘证。经文所述喘可出于五脏而发病，是机体五脏有机整体联系的反映，同样的观点也见于《素问·经脉别论》"汗"证发病以及《素问·咳论》"五脏六腑皆令人咳，非独肺也"、《素问·痿论》"五脏使人痿"等诸多论述中。提示我们，疾病的发生是病因作用下五脏经脉气血失常的结果，在临证分析病变发生机理时，既要把握病证固有的发病特点，又必须具备脏腑病理相互影响的中医发病学的整体思想。

第二节　发病类型

一、感而即发

【原文】

6201 天之邪气，感则害人五脏；水谷之寒热，感则害于六腑；地之湿气，感则害皮肉筋脉。(《素问·阴阳应象大论》)

【译文】

天之邪气，侵袭人体就会伤害五脏；饮食或寒或热，就会损害人的六腑；地之湿气，感受了就能损害人的皮肉筋脉。

【原文】

6202 因于露风，乃生寒热。(《素问·生气通天论》)

【译文】

由于雾露风寒之邪侵犯，就会发生寒热。

二、伏而后发

【原文】

6203 春伤于风，邪气留连，乃为洞泄[1]，夏伤于暑，秋为痎疟。秋伤于湿，上逆为咳，发为痿厥。冬伤于寒，春必温病[2]。(《素问·生气通天论》)

【注释】

[1] 洞泄：张琦曰："风邪通肝必克脾土，脾郁不能消化，水谷并入二肠，肝之上升必随脾土，脾阳既郁，木气亦不得直升，遂决二肠为洞泄，故飧泄肠澼之象必责肝脾。"

[2] 春必温病：张志聪曰："冬伤于寒，邪不即发，寒气伏藏，春时阳气外出，邪随气而化热，发为温病。"

【译文】

春天伤于风邪，留而不去。到了夏天就容易发生泄泻；夏天伤于暑邪，秋天就容易发生疟疾。秋天伤于湿邪，邪气上逆，到了冬天就容易发生咳嗽。冬天伤于寒邪，到了春天就容易发生温病。

【原文】

6204 冬伤于寒，春生瘅热；春伤于风，夏生飧泄肠澼[1]，夏伤于暑，秋生痎疟[2]；秋伤于湿，冬生咳嗽。(《灵枢·论疾诊尺》)

【注释】

[1] 飧泄肠澼：飧泄，指食不化而泻下。肠澼，杨上善《太素·调阴阳》云："澼，泄脓血也。"

[2] 痎疟：马莳曰："痎疟者，疟之总称也"。

【译文】

冬天感受了寒邪而不即发病，到了春天就容易发为温热病；春天感受了风邪不即发病，到了夏天就容易发为泄泻、痢疾病；夏天感受暑邪不即发病，到了秋天就容易发生疟疾；秋季感受了湿邪不即发病，到了冬天就容易发为咳嗽。

【按语】

1."藏于精者，春不病温"的理解

肾精是禀受于父母并与后天水谷精微相融合的一种精微物质，藏之在肾，为构成人体和维持人体生命活动的物质基础，故称之为"身之本"。一般情况下，若机体肾精充足，正气健旺，其抵御外邪的作用就强大，人体就能免于发病，即所谓"藏于精者，春不病温"。反之若肾精不足，正气亏虚，则正不胜邪，无力抵抗外邪侵犯和驱邪外出，人体就会发病或加重病情，或留伏体内至来年春季发为"伏气温病"。提示我们保养肾精、固护正气对于"治未病"增强体质及临床扶正固本等均具有重要意义。

2.伏邪发病观

依据正邪双方斗争胜负的发病学原理，《内经》还提出伏邪发病的理论。所谓伏邪者，即指藏于体内而不立即发病的病邪，多见于外感疾病。由于邪气侵犯人体，正气被束，不能托邪外出，使邪气得以伏匿，至下一季节因某种病因诱发而发病；或七情所伤、饮食失宜，痰浊、瘀血、内毒等致病因素伏藏于脏腑，因正气虚弱或七情、痰饮、饮食等病邪而触发或加重。如清·刘吉人《伏邪新书》所云："感六淫而即发病者，轻者谓之伤，重者谓之中。感六淫而不即病，过后方发者，总谓之曰伏邪。已发者而治不得法，病情隐伏，亦谓之曰伏邪。有初感治不得法，正气内伤，邪气内陷，暂时假愈，后仍作者，亦谓之曰伏邪。有已治愈，而未能除尽病根，遗邪内伏，后又复发，亦谓之曰伏邪。"可见这种邪气内伏，过时而发的观点导源于《内经》，在《素问·四气调神大论》《素问·生气通天论》《灵枢·贼风》等篇中皆有述及，开创了中医伏邪发病学说的先河，后世医家在此基础上有所拓展，用以说明临床上许多疾病的发生、发展与转归，并有效指导其立法与治疗。

3."秋伤于湿"的理解

《内经》中多次论述到四时四气所伤，皆谓"秋伤于湿"，如《素问·生气通天论》云："秋伤于湿，上逆而咳，发为痿厥"，《素问·阴阳应象大论》云："秋伤于湿，冬生咳嗽。"《灵枢·论疾诊尺》云："秋伤于湿，冬生咳嗽。"

对此历代注家也多随文注释，如元·王履《医经溯洄集》云："秋虽亦有三月，然长夏之湿令，每侵过于秋而行，故曰秋伤于湿。"明·张介宾曰："湿土用事于长夏之末，故秋伤于湿也。"但是清·喻昌对此提出异议，其曰："《内经》病机十九条独遗燥气，它凡秋伤于燥，皆谓秋伤于湿。历代诸贤，随文作解，弗察其讹。"并进一步指出："燥之与湿，有天壤之殊。燥者，天气也，湿者，地气也。水流湿，火就燥，各从其类，此胜彼负，两不相谋。春月地气动而湿胜，斯草木繁茂；秋月天气肃而燥胜，斯草木黄落。故春分以后之湿，秋分以后之燥，各司其政。"故应将"秋伤于湿"改为"秋伤于燥"，这样一来"春伤于风，夏伤于暑，长夏伤于湿，秋伤于燥，冬伤于寒，觉六气配四时之旨与五运不相背戾。"此说可参。

三、因加而发

【原文】

6205 今有其不离屏蔽，不出室穴[1]之中，卒然病者，非不离[2]贼风邪气，其故何也……此皆尝有所伤于湿气，藏于血脉之中，分肉之间，久留而不去。若有所堕坠，恶血在内而不去，卒然喜怒不节，饮食不适，寒温不时，腠理闭而不通。其开而遇风寒，则血气凝结，与故邪相袭[3]，则为寒痹。其有热则汗出，汗出则受风，虽不遇贼风邪气，必有因加而发焉。（《灵枢·贼风》）

【注释】

[1] 室穴：指房屋。

[2] 离：遇的意思。

[3] 相袭：相因。

【译文】

现在有些人没有离开房屋，也没有直接感受贼风邪气，却突然发病，这是什么缘故呢……这是平素因湿气所伤，湿邪藏于血脉之中，肌腠之间，长久的留滞体内而未能及时祛除。或者从高处坠落下来，血脉受损，瘀血停留于内，又突然受到剧烈的情志变化，或者饮食调摄不当，或气候变化无常，是肌腠闭塞不通。若至腠理开时，正好遭遇风寒侵袭，寒客经脉，凝闭气血。如此，新感邪气与宿邪湿气相因为患，则发为寒痹。也有因热而汗出，汗出而腠理开，卫气虚，而受风邪侵犯，虽然身居房屋之内而未遇到贼风邪气的侵害，但必定是原有宿邪，复加新感，方使人发病。

【原文】

6206 其毋所遇邪气，又毋怵惕[1]之所志，卒然而病者，其故何也……此亦有故邪留而未发，因而志有所恶，及有所慕，血气内乱，两气相搏。其所从来者微，视之不见，听而不闻，故似鬼神。（《灵枢·贼风》）

【注释】

[1] 怵惕：恐惧的意思。

【译文】

有的人既没有外来邪气的侵犯，也没有感受恐惧等情志的刺激，却突然而发病，这是什么原因呢……这也是原有病邪潜伏于体内而没有发作，由于情感上有所变化，或者存在厌恶之事，或者有所倾慕而不能随心，导致体内气血的逆乱，并和体内的病邪结合，因而发病。这种内在的变化极为细微，没有明显的迹象，看不见，听不到，好像鬼神作祟一般。

【按语】

1. "因加而发"发病观

"因加而发"即指在故邪（如湿气、恶血）久留不去，伏藏于体内血脉分肉之间的基础上，再加以情绪变化，饮食失调，或者外感风寒等病因的诱导，内外邪气相互引动而引起发病。其中，故邪之所以能在体内潜伏，主要是因为其时病邪未亢盛到可以立即发病的程度，而正气也未强盛到足以祛除病邪外出，二者之间处于某种水平上的暂时抗衡状态，一旦某种条件或诱因使病邪作用增强或使正气削弱，即可能出现正不胜邪而发病。所以，"因加而发"主要包括两种情况：一是新邪作为直接诱因，引动、激发了伏邪的致病作用而发病；二是新邪作为间接诱因，损伤了人体的正气，改变了正邪力量的对比局势，为伏邪致病创造了有利条件。

2．"因加而发"的临床运用

《内经》"因加而发"的发病理论表明，体内故邪有可能伏藏于所谓"健康"机体之中，当受到外界或体内某种因素诱发后，有可能迅速演变成为较严重的疾病，甚至于突然发病，或危及生命导致死亡。提示我们疾病发生往往是由量变逐渐积累并在诱因的作用下演变为质变的过程，养生防病就是预防"贼风邪气"的侵袭以及通过调养精神、饮食等，尽可能避免各种不利因素的刺激，减少疾病的"因加而发"，同时要通过锻炼身体，提高正气抗邪能力，尽可能驱除体内伏邪，减弱或消除其攻击能力，使机体保持在正能胜邪的状态，避免疾病发生。这一观点还提示我们，在临证时必须对患者病史进行详尽的探询，对病人的症状进行仔细的鉴别，还要认真辨明新邪与故邪，主因与诱因，只有这样，才能找到患病的根结所在，明确诊断与治则，从而达到治病求本，治愈疾病的目的。

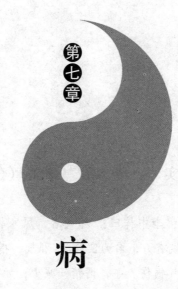

第七章

病机

第一节　基本病机

一、虚实病机

1. 邪正虚实

【原文】

7101 邪气盛则实[1]，精气夺[2]则虚。(《素问·通评虚实论》)

【注释】

[1] 邪气盛则实：李中梓曰："邪气者，风寒暑湿燥火。盛则实者，邪气方张，名为实证，三候有力，名为实脉。"邪气，指风寒暑湿燥火之邪。

[2] 精气夺：正气损伤。夺，谓精气减少，如夺去也。

【译文】

各种致病因素亢盛则表现为实证，五脏精气夺失则表现为虚证。

【原文】

7102 邪之所凑[1]，其气必虚。阴虚者，阳必凑之。(《素问·评热病论》)

【注释】

[1] 邪之所凑：丹波元简曰："此非邪凑则气虚之谓。言气所虚处，邪凑之。故下文承以阴虚者，阳必凑之。盖此语足以尽邪气伤人之理。"凑，有"聚"义。

【译文】

邪气所以能够聚集发病，是由于其正气先虚。故当肾阴虚时，阳邪必乘虚而聚集。

【原文】

7103 百病之生，皆有虚实。(《素问·调经论》)

【译文】

许多疾病的发生都有虚和实。

【按语】

《素问·调经论》云："百病之生，皆有虚实。"虚实病证的形成，最主要的病理机制是《素问·通评虚实论》所称的"邪气盛则实，精气夺则虚。"一般认为，邪气盛，主要指六淫外邪致病力强，侵袭人体之后呈现亢盛之势，也指在内外之邪作用下，脏腑功能失调所产生的病理产物，包括瘀血、痰饮、积食、诸虫等积滞体内为患。精气夺，主要指精神气血津液的脱失，也指脏腑功能的衰弱，包括阴阳气血亏虚和脏腑虚弱等。

2. 阴阳寒热虚实

【原文】

7104 阳虚则外寒，阴虚则内热，阳盛则外热，阴盛则内寒。

阳受气于上焦[1]，以温皮肤分肉之间，今寒气在外，则上焦不通[2]，上焦不通，则寒气独留于外，故寒栗[3]。

阴虚生内热奈何……有所劳倦，形气衰少，谷气不盛，上焦不行，下脘[4]不通，胃气热，热气熏胸中，故内热[5]。

阳盛生外热奈何……上焦不通利，则皮肤致密，腠理闭塞，玄府不通[6]，卫气不得泄越，故外热[7]。

阴盛生内寒奈何……厥气上逆[8]，寒气积于胸中而不泻，不泻则温气[9]去，寒独留，则血凝泣，凝则脉不通，其脉盛大以涩，故中寒[10]。(《素问·调经论》)

【注释】

[1]阳受气于上焦：杨上善曰："阳，卫气也。卫出上焦，尽行阳二十五周，以文皮肤分肉之间。"

[2]上焦不通：上焦阳气通道被阻遏，不能布散卫气。

[3]栗：谓振栗。

[4] 下脘：《甲乙经》作"下焦"。

[5] 内热：王冰曰："甚用其力，致劳倦也。贪役不食，故谷气不盛也。"

[6] 玄府：《太素》无玄府二字。玄府，即汗孔。

[7] 外热：王冰曰："外伤寒毒，内薄诸阳，外盛则皮肤收，皮肤收则腠理密，故卫气积聚，无所流行矣。寒气外薄，阳气内争，积火内燔，故生外热也。"

[8] 厥气上逆：指下脘或中焦的阴寒之气逆行于上。

[9] 温气：即阳气。

[10] 中寒：指胸中寒邪留积。

【译文】

卫阳的虚弱，则表现为寒栗等外寒的症状，阴血、阴液的不足，阴不敛阳而相对阳盛，虚火内生，则表现为内热的症状，暑热等阳邪的亢盛，使卫气郁遏而致发热，则表现为口渴大汗等外热的症状，寒邪等阴邪的过盛，损伤了阳气，以致失于温煦而生寒，则表现为怕冷等虚寒的症状。

人身卫阳之气通过上焦宣发布散，以温煦皮肤肌肉，现寒邪侵袭于机体，使上焦不能宣通，阳气就不能充分外达，这样就使寒邪偏盛于肌表，因而发生恶寒战栗。

阴虚就生内热是怎么回事……过度劳倦就会伤脾脏，脾虚不能运化，使人体之气衰少不足，脾胃气虚使清气不能升于上焦，浊气不能下降，胃中谷气郁积，郁而化热，热气上熏于胸中，因而发生内热。

阳盛能生外热是怎么回事……如果上焦不通畅，就会使皮肤致密、腠理闭塞、汗孔不通，这样就使卫气不能向体表发散，郁结于体内而发热，所以就发生外热。

阴盛是怎样产生内寒的呢……如果寒邪所伤，阴寒之气向上逆行，寒气郁积于胸中而不能散去，就会损伤阳气，那么寒气独留，致使血运滞涩，脉道不畅，可见脉象盛大而涩，就生成为内寒。

【按语】

《内经》虚实病机理论将虚实变化与阴阳内外寒热结合起来进行分析，深入把握错综复杂的病机变化，用以阐明证候发生与发展的内在规律，从而为后世八纲辨证的创建奠定了理论基础。

《素问·调经论》云："阳虚则外寒，阴虚则内热，阳盛则外热，阴盛则内寒。"经文所谓"阳虚则外寒"，是指因寒邪犯表，阻遏卫阳之气，使卫气不能达于肌表的外感表寒证，故曰："阳受气于上焦，以温皮肤分肉之间。今寒气在外，则上焦不通，上焦不通，则寒气独留于外，故寒栗。"所谓"阴虚则内热"，是指因劳倦太过，损伤脾气，致清阳不升，浊阴不降，谷气留而不行，郁久化热的气虚发热证，故曰："有所劳倦，形气衰少，谷气不盛，上焦不行，下脘不通，胃气热，热气熏胸中，故内热。"所谓"阳盛则外热"，是指由于上焦不通，腠理闭塞，卫气郁遏而致外感发热证，故曰："上焦不通利，则皮肤致密，腠理闭塞，玄府不通，卫气不得泄越，故外热。"所谓"阴盛则内寒"，是指因寒气积于胸中，致使血脉凝涩不畅，久则损伤阳气，而产生胸阳痹阻证，故曰："厥气上逆，寒气积于胸中而不泻，不泻则温气去，寒独留，则血凝泣，凝则脉不通，其脉盛大以涩，故中寒。"这一论述较好地将虚实病机与阴阳内外寒热病机结合起来，为后世阴阳盛衰寒热病机奠定了基础。

后世所称的阴阳虚实寒热病机与《内经》所指有所不同，按阴阳学说理论，机体阴阳的对立互根、消长平衡，是维持正常生命活动的基本条件，这一阴阳平衡状态一旦遭到破坏，就会发生阴阳盛衰的病理变化，阴阳的偏盛偏衰，可表现为或寒或热，或虚或实的不同证候，故张介宾说："寒热者，阴阳之化也。"此即通常所说的"阳盛则热""阴盛则寒""阳虚则寒""阴虚则热"的病机。这四种病机是在《内经》基础上发展而来的，所产生寒热虚实的不同证候，其内涵也与《内经》所论具有较大不同。其中，所谓"阳虚则寒"，是指机体阳气受损，温煦功能下降，因而脏腑器官得不到阳气温养的虚寒病证；"阴虚则热"，是指心、肺、胃、肝、肾等阴液不足，阴不敛阳而相对阳盛，虚火内生的阴虚内热证；"阳盛则热"，是指感受暑热等阳邪所引起的实热证，包括了表热和里热；而"阴盛则寒"，是寒邪等阴邪过盛，损伤了阳气，以致失于温煦的实寒证。这是古今所论阴阳盛衰内外寒热病机的差别，临证运用时当分辨清楚，不可混淆。

3. 五脏虚实

【原文】

7105 肝藏血，血舍魂，肝气虚则恐，实则怒。脾藏营[1]，营舍意，脾气虚则四肢不用，五脏不安，实则腹胀，经[2]溲不利。心藏脉[3]，脉舍神，心气虚则悲[4]，实则笑不休。肺藏气，气舍魄，肺气虚则鼻塞不利，少气，实则喘喝，胸盈仰息。肾藏精，精舍志，肾气虚则厥，实则胀，五脏不安。(《灵枢·本神》)

【注释】

[1] 营：《医经正本书》作"肉"。

[2] 经：《脉经》《素问·厥论》作"泾"。

[3] 脉：《医经正本书》作"神"。

[4] 悲：《新校注》云："按《甲乙经》及《太素》并全元起注本并作忧。"

【译文】

肝贮藏血液，魂居肝血之中，肝为将军之官，肝气虚则恐惧，肝气盛则易怒。脾贮藏营气，意居于营气之中，脾气虚则水谷之精不能布达，严重的可致四肢运动失灵，五脏不能安和，脾气壅实，运化不利就会出现腹胀，二便不利，女子月经不行。心主一身之血脉，神居血脉之中。心气虚则产生悲忧的情绪，心气实盛，则大笑不止。肺主一身之气，魄居于肺气之中，肺气虚就会鼻塞呼吸不利而气短，肺气壅实，就会出现胸满喘喝、仰面呼吸的症状。肾贮藏阴精，志居于肾精之中，肾气虚衰就会出现手足厥冷，肾有实邪，会出现下腹胀满，并波及五脏都不得安和。

【原文】

7106 神有余则笑不休，神不足则悲[1]……气有余则喘咳上气，不足则息利少气[2]……血有余则怒，不足则恐[3]……形有余则腹胀、泾溲不利，不足则四支不用[4]……志有余，则腹胀、飧泄，不足则厥[5]。(《素问·调经论》)

【注释】

[1] 神有余则笑不休，神不足则悲：王冰曰："心之藏也。"《针经》云：

"心藏脉，脉舍神。心气虚则悲，实则笑不休也。悲一为忧，误也。"《新校正》云："按《甲乙经》及《太素》并全元起注本并作忧"。皇甫士安曰："心虚则悲，悲则忧。心实则笑，笑则喜。夫心之与肺，脾之于心，互相成也，故喜发于心而成于肺，思发于脾而成于心，一过其节，则二藏俱伤。"杨上善曰："心之忧，在心变动也。肺之忧，在肺之志。是则肺主秋，忧之正也。心主于夏，变而生忧也。"

[2]不足则息利少气：王冰曰："肺之藏也。肺藏气，息不利则喘。"《针经》云："肺气虚则鼻息利少气，实则喘喝胸凭仰息也。"则息利少气："息"下脱"不"字。《灵枢·本神》云"肺气虚，则鼻塞不利，少气。"

[3]血有余则怒，不足则恐：王冰曰："肝之藏也。"《针经》云："肝藏血，肝气虚则恐，实则怒。"

[4]四支不用：王冰曰："脾之藏也。"《针经》云："脾气虚则四肢不用，五藏不安。实则腹胀泾溲不利。泾，大便。溲，小便也。"

[5]不足则厥：王冰曰："肾之藏也。"《针经》云："肾藏精，精含志。肾气虚则厥，实则胀。胀，谓胀起。厥，谓逆行上冲也。足少阴脉下行，今气不足，故随冲脉逆行而上冲也。"厥：杨上善曰："足厥冷也。"

【译文】

神的有余病证是喜笑不止，而神的不足病症是悲哀……气的有余证候就表现为喘咳气上逆，气的不足病症会有呼吸通利、气息短少的症状……血有余的病证有发怒，血不足病症会出现恐惧……形有余的病症有腹胀满，大小便不利，形不足病症会出现四肢不能运动……志有余病证的则腹胀飧泄，志不足的则足厥冷。

【按语】

《内经》论五脏虚实病证的篇章不少，其中，具有代表性的论述见于《灵枢·本神》《素问·调经论》和《素问·玉机真脏论》，分别论述五脏虚实病证表现。

《灵枢·本神》所指的五脏气有多少，各有虚实，临床表现各不相同，如肝藏血，血舍魂，在志为怒，肝气虚则子盗母气，肾水乘之，故见虚恐；肝血有余，木气偏亢则易发怒。脾藏营，营舍意，脾气虚则运化失职，不能升散精微，濡养四肢五脏，故见四肢不用，五脏不安；脾实有余，则中焦不运，浊气不降，故见腹胀、二便不调。心藏脉，脉舍神，在志为喜，心气虚则神失所养，故神气不充之悲忧消沉，萎靡不振；若心火亢盛，心神亢奋，则见喜笑不休。肺主气，气舍魄，肺气虚则气无所主，宣降失司，呼吸不利，故见鼻塞不利而少气，若肺为邪侵，肺气壅闭，则见喘喝胸闷，呼吸气粗。肾藏精，精舍志，若肾气亏虚则元阳不振，故见手足厥冷；若肾实有余，则水寒内盛气滞，而见腹胀水肿，五脏不安等。其中，论述脾、肾两脏的虚实病证时，均提及出现腹胀、五脏不安，说明在五脏虚实证候辨证，尤其是关系到五脏正常运行及中焦气机升降方面，脾与肾是极其重要的脏器，此说也为后世脾为后天之本、肾为先天之本理论创建提供了有力依据。

与《灵枢·本神》五脏虚实病证相似的论述也见于《素问·调经论》，分别论述神、气、血、形、志分属心肺肝脾肾，其有余不足分别代表五脏虚实变化，是五脏所主功能失常的临床表现，可见五脏虚实病机在《内经》中已初具雏形，从而为后世脏腑辨证论治奠定坚实的基础，故杨上善曰："医疗之道，先识五脏气之虚实，及知虚实所生之病，然后命乎针药，谨而调之。"

4. 四海虚实

【原文】

7107 气海有余者，气满胸中，悗息[1]面赤；气海不足，则气少不足以言。血海有余，则常想其身大，怫然[2]不知其所病；血海不足，亦常想其身小，狭然[3]不知其所病。水谷之海有余，则腹满；水谷之海不足，则饥不受谷食。髓海有余，则轻劲多力，自过其度[4]；髓海不足，则脑转耳鸣，胫酸眩冒，目无所见，懈怠安卧。（《灵枢·海论》）

【注释】

[1] 悗息：悗，烦闷。悗息，气息闷乱。胸中为宗气所居，宗气上走息道以行呼吸，所以邪气盛，气满胸中就会烦闷喘息。

[2] 怫然：忧愁或郁闷的样子。

[3] 狭然：狭小的样子。

[4]自过其度：超过一般人的寿命。一说，身体健康，超过一般人的水平。

【译文】

气海邪气有余，就会表现为胸中满闷，呼吸喘急，面部发红的症状；如果气海正气不足，会见呼吸短弱、说话无力的表现。血海邪气有余，就会经常自觉身体有胀大感，郁闷不舒，但又说不出病在哪里；如果血海正气不足，也会经常自觉身体狭小，意志消沉，说不出是病在哪里。水谷之海邪气有余，谷气不行，会表现为腹部胀满；如果水谷之海正气不足，脾胃虚弱，即使感觉饥饿也不想进食。髓海邪气有余，就会感觉身体轻捷有力，而且身体健康长寿；如果髓海正气不足，会出现头晕耳鸣、腿酸、昏眩，眼目昏花、视物不清，周身懈怠无力、倦怠嗜卧的征象。

【按语】

海，是百川汇聚之所，又是生物赖以生存之源。《内经》论海有四，分为水谷之海、气海、血海和髓海，比拟自然界之东西南北四海，并说明人体四种物质存在的重要意义，同时还专列《灵枢·海论》专篇分述其生理、病理、症状及治疗原则，其中，特别是关于四海有余不足之证，既是虚实病机的重要内容，也对临床运用具有重要指导意义。

四海是人体精气汇聚之处，有余为邪气壅滞，不足则是精气虚弱。根据《灵枢·海论》所述，如气海有余，见胸中胀闷气喘，面色发红，是心肺实热证；气海不足，见少气，语言不能接续，属心肺两虚证。血海有余，见常想身大，怫郁不舒，是精血郁滞证；血海不足，见常想身小，忧愁寡欢，是肝血亏虚证。水谷之海有余，见脘腹胀满，嗳气呕恶，是胃腑食积证；水谷之海不足，见饥不欲食，口淡纳呆，是脾胃虚弱证。髓海有余，见狂躁妄动，举止多力，是痰火郁滞证；髓海不足，见脑转耳鸣，胫酸眩冒，是肾精亏虚证。因此，四海有余、不足病证表现，反映了《内经》精气血髓的虚实变化，是临床虚实辨证的重要理论和方法。

四海虚实病机理论也用以指导临床确立治法，并对后世医家临床辨治四海有余不足病证具有重要启迪。如明·喻昌据气海虚实创"大气论"，认为胸中大气能统摄营卫、脏腑、经络运行，充周无间，环流不息，主持生命活动，是人体中气化活动最重要之气，不可虚衰亏耗，也不可滞碍不运。清·张锡纯则以此理论为指导，自制"升陷汤"，治疗胸中大气下陷，气短不足以息者，疗效颇著。又如髓海有余不足理论用以指导脑部疾病治疗，髓海有余多属狂证；髓海不足多属眩晕、脑鸣等疾病，说明《内经》已对脑的功能与病证具有较多的观察认识，也为后世诊治此类疾病提供了理论指导。

5. 六气虚脱

【原文】

7108 精脱者，耳聋。气脱者，目不明。津脱者，腠理开，汗大泄。液脱者，骨属屈伸不利，色夭[1]，脑髓消，胫酸，耳数鸣。血脱者，色白，夭然不泽[2]，其脉空虚。（《灵枢·决气》）

【注释】

[1] 色夭：指肤色枯槁不泽。

[2] 夭然不泽：枯涩而不润泽的样子。

【译文】

肾藏精，开窍于耳，故精虚的人就会出现耳聋。五脏六腑之精气皆上注于目，故气虚的人会眼睛看不见东西。汗为阳津，如果腠理开泄不能固密，就会出现大汗不止。阴液大量亏耗，就会出现关节屈伸不利，肤色枯槁不泽，脑髓不足，小腿酸软，时常耳鸣。血液大量耗损，脉道也会表现为空虚无力。

【按语】

六气是指精、气、津、液、血、脉六种精微物质，是机体脏腑活动生化的产物，也是构成人体和维持人体生命活动的重要物质。《内经》认为，六气源于真气，是真气之所化，本于先天而长于后天。六气的过度耗损，是导致机体正气衰弱的重要原因，也是虚证产生的病机关键。如《灵枢·决气》所云，肾藏精，耳为肾之窍，故精脱则耳鸣、耳聋，常伴头目眩晕，腰膝酸软、遗精早泄等；目为五脏六腑精阳之气所注，阳气虚脱则目不明，视物昏花，常伴神疲乏力，气短倦怠等；津发于腠理，汗出溱溱之谓，乃阳加于阴所为，故津脱者可见腠理开，汗大泄，常伴口咽干燥，乏力气短等；液为水谷精气所化，淖泽滑润，充养骨骼，补益脑髓，故液脱者则骨髓、皮毛、耳窍皆无以充养，可见骨属屈伸不利，皮毛憔悴枯槁，胫酸耳鸣，常伴形容消瘦，头晕腰酸等；血为水谷精微所化生，乃中焦受气取汁，变化而赤，周行于脉中的营养物质，如血液虚脱，则其濡养滋润功能失常，可见面色㿠白，夭然不泽，常伴爪甲苍白，唇舌色淡等；脉为血之府，遍布周身上下内外，为血液运行的通道，故脉脱则血失，其脉空虚细弱，如为大失血，也常见芤象。

六气虚脱的表现进一步证实了"精气夺则虚"病机的重要意义，为虚证的产生与发展提供了临床依据，另外，也从构成人体基本物质的亏耗虚脱影响脏腑经络活动方面证实了生命物质存在的重要性，为临床上诊治精气血津液不足的病证提供了理论指导。如治耳聋应用补肾填精法，治目不明用补中益气法，治大汗用益气生津法，治液脱用滋阴增液法，治血虚用补血养血法，治出血用止血固脱法等，可以说都是在《内经》六气虚脱病机理论指导下行之有效的治疗方法，值得加以深入研究与挖掘。

6. 气血并居

【原文】

7109 气血以并，阴阳相倾[1]，气乱于卫，血逆[2]于经，血气离居[3]，一实一虚……有者为实，无者为虚，故气并则无血[4]，血并则无气[4]。今血与气相失[5]，故为虚焉。(《素问·调经论》)

【注释】

[1] 阴阳相倾：阴阳失去平衡。张介宾曰："倾，倾陷也。气为阳，故乱于卫，血为阴，故逆于经，阴阳不和，则气血离居，故实者偏实，虚者偏虚，彼此相倾也。"

[2] 逆：《太素》作"留"。

[3] 血气离居：血气失去正常状态。

[4] 无血、无气：张介宾曰："有血无气，是血实气虚也；有气无血，是气实血虚也。"

[5] 血与气相失：血和气失去了相互联系。

【译文】

气为阳，血为阴，气血相互并聚，使得阴阳失去协调产生偏盛偏衰，气血逆乱于卫表经脉内外，血气各离其所，就会形成一虚一实的现象……有余的表现为实，不足的表现为虚，因此气盛就会血少，表现为气实血虚，血盛就会气少，表现为血实气虚。若气与血各自分离不能相互维系，就表现为虚了。

【按语】

《内经》从不同角度论虚实病机变化，其含义也各不相同。所谓虚实，一是从邪正盛衰的角度而论，实乃邪气亢盛居于主导地位，而正气也未衰弱的病理变化；虚则是正气不足居于主导地位，而邪气不盛的病理变化，也即所谓的"邪气盛则实，精气夺则虚"的虚实病机大纲。二是从经脉气血分布状态的角度而论，实为血与气相并相聚，虚则为血与气相失相离，如《素问·调经论》曰："气血以并，阴阳相倾，气乱于卫，血逆于经，血气离居，一实一虚……有者为实，无者为虚，故气并则无血，血并则无气，今血与气相失，故为虚焉。"它与邪正盛衰之虚实在概念上有所不同，是根据经脉气血的不同分布情况以判断某一部分的"虚"或"实"。这一虚实理论在解释经脉气血运行紊乱病证的病机以及针灸、推拿等治病原理、原则、方法等方面，有着重要学术价值。

另外，从虚实病机的临床意义分析，《内经》虚实概念中的邪正盛衰和气血分布状态之间，其实也存在相互渗透、交叉的关系。以邪正盛衰论虚实，概括性强，适用范围广，是中医学辨别虚实的总纲，而以气血分布状态论虚实则是具体论述气血虚实情况，如"气并"多表现为气滞、气逆、气郁、气结、气闭；"血并"多为血瘀、血热、血寒；"气与血并"，则为气滞血瘀、气逆血涌、血寒气结等，均可归属于"邪气盛则实"一类。由于气血相并的部位不同，可以表现出惊狂、喜怒、心烦、善忘等不同的病证，可在"实者泻之"治疗原则的指导下，选用行气、活血等相应的治疗方法。若气血离散于某处，该处即产生气虚、气耗、气陷、气脱或血虚、血枯、血脱，甚至出现气不摄血、气随血脱、气血两虚的病理现象，则可归属于"精气夺则虚"一类。临证时宜在"虚者补之"原则的指导下，选用气养血等方法进行治疗。

二、气机失调

1.气滞、气逆、气陷、气脱

【原文】

7110 有所堕坠，恶血留内，腹中满胀，不得前后[1]。(《素问·缪刺论》)

【注释】

[1] 不得前后：即大小便不通。

【译文】

人由于堕坠跌伤，瘀血停留于体内，使人自觉腹部胀满，大小便不通。

【原文】

7111 胃胀者，腹满，胃脘痛，鼻闻焦臭，妨于食，大便难……胆胀者，胁下痛胀，口中苦，善太息。(《灵枢·胀论》)

【译文】

胃胀病，会出现腹部胀满，胃脘疼痛，鼻子常闻到焦臭的气味，妨碍正常的饮食，大便困难……胆胀病，胁下疼痛胀满，自觉口中苦，经常容易叹长气。

【原文】

7112 清气在下，则生飧泄[1]；浊气在上，则生䐜胀。《素问·阴阳应象大论》

【注释】

[1] 飧泄：指大便泄泻清稀，且有不消化的食物残渣。

【译文】

清阳之气居下而不升，就会发生泄泻之病。浊阴之气居上而不降，就会发生胀满之病。

【原文】

7113 清气在阴，浊气在阳，营气顺脉，卫气逆行[1]，清浊相干，

乱于胸中，是谓大悗。(《灵枢·五乱》)

【注释】

[1] 卫气逆行：卫气属阳，昼行于阳，夜行于阴，反之则谓逆行。

【译文】

如果清阳之气不能上升，反居于下部和内部，浊气不能沉降，反居于上部和外部，营气顺行于脉中，而卫气的循行却不按常规，清浊混淆、阴阳相扰，乱于胸中，则使人十分的烦闷。

【原文】

7114 暴厥而[1]聋，偏塞闭不能，内气暴薄[2]也。(《素问·通评虚实论》)

【注释】

[1] 而：《太素》作"耳"。

[2] 内气暴薄："薄"有"迫"意。"内气暴迫"，故上气而厥逆，因为上逆，所以耳聋。

【译文】

突然发生晕厥，不省人事，耳聋，大小便不通，都是因为情志不遂，阴阳失去平衡，阳气上迫所致。

【原文】

7115 形寒寒饮则伤肺，以其两寒相感，中外皆伤，故气逆而上行。(《灵枢·邪气脏腑病形》)

【译文】

如果体表感受到寒邪，又吃寒冷的饮食，两寒相互交感，内外都被寒邪所伤，肺脏受伤，肺气失于肃降而上逆，出现喘咳等症状。

【原文】

7116 咳嗽烦冤者，是肾气之逆[1]也。(《素问·示从容论》)

【注释】

[1] 肾气之逆：尤在泾曰："肾虚气逆者，肾之脉上贯肝膈，入肺中，循喉咙。肾中阴火上炎，入肺则咳；肾中阴水随经入肺亦咳。"

【译文】

出现咳嗽烦闷的症状，是肾气上逆说所致。

【原文】

7117 胃为气逆，为哕[1]。(《素问·宣明五气篇》)

【注释】

[1]哕：呃逆。

【译文】

寒气入于胃，胃气不和则气逆，就会出现呃逆的表现。

【原文】

7118 腹中常鸣，气上冲胸，喘不能久立，邪在大肠……小腹控睾[1]，引腰脊，上冲心，邪在小肠……邪在胆，逆在胃，胆液泄则口苦，胃气逆则呕苦。(《灵枢·四时气》)

【注释】

[1]小腹控睾：控，牵引的意思。指小腹牵引睾丸作痛。

【译文】

腹中时常鸣响，气向上冲于胸部，气喘不能久立，这是病邪在大肠……小腹牵引睾丸，连及腰脊作痛，向上冲于心部，这是病邪在小肠……如果病邪在胆，胃气上逆，胆汁外泄就会表现为口苦，胃气上逆就会呕出苦水。

【原文】

7119 虚则痛满[1]肠鸣，飧泄食不化。(《素问·脏气法时论》)

【注释】

[1]痛满：满多实、胀多虚，此即脾虚之病，在此认为"胀"较恰当。

【译文】

如果脾虚，就会感到腹部胀满肠鸣、泄泻完谷不化。

【原文】

7120 阴阳皆脱者，暴死不知人也。(《灵枢·通天》)

【译文】

阴阳之气都虚脱，就会出现突然死亡或者不省人事。

【原文】

7121 脉气盛而血虚者，刺之则脱气，脱气则仆。(《灵枢·血络论》)

【译文】

脉内之气盛而血虚时，针刺就会容易脱气，气脱就会神昏而仆倒。

2. 九气致病

【原文】

7122 怒则气逆，甚则呕血及飧泄[1]，故气上[2]矣。喜则气和志达，荣卫通利，故气缓[3]矣。悲则心系急，肺布叶举，而上焦不通[4]，荣卫不散，热气在中，故气消[5]矣。恐则精却[6]，却则上焦闭，闭则气还，还则下焦胀，故气不行[7]矣。寒则腠理闭[8]，气不行[9]，故气收[10]矣。炅则腠理开，荣卫通，汗大泄，故气泄[11]。惊[12]则心无所倚，神无所归，虑无所定，故气乱[13]矣。劳则喘息汗出，外内皆越，故气耗[14]矣。思则心有所存，神有所归[15]，正[15]气留而不行，故气结[16]矣。(《素问·举痛论》)

【注释】

[1]飧泄:《新校正》云:"按《甲乙经》及《太素》飧泄作食而气逆。"

[2]气上：气上逆。

[3]气缓：气缓散不收。

[4]上焦不通:《新校正》云:"按《甲乙经》及《太素》而上焦不通作两焦不通。"

[5]气消：气消沉。

[6]精却：精气衰退。

[7]气不行：林亿曰:"'不行'作'下行'。"

[8]腠理闭：腠，谓津液渗泄之处。理，谓文理逢会之中。闭，谓密闭。

[9]气不行：气，谓卫气。行，谓流行。《新校正》云:"按《甲乙经》气不行作营卫不行。"

［10］气收：气收聚。

［11］气泄：气外泄。

［12］惊：《新校正》云："按《太素》惊作扰。"

［13］气乱：气混乱。

［14］气耗：气耗散。

［15］归，正：《新校正》云："按《甲乙经》归正二字作止字。"

［16］气结：气郁结。

【译文】

大怒则使肝气上逆，血随气逆，甚则呕血，或者肝气乘脾发生飧泻，所以说是气逆。喜会使气和情志畅达，营卫之气通利，若是喜太过的话，可导致正气涣散，心神不藏，所以说是气缓。悲哀过度会使心系急迫，肺叶张举，上焦鼻塞不通，营卫之气得不到布散，热气郁闭于中而损耗肺气，所以说是气消。恐惧过度会伤肾使得精气衰退，精气衰退就会升降不交，以致上焦鼻塞，上焦闭塞就会气归还于下焦，气郁下焦，发生胀满，所以说是气下。寒冷之气侵袭人体，使得腠理闭塞，营卫之气不得畅行而收敛于内，所以说是气收。暑热之气侵袭人体，使得腠理开泄，营卫通畅，汗液大量外出，致使气随津泄，所以说是气泄。受惊过度就会心悸动无所依附，神气无所归附，心中疑虑不定，所以说是气乱。过度劳累就会气动喘息，汗出过多，里外之气都越发消耗，所以说是气耗。思虑过多会使心气积聚，神归一处，正气留结而不能运行，所以说是气结。

【按语】

1. "百病生于气"的意义

《内经》认为，气是构成人体与维持人体生命活动的最基本物质，生理情况下，如果正气充足、脏腑经络活动平衡协调，则健康无病；反之，若正气亏虚或脏腑经络气机升降出入运动失常，即可导致疾病产生。因此，《素问·举痛论》提出了"百病生于气"的著名观点，对临床病因病机分析及病证治疗具有重要的指导意义，也对后世产生深远影响。如张介宾说："气之在人，和则为止气，不和则为邪气。凡表里虚实，逆顺缓急，无不因气而至，故百病皆生于气。"(《类经·疾病类》)。

所谓百病生于气，主要是指气机失调在发病学上具有重要的意义，正常情况下，气的升降出入运动畅通无阻，并且其升降出入运动之间维持相对的平衡协调，从而体现为机体脏腑经络、形体官窍的正常功能活动，如气的运动发生异常的病理状态，包括气的运行不畅以及升降平衡失调，就可能导致机体产生病变。根据《内经》的有关论述，大致可归纳为气滞、气逆、气陷、气脱四类。

（1）气滞　指气的运行不畅或停滞的病理状态，也称"气机不畅"，轻者气的运行迟缓，重者气机运转严重滞塞。产生气滞的原因：一是情志抑郁而脏气不舒。如《灵枢·本神》云"愁忧者气闭塞而不行。"二是痰饮、瘀血、水湿、积食等有形之邪阻碍，以致气不得行，如《素问·缪刺论》云："有所堕坠，恶血留内，腹中满胀，不得前后。"三为外感六淫之邪阻遏，气的运行受阻，如《素问·举痛论》云"寒则腠理闭，气不行，故气收矣。"四是气虚推动乏力而阻滞，如《素问·调经论》云："有所劳倦，形气衰少，谷气不盛，上焦不行，下脘不通"等。气滞的主症为病变部位胀满、痞闷、疼痛，或因其所致病邪性质，以及气滞所在不同的脏腑、经络而各具特点。如《灵枢·胀论》云："胃胀者，腹满，胃脘痛，鼻闻焦臭，妨于食，大便难"，"胆胀者，胁下痛胀，口中苦，善太息"，《素问·阴阳应象大论》"浊气在上，则生䐜胀"等。

（2）气逆　即气机上逆，指气上升太过或下降不及。肺、心、胃气易于失降而上逆，而肝、肾之气易于上升太过而发病，如《灵枢·邪气脏腑病形》云"形寒寒饮则伤肺，以其两寒相感，中外皆伤，故气逆而上行""若有所大怒，气上而不下，积于胁下则伤肝"，《素问·示从容论》说："咳嗽烦冤者，是肾气之逆也"等，是肝肺肾气上逆。又如《素问·宣明五气篇》云"胃为气逆为哕"，《灵枢·四时气》云："腹中常鸣，气上冲胸，喘不能久立，邪在大肠""小腹控睾引腰脊，上冲心，邪在小肠""邪在胆，逆在胃，胆液泄则口苦，胃气逆则呕苦"等，是六腑失于通降，胆、胃、大肠、小肠之气上逆。另外，也有因饮食、水饮等有形之邪，或七情恼怒致使脏腑气机上逆者，如《灵枢·五味论》云："多食之，令人变呕"，《素问·水热穴论》云："上为喘呼不得卧"，以及《素问·生气通天论》云："阳气者，大怒则形气绝，而血菀于上，使人薄厥"等。气逆的表现主要有胀痛、咳嗽、气喘、呕吐、嗳气、呕血以及易怒等。

（3）气陷　即气机下陷，是气上升不及或下降太过，多在气虚的基础上发展而致，以中气下陷、肾气下陷较为常见，如《素问·阴阳应象大论》云"清气在下，则生飧泄"，《素问·脏气法时论》云："虚则腹满肠鸣，飧泄食不化。"因中焦脾气下陷，升举乏力，而致中气下陷。临床上，除头晕、飧泄外，也可见胃、肾下垂、子宫脱垂、脱肛等。又如《素问·举痛论》云："恐则气下"，《灵枢·本神》云："恐惧而不解则伤精，精伤则骨酸痿厥，精时自下。"主要是指肾气下陷，表现为精关不固、二便失约、心肾不交等。

（4）气脱　指气绝而脱，也称虚脱。因大汗、大吐、大泻、大出血等原因引起机体精血津液大量外泄，气无所藏舍而脱失。气脱的临床表现有面色苍白、大汗淋漓、四肢不温、眩晕昏仆、口开手撒、全身软瘫、二便失禁、言语不出、脉微欲绝等。如《灵枢·通天》"阴阳皆脱者，暴死不知人也"，是亡阴亡阳导致昏仆而气脱；《灵枢·血络论》"脉气盛而血虚者，刺之则脱气，脱气则仆"，乃血虚误刺而气脱；《素问·诊要经终论》"太阳之脉，其终也，戴眼反折，瘛疭，其色白，绝汗出，出则死矣"，是经脉气脱；《灵枢·决气》说："气脱者，目不明"则是五脏精气脱失等。

2.《内经》九气致病示例

《素问·举痛论》云："怒则气上，喜则气缓，悲则气消，恐则气下，寒则气收，炅则气泄，惊则气乱，劳则气耗，思则气结。"通常称之为九气致病。九气之中，因情志太过六种，气候失常二种，劳伤一种，皆为气机失调的病变，作为临证举例说明，对于分析病机具有重要指导作用。

（1）怒则气上　怒为肝志，大怒则易导致气机骤然上升，引动血气上逆，损伤脉络而呕血，甚至血气蒙蔽清窍而神志昏厥，亦可横逆伤及脾气，脾失健运而生飧泄。故《素问·举痛论》云："怒则气逆，甚则呕血及飧泄，故气上矣。"

（2）喜则气缓　喜为心志，狂喜暴喜，心气涣散，心神失守而不藏，如

《素问·举痛论》云:"喜则气和志达,荣卫通利,故气缓矣。"张介宾注曰:"气脉和调,故志畅达。营卫通利,故气徐缓。然喜甚则气过于缓而渐至涣散,故《调经论》曰:喜则气下。《本神》篇曰:喜乐者,神惮散而不藏,义可知也。"说明狂喜导致心神不收,神气涣散而致病。

(3)悲则气消 悲忧过度是一种消极的情感活动,能使人意志消沉,精神萎靡,神气不足,如《素问·举痛论》云:"悲则心系急,肺布叶举,而上焦不通,荣卫不散,热气在中,故气消矣。"说明悲忧耗伤肺气,进而又可损伤肾精。

(4)恐则气下 恐惧是对某一事物感到恐惧不安,进而深陷其中,不能解脱,导致气机下陷,或升发不及,如《素问·举痛论》云:"恐则精却,却则上焦闭,闭则气还,还则下焦胀,故气不行矣。"此言因恐惧伤肾,肾中精气虚陷,肾不纳气,临床多见二便失禁等。

(5)思则气结 过度思虑,可使气机郁结而不通利,中焦脾胃升降失司,运化失健,如《素问·举痛论》云:"思则心有所存,神有所归,正气留而不行,故气结矣。"说明过度思虑,神凝于事,气机留滞不行,则脾胃升降枢纽失常,脾不升清,胃不降浊而致病。

(6)惊则气乱 大惊是指突然遭受意外的强烈刺激,超越机体对外界事物的适应限度,可使气机紊乱,心神失守,而发生气行无所定处的状态,如《素问·举痛论》云:"惊则心无所倚,神无所归,虑无所定,故气乱矣。"说明大惊则心气动荡,思虑不定,神气迷乱。

(7)炅则气泄 外感火热之邪,可使腠理开泄,大汗出,以致伤津耗气,如《素问·举痛论》云:"炅则腠理开,荣卫通,汗大泄,故气泄。"说明热邪为患,其性升散,迫津外泄,伤津耗气,症见神疲乏力,气短懒言等。

(8)寒则气收 寒性收引,从外袭入,导致腠理闭塞,使卫气收敛,不得宣发布散,如《素问·举痛论》云:"寒则腠理闭,气不行,故气收矣。"说明寒邪侵袭,气机收引,卫气壅遏,症见恶寒发热,头痛项强等。

(9)劳则气耗 劳累过度,正气耗散,肺气受伤,肾精失藏,如《素问·举痛论》云:"劳则喘息汗出,外内皆越,故气耗矣。"马莳注曰:"夫喘则内气越,汗则外气越,故气以之而耗散也。"说明劳力太过,喘息汗出,气津两伤，久则可致肺气内损，真气亏耗。

三、病机十九条

【原文】

7123 诸风掉眩，皆属于肝[1]；诸寒收引[2]，皆属于肾；诸气膹郁[3]，皆属于肺；诸湿肿满[4]，皆属于脾；诸热瞀瘈[5]，皆属于火；诸痛痒疮[6]，皆属于心；诸厥固泄，皆属于下[7]；诸痿喘呕，皆属于上；诸禁鼓栗[8]，如丧神守[9]，皆属于火；诸痉[10]项强，皆属于湿；诸逆冲上，皆属于火；诸胀腹大，皆属于热；诸躁狂越[11]，皆属于火；诸暴[12]强直，皆属于风；诸病有声，鼓之如鼓，皆属于热[13]；诸病胕肿，疼酸惊骇，皆属于火；诸转反戾[14]，水液[15]浑浊，皆属于热；诸病水液，澄彻清冷[16]，皆属于寒；诸呕吐酸，暴注下迫[17]，皆属于热。故大要曰：谨守病机，各司其属，有者求之，无者求之[18]，盛者责之，虚者责之，必先五胜[19]，疏其血气，令其调达，而致和平，此之谓也。"（《素问·至真要大论》）

【注释】

[1]诸风掉眩，皆属于肝：肝为风木之脏，其脉夹督脉会于巅顶，开窍于目，所以感受诸风之邪，则头目眩晕旋转。

[2]收引：收，谓敛也。引，谓急也。收引，筋脉拘急，关节屈伸不利。

[3]膹郁：烦满郁闷。

[4]肿满：浮肿胀满。

[5]瞀瘈：瞀，视物昏花；瘈，手足筋脉拘急抽搐。

[6]疮：此为痈、疽、疡、疖的痛通称。

[7]诸厥固泄，皆属于下：王冰曰："下，谓下焦肝肾气也。夫守司于下，肾之气也。门户束要，肝之气也。故厥固泄，皆属于下也。"固，二便不通；泄，二便泄利不禁。

[8]诸禁鼓栗：谓振栗。"禁"通"噤"。鼓栗，寒战发抖，上下牙齿叩击。

[9] 如丧神守：心神烦乱不安。

[10] 痉：身体强直，筋脉拘急。

[11] 诸燥狂越：躁，躁动不安；狂，神志狂乱。越，举动失常。

[12] 暴：突然发作。

[13] 诸病有声，鼓之如鼓，皆属于热：吴崑曰："阴无声而静，阳有声而鸣。是足以知有声鼓之如鼓之为热矣。"鼓之，拍击。

[14] 诸转反戾：转，转筋。反，角弓反张。戾，曲。表示为三种不同现象。

[15] 水液：指人体排出的液体，如尿、汗、痰、涕、涎等。

[16] 清冷：寒冷。

[17] 暴注下迫：暴注，突然泄泻；下迫，里急后重。

[18] 有者求之，无者求之：张介宾曰："有者言其实，无者言其虚。求之者，求有无之本也。"

[19] 五胜：王冰曰："五胜，谓五行之更胜也。"

【译文】

大凡出现风邪振摇眩晕的，都属于肝；凡是出现寒邪收敛牵引的，都属于肾；凡是出现满闷怫郁的，都属于肺；凡是出现湿气水肿胀满的，都属于脾；凡是出现热邪昏闷抽搐的，都属于火；凡是出现疼痛痒疮的，都属于心；凡是厥逆，二便固涩或下泄的，都属于下焦；凡是出现痿病、喘息、呕吐等症的，都属于上焦；凡是出现口噤、战栗，如神志丧失的，都属于火；凡是出现痉病项强的，都属于湿；凡是出现气逆上冲的，都属于火；凡是出现胀满腹大的，都属于热；凡是出现浮肿惊骇的，都属于火；凡是出现筋脉拘挛、水液浑浊的，都属于热，凡是出现水液清冷的，都属于寒；凡是呕吐酸水，急剧下泻的，都属于热。所以《大要》中说："谨慎的掌握病机，分别观察其所属关系，实证、虚证都要加以推求，详细研究，首先分析五气中何气所胜，然后疏通其气血，使之调达舒畅，而归于和平，就是这个意思。

【按语】

1. 病机十九条的临床启示

"病机十九条"出自《素问·至真要大论》，是专题讨论病机的一段论述。因其文简意赅，示人以病机分析的规矩，又多切合临证实践，给后世以重要启迪，所以深受历代医家重视。

病机十九条包括五脏病机 5 条，上下病机 2 条，六气病机 12 条。其中，六气病机属火 5 条，属热 4 条，风、寒、湿各 1 条。涉及的相关病证有掉、眩、收引、膹郁、肿满、痛、痒疮、痿、喘、呕、厥、固、泄、强直、清冷、痉、项强、瞀、瘛、口噤、战栗、丧神守、逆冲上、躁狂、胕肿、疼酸、惊骇、胀、腹大、肠鸣、转筋、背反张、吐酸、小便浑浊、暴泻、下迫等 36 种。表明病机十九条是在总结大量临证材料的基础上，依据病机理论而提炼的条例和规范，对临床实践具有直接的指导作用。

病机十九条采用统一整齐的举例格式分析研究病机所属，示人以规矩方圆，为后世研究分析病机提供了典范。格式体例中"诸……皆属于……"的"诸"与"皆"是表示不定之数，可理解为病机分析中的示例说明，即"大多""多数"之义，切忌按字面意思当作"一切""全部"加以理解。如"诸风"是指多种风证，"诸呕"是指多种呕吐，"皆属于风"是指大多属于风邪为患。如此，方能把握其精神内涵，也为临床全面灵活分析病机提供一个执简驭繁的模式。

十九条所列的多种病证中，有些是彼此相似的，有些是彼此相关的，这就需要进行类证鉴别。如同为筋脉异常之病证，其表现有瘛、痉、强直、掉、收引、转反戾之分。瘛、痉、强直三者皆为抽搐发作，但其发作形式不同。瘛为手足有节律地时伸时缩；痉为四肢抽搐；强直为筋脉伸而不屈的发作状态。掉为手足不自主地摇摆震颤，或站立不稳；收引，是指一过性的筋脉拘急。而转、反、戾皆为筋脉的不自主扭转，呈现刚柔不协、弛张失度，在四肢则转筋，在背部则反张，在躯干则扭曲等。诸证相似，却又各有特点，其病机则有风、湿、寒、热的不同，故须详细鉴别以明辨之。

病机十九条中，有病证表现相同或相似而病机不同者，有病证表现不同但属于同一病机者，体现了中医临证的复杂性，需要仔细加以辨识，准确把握病机异同。如"诸湿肿满,皆属于脾"的"肿满","诸胀腹大,皆属于热"的"胀腹大","诸病胕肿,疼酸惊骇,皆属于火"的"胕肿",三证都有肿胀的表现,而其病机分属于脾、热与火。再如,十九条中火的病机有五条之多,热的病机有四条之多,诸条之中病候各异,而病机则总属火热为患。还有,对于各条中同一病证表现的分析也同样包含了证候辨异与病机辨识两个方面,如"诸病水液,澄澈清冷,皆属于寒"的"水液"包含了涕、泪、汗、尿及咳嗽、呕吐、大便、白带等排泄的液体,而"寒"则有外感寒邪,以及肺、胃、脾、肾、子宫内寒的不同,必须在分析时加以注意,充分强调了病机异同在临床辨证中的灵活性与科学性,也为临证运用"同病异治""异病同治"提供了理论依据。

病机十九条突出"审察病机"的重要性,强调医生临证之时,必须先明病机,再施方药,方能使治疗具有针对性。因此,审证求因,推求病机之所属,是临证提高疗效的关键之举。在具体应用时,首要注意的就是把握好病机十九条所举条例与临证所见病证之间的相互印证,做到举一反三,灵活推求,务求辨证准确,即经文所谓的"有者求之,无者求之"。其次,要从邪正盛衰角度,分析病机的虚实变化。如六气之病由外感侵袭者多为实,而邪犯脏腑精气亏损者多为虚;体质强盛、病程短暂多属实,体质虚弱、病程长久多为虚;水湿痰饮致病多属实,气血阴阳不足多为虚等,即所谓的"盛者责之,虚者责之。"最后,还要注意结合天地运气变化,充分注意主病之脏与主时之气的五行生克关系,做到"必先五胜""无失气宜",如此才能有效地针对病机,调整阴阳,治病求本,求得"十全"的疗效。

病机十九条提出后,对于临证分析审察病因病机,指导辨证治疗具有重要的指导作用,后世医家也十分重视对其临证应用的阐发,从而极大地丰富了中医病机学说的内容。

例如,唐·王冰对病机十九条多有阐发,尤其对"谨守病机,各司其属"以及有无盛虚求责理论深有体会。他说:"有无求之,虚盛责之,言悉由也。夫如大寒而甚,热之不热,是无火也;热来复去,昼见夜伏,夜发昼止,时节而动,是无火也,当助其心。又如大热而甚,寒之不寒,是无水也;热动复止,倏忽往来,时动时止,是无水也,当助其肾。内格呕逆,食不得入,是有火也；病呕而吐，食久反出，是无火也。暴速注下，食不及化，是无水也；溏泄而久，止发无恒，是无火也。故心盛则生热，肾盛则生寒，肾虚则寒动于中，心虚则热收于内……纪于水火，余气可知。故曰：有者求之，无者求之，盛者责之，虚者责之，令气通调妙之道也。"王氏从阴阳、水火、寒热、虚实、心肾病机举例分析相关病证的变化，并以此方法推求治法运用，既丰富了病机十九条的内容，也为临床运用提供了参考。明·张介宾对此十分推崇，强调探讨病机的"有无盛虚"是病机十九条的精神实质所在，指出"夫规矩准绳匠氏之法，一隅三反，巧则在人。知此义者，唯王太仆乎。"对指导临床灵活运用颇有启发。

金·刘完素对病机十九条的内容加以充实扩大，将经文中的 36 种病证，扩增为 91 种，并归纳总结在其所著《素问玄机原病式》一书中，如热类病证增加了痈疽疡疹、瘤气结核、吐下霍乱、鼻窒衄衊、血溢血泄、淋秘惊惑、悲笑谵妄等，火类病证增加了喉痹、耳鸣及聋、呕涌溢食不下、目昧不明、瞤瘛、暴病暴死等，进一步丰富了病机十九条的内容。他还依据病机十九条体例，增补"诸涩枯涸，干劲皴揭，皆属于燥"一条，以补燥邪病机之阙，进一步完善了六气病机理论。此外，还从五运六气理论出发，对火热与风、湿、燥、寒之间的关系加以发挥，提出"六气皆从火化"的学术观点，成为金元四大家之一，对后世影响较大。清·喻昌在刘氏补充燥邪病机的基础上，又提出"秋燥论"，创制清燥救肺汤，使燥邪病机理论更臻完善。

至现代，相继有多位中医学家针对病机十九条进行阐发，在挖掘其理论精义的基础上，结合临床实践，进一步扩大了病机十九条的应用。如任应秋先生在所著《病机临证分析》中，选病机十九条中 30 个重要病证予以详辨，并以六淫、七情、饮食劳伤三因及八纲统论之，使其更为符合病因病机的归类。同时，依据病证分析列举治疗方药，切合临证应用。再如徐荣斋先生著有"病机十九条阐要"一文，亦选取病机十九条中 30 个病证从常至变加以阐发，在引证《内经》《伤寒》《金匮》文献及历代诸家论述的基础上，印证临床实践，从症状与病因，主证与兼证详加发挥，补出治疗方剂，对后学者临床运用具有较大启发。

第二节 传变与预后

一、传变

【原文】

7201 是故虚邪之中人也，始于皮肤，皮肤缓则腠理开，开则邪从毛发入，入则抵深，深则毛发立，毛发立则淅然[1]，故皮肤痛。留而不去，则传舍于络脉，在络之时，痛于肌肉，故痛之时息，大经乃代[2]。留而不去，传舍于经，在经之时，洒淅喜惊[3]。留而不去，传舍于输，在输之时，六经不通，则肢节痛[4]，腰脊乃强。留而不去，传舍于伏冲之脉[5]，在伏冲之时，体重身痛。留而不去，传舍于肠胃，在肠胃之时，贲响腹胀，多寒则肠鸣飧泄食不化，多热则溏出麋。留而不去，传舍于肠胃之外，募原[6]之间，留著于脉，稽留而不去，息而成积[7]，或著孙脉，或著络脉，或著经脉，或著输脉，或著于伏冲之脉，或著于膂筋[8]，或著于肠胃之募原，上连于缓筋[8]，邪气淫泆，不可胜论。（《灵枢·百病始生》）

【注释】

[1]淅然：怕冷的样子。

[2]大经乃代：指邪气深入，在络脉的邪气，已经传入经脉。

[3]洒淅喜惊：洒淅，是怕冷的样子。喜惊，对惊怕敏感。

[4]则肢节痛：《太素》作"四肢节痛"。

[5]伏冲之脉：伏冲即冲脉伏行于脊柱内的部分。张介宾曰："伏冲之脉，即冲脉之在脊者，以其最深，故曰伏冲。"

[6]募原：募与膜通。泛指隔间及胃肠之外的脂膜部分。《灵枢集注》云："募原者，肠胃外之膏膜。"

[7]息而成积：指致病邪气留著于脉，生长则为积，此积之由也。

　　[8] 脊筋，缓筋：脊（lǚ旅）。脊筋，即伏行于脊柱的筋膜；缓筋，即循行于腹内脐两旁的筋膜。《灵枢集注》云："脊筋者，附行于脊脊之筋；缓筋者，循于腹内之筋也。"

【译文】

　　所以致病邪气侵害人体，首先侵犯肌肤，皮肤松弛而致腠理开泄，腠理开泄则邪从毛孔侵入，侵入后逐渐向深处侵犯，这是就表现为寒栗，毛发竖起，皮肤疼痛；邪气留滞不散，就会传入络脉，从而出现疼痛的表现，若疼痛时作时止，是邪气将由络脉传至经脉的征象；邪气留滞于经脉时，就会出现洒晰恶寒和惊恐的症状；邪气留滞不散，就会传入输脉，以致六经之气不能通达于四肢，致使四肢关节疼痛，腰脊强硬不适；邪气滞留不能祛除，则传入脊里的冲脉，出现体重身痛的症状；邪气进一步传入肠胃，则出现肠鸣腹胀，寒邪盛则肠鸣而泄下不消化食物，饮食不消，热邪盛则可发生泄痢等病；邪气留滞不去，传入膜原之间，留著于血脉之中，邪气就会与气血相互凝结，日久而形成积块。总之，邪气侵犯人体后，或留著于孙脉，或留著于络脉，或留著于经脉，或留著于输脉，或留著于伏冲之脉，或留著于脊筋，或留著于肠胃的膜原，或留著于缓筋，邪气浸淫泛滥是说不完的。

【原文】

　　7202 夫邪之客于形也，必先舍于皮毛；留而不去，入舍于孙脉；留而不去，入舍于络脉；留而不去，入舍于经脉；内连五脏，散于肠胃，阴阳俱感[1]，五脏乃伤。（《素问·缪刺论》）

【注释】

　　[1] 俱感：《太素》作"更盛"。

【译文】

　　凡病邪侵袭机体，必先留止于皮毛，假若停留不去，就会深入而留于孙脉，若再留而不去，就深入留于络脉，若再次留而不去，就要深入留于经脉，内连于五脏，布散于肠胃，若阴经和阳经都感受邪气，五脏就会受伤了。

【原文】

　　7203 虚邪之中人也，洒淅动形，起毫毛而发腠理，其入深，内抟于骨则为骨痹，抟于筋则为筋挛，抟于脉中则为血闭不通，则为

痹。《灵枢·刺节真邪》

【译文】

虚邪中伤人体，就会表现为寒栗怕冷，毫毛竖起，腠理开泄的现象。若邪气逐渐深入而搏结于骨，就会发为骨痹；搏结于筋，就会发为筋挛；搏结于脉中，出现血脉闭塞不通，就会发为痈。

【原文】

7204 风雨之伤人也，先客于皮肤，传入于孙脉，孙脉满则传入于络脉，络脉满则输于大经脉。（《素问·调经论》）

【译文】

风雨之邪伤人，是先侵入肌肤，由皮肤而传至孙脉，孙脉满而传至于络脉，络脉满而输注于大经脉。

【原文】

7205 故病久则传化[1]，上下不并[2]，良医勿为[3]。（《素问·生气通天论》）

【注释】

[1] 传化：化，指由此传彼，变生别证。

[2] 上下不并：王冰曰："并，谓气交通也，然病之深久，变化相传，上下不通，阴阳否隔，虽良医妙法，亦何以为之！"不并，是说上下之气不相交通。

[3] 勿为：是说不能将病治愈。

【译文】

疾病久而不愈，邪气留于体内，就会发生传变，当到了上下不通阴阳阻隔的时候，虽有良医，也无能为力了。

【原文】

7206 五脏受气[1]于其所生，传之于其所胜，气舍[2]于其所生，死于其所不胜。病之且死[3]，必先传行，至其所不胜，病乃死。……肝受气于心，传之于脾，气舍于肾，至肺而死。心受气于脾，传之于肺，气舍于肝，至肾而死。脾受气于肺，传之于肾，气舍于心，至肝而死。肺受气于肾，传之于肝，气舍于脾，至心而死。肾受气

于肝，传之于心，气舍于肺，至脾而死。(《素问·玉机真脏论》)

【注释】

［1］气：这里指病气。

［2］舍：留止。

［3］王冰曰："受气所生者，谓受病气于己之所生者也。传所胜者，谓传于己之所克者也。气舍所生者，谓舍于生己者也。死所不胜者，谓死于克己者之分位也。所传不顺，故必死焉。"

【译文】

五脏间病邪的传变，是受病气于其所生之脏，传之于我所克之脏，病气留于生我之脏，死于我不胜之脏。当病到快死的时候，必先传行于克我之脏，病者才死。肝脏受气于心脏，而又传行于脾脏，其病气留于肾脏，传至肺脏则死；心脏受气于脾脏，而又传行于肺脏，其病气留于肝脏，传至肾脏则死；脾脏受气于肺脏，传行于肾脏，留于心脏，传至肝脏则死；肺脏受气于肾脏，传行于肝脏，留病气于脾脏，传至心脏则死；肾脏受气于肝脏，传行于心脏，留于肺脏，传至脾脏则死。

【原文】

7207 然其卒发者，不必治于传，或其传化有不以次[1]，不以次入者，忧恐悲[1]喜怒，令不得以其次，故令人有大病矣……传，乘之名也。(《素问·玉机真脏论》)

【注释】

［1］次：次序，顺序。

［2］悲：张志聪曰："悲当作思。"

【译文】

然而突然暴发的疾病，因为其不一定按照五脏移传的一定顺序传变，因此就不必按照移传的顺序来治疗。有些疾病不按照五脏次序传变，如忧、恐、悲、喜、怒五志之病，不按照次序相传，因此患大病……传就是相乘的意思。

【按语】

1. 病久传化的必然性

疾病处于不断的运动变化之中，由于在这个过程中，机体不断地受到致病邪气、正气强弱、环境因素及医护措施等各种因素的影响，故其病位、病性与转归都会发生相应的变化，因此病变传化是疾病发展变化的必然现象，此即《内经》所说"病久传化"的道理。提示我们在临证时，必须全面掌握疾病变化规律，预见其传化转归，引导疾病向好转的方向发展，直至疾病痊愈，切不可无视疾病传变而任其发展恶化，以至陷于"上下不并，良医弗为"的境地。《内经》的这一论断，对于临证具有很好的警示作用，是临床医生必须遵循的防治原则。

2. 内伤病五脏传变的规律

人体是一个有机的整体，各脏腑之间是密切联系又相互影响的，某一脏腑的病理变化，必然会直接或间接地影响到其他脏腑，发生相应的病理变化，从而表现为内脏之间的病理传变。

《内经》认为，五脏病气的传变，可依据五行相生相克原理去认识，即所说的"五脏相通，移皆有次"。其主要模式有两种，一是按五行相胜规律传变者为顺传，二是按子病传母规律传变者为逆传。而后世在此基础上又有发挥，故《伤寒论·平脉法》云："水行乘火，金行乘木，名曰纵；火行乘水，木行乘金，名曰横；水行乘金，火行乘木，名曰逆；金行乘水，木行乘火，名曰顺也。"但无论如何传变，若病气"至其所困"则说明病情加重，甚至危及生命，这也反映了《内经》对于疾病传变规律的探讨精神，对后世医家判断病情顺逆与预后转归具有一定指导作用。

3. 五脏病传变的影响因素

《内经》提出"忧恐悲喜怒，令不得以其次，故令人有大病矣"的观点。提示我们疾病的发展与传变是一个动态的过程，可受到多种因素的影响，六淫、七情、饮食劳逸等均有可能改变疾病传变的一般走势，疾病的卒发与缓发也同样可能影响到病变的发展走向，所以《灵枢·邪气脏腑病形》云："邪之中人也，无有常。"这就告诫我们在临床上万不可墨守成规，必须综合考虑各种因素加以认真分析研究，找到疾病的本质并针对性解决其根本原因。体现了

《内经》认识疾病传变与灵活开展临床施治的治病求本思想。

二、预后

【原文】

7208 夫百病者，多以旦慧[1]昼安，夕加夜甚，何也……春生，夏长，秋收，冬藏，是气之常也，人亦应之，以一日分为四时，朝则为春，日中为夏，日入为秋，夜半为冬。朝则人气始生，病气衰，故旦慧；日中人气长，长则胜邪，故安；夕则人气始衰，邪气始生，故加；夜半人气入脏，邪气独居于身，故甚也。（《灵枢·顺气一日分为四时》）

【注释】

[1]旦慧：这里指病人在早晨比较清爽。

【译文】

大凡疾病多在早晨轻，白天安静，傍晚逐渐加重，半夜以后更加厉害，这是为什么呢……春气主生发，夏气主盛长，秋气主收敛，冬气主潜藏，这是四时正常气候变化情况，人体也是和其相应的。如果我们把一天的时间分为四时，则早晨是春天，中午是夏天，日落是秋天，夜半是冬天。早晨阳气生升，人体的阳气也应之而生，阳气升则病气渐衰，所以早晨病情轻；中午阳气旺盛，人体的阳气亦应之而旺，阳气旺则胜邪，所以病人安静；日落的时候阳气下降，人体的阳气也应之而渐衰，阳气衰则邪气渐胜，所以病情加重；夜半则阳气潜藏，人体的阳气也应之而潜伏于内，邪气独胜于身，所以病情严重。

【原文】

7209 墙基[1]卑，高不及其地[2]者，不满三十而死。其有因加疾者，不及二十而死也。（《灵枢·寿夭刚柔》）

【注释】

[1]墙基：这里指耳郭。

[2]地：指耳前肉，即地阁。

【译文】

凡是耳郭小，高不及耳前地阁的，不满三十岁就会死亡。如果再加上生病，那就可能不到二十岁就死亡了。

【原文】

7210 阴气太盛则阳气不能荣也，故曰关。阳气太盛，则阴气弗能荣也，故曰格。阴阳俱盛，不得相荣，故曰关格。关格者，不得尽期而死也。(《灵枢·脉度》)

【译文】

阴气太盛，则阳气不能营运，这叫作关。阳气太盛，则阴气不能营运，这叫作格。如果阴阳俱盛，不能相互营运的，叫作关格。关格是阴阳相互格拒，见此者，其人便不能活到应有的寿命。

【原文】

7211 五脏相通，移皆有次。五脏有病，则各传其所胜，不治[1]。法三月，若六月，若三日，若六日[2]。传五脏而当死，是顺传[3]其所胜之次[4]。(《素问·玉机真脏论》)

【注释】

[1] 不治：张介宾曰："病不早治。"不及时的治疗。

[2] 法三月，若六月，若三日，若六日：王冰曰："三月者，谓一脏气之迁移。六月者，谓之其所胜之位。三日者，三阳之数以和日也。六日者，谓兼三阴以数之尔。"全句在这里是指患病传变过程的快慢。

[3] 顺传：张介宾曰："此言顺者，言病之传，凡传所胜必循次序，故曰顺传。是顺传者，即气之逆也。"

[4]《新校正》云："详上文是顺传其所胜之次七字，乃是次前注，误在此经文下，不唯无义，兼校之全元起本《素问》及《甲乙经》并无此七字，直去之，虑未达者致疑，今存于注。"

【译文】

五脏之间，其气相通，病气的传变也有一定的规律。如五脏发生病变，则各向其所胜之脏传变，若得不到正确的治疗，经过三个月或六个月，或者经过三天或六天，传遍五脏就当死亡。以上指的是顺传的规律。

【原文】

7212 五实死，五虚死[1]……脉盛，皮热，腹胀，前后不通，闷瞀[2]，此谓五实[3]。脉细，皮寒，气少，泄利前后，饮食不入，此谓五虚[4]。(《素问·玉机真脏论》)

【注释】

[1] 五实死，五虚死：张介宾曰："五实者，五脏之实也。五虚者，五脏之虚也。五实五虚具者，皆死。然气虚至尽，尽而死者，理当然也。若五实者，何以亦死？盖邪之所凑，其气必虚，不脱不死，仍归于气尽耳。故愚谓邪无不足，正无有余，实有假实，虚则真虚。"

[2] 闷瞀：谓烦乱。

[3] 五实：王冰曰："谓五脏之实。""实，谓邪气盛实。"张介宾曰："实者，邪气盛实也。脉盛者，心所主也；皮热者，肺所主也；腹胀者，脾所主也；前后不通，肾开窍于二阴也；闷瞀者，肝脉贯膈，气逆于中也。"

[4] 五虚：王冰曰："谓五脏之虚。""虚，谓真气不足也。"张介宾曰："虚者，正气虚也。脉细，心虚也；皮寒，肺虚也；气少，肝虚也；泄利前后，肾虚也；饮食不入，脾虚也。"

【译文】

五实可以致死，五虚可以致死……脉盛大，皮肤发热，腹部胀满，二便不通，昏闷烦乱目视不明，这叫五实；脉细弱，皮肤寒冷，少气不足以息，大小便泄利无度，不进饮食叫作五虚。

【原文】

7213 大骨枯槁，大肉陷下[1]，胸中气满，喘息不便，内痛引肩项[2]，身热、脱肉破䐃[3]。真脏见[4]，十月之内死。(《素问·玉机真脏论》)

【注释】

[1] 大骨枯槁，大肉陷下：张介宾曰："肩垂项倾，腰重膝败者，大骨之枯槁也。尺肤既削，臀肉必枯，大肉之陷下也。肾主骨，骨枯则肾败矣。脾主肉，肉陷则脾败矣。"

[2] 内痛引肩项：杨上善曰："内痛，是心内痛。心府手太阳脉，从肩络

心，故内痛引肩项。"

[3]脱肉破䐃：王冰曰："阴气微弱，阳气内燔，故身热也。䐃者，肉之际。脾主肉，故肉如脱尽，䐃如破败也。"䐃（jiǒng 窘），肘膝肌肉突起部分。破䐃，䐃部破败。

[4]真脏见：此指脾之真藏脉言。

【译文】

大骨枯了，大肉消陷了，胸中气满，喘息不安，腹内疼痛牵引肩项，全身发热，肌肉消瘦破败，这时如果见了心的真脏脉，大约 10 个月就会死。

【按语】

五实证，即脉盛、皮热、腹胀、前后不通、闷瞀等五种实证，其病变机理为：邪气盛于心则脉盛，盛于肺则皮热，盛于脾则腹胀，盛于肾则二便不通，盛于肝则闷瞀，是邪气亢盛，充斥五脏的病证，预后较为凶险。五虚证，即脉细、皮寒、气少、泄利前后、饮食不入等五种虚证，其病变机理为心气虚则脉细，肺气虚则皮寒，肝气虚则气少乏力，肾气虚则二便不禁，脾气虚则不欲饮食，是五脏精气衰败之象，预后也不理想。如张志聪曰："心主脉，脉盛，心气实也；肺主皮毛，皮热，肺气实也；脾主腹，腹胀，脾气实也；肾开窍于二阴，前后不通，肾气实也；瞀，目不明也，肝开窍于目，闷瞀，肝气实也。脉细，心气虚也；皮寒，肺气虚也；肝主春生之气，气少，肝气虚也；泄利前后，肾气虚也；饮食不入，脾气虚也。"说明五实证是邪气盛于五脏的表现，是因邪气有余，闭阻于内不得外泄而出，充斥五脏之中，以致五脏功能失调而出现的临床变化。由于病邪力量旺盛，而正气也较为充足，所以表现为正邪交争剧烈，邪不外泄而不能向邪去正安的方向发展，其病证较为凶险，预后不佳。而五虚证是五脏精气衰败之象，正气衰竭，无力抗邪，兼之以损耗日剧，充养不足，则生化无源，五脏功能难以恢复，其病证也甚凶险。故《素问·玉机真脏论》云："五实死，五虚死。"说明五脏虚实，对于判断病机变化及预后转归等均具有较大的指导意义。

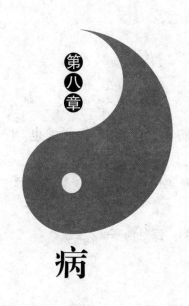

第八章

病证

第一节 热 病

一、病名

【原文】

8101 今夫热病者，皆伤寒[1]之类也。(《素问·热论》)

【注释】

[1] 伤寒：感受四时邪气引起的外感热病的统称，即广义伤寒。

【译文】

一般的所谓热病，都是伤寒一类的。

【按语】

关于伤寒病名。

伤寒可分为广义伤寒和狭义伤寒，此所言的伤寒即指后世的广义伤寒。《难经·五十八难》云："伤寒有五：有中风、有伤寒、有湿温、有热病、有温病"，指出了广义伤寒所包含的内容。而狭义伤寒是指冬日感受寒邪而引起的外感热病。

外感热病何以取名"伤寒"？是因伤寒为外感发热性疾病，其病因"寒"为六淫邪气。《内经》中常以风、寒来代称六淫，如《素问·生气通天论》说："因于露风，乃生寒热"，本文所说"今夫热病者，皆伤寒之类也"，即是用风邪、寒邪代称六淫诸邪，所以外感热病可以取名"伤寒"。二是因人体感受寒邪则发热，"人之伤于寒也，则为病热"，发热是外感病的共有症状，叫"热病"是从症状而言，称"伤寒"是从病因而言，故"伤寒"和"热病"之名可以相互并称。三是太阳为寒水之经，六经之藩篱，统摄人身营卫，外邪伤人，太阳寒水之经首当其冲，若从发病而言，外感病则可命曰"伤寒"。本文篇首论及发热机制时说："巨阳（太阳）者，诸阳之属也，其脉连于风府，故为诸阳主气也。"又说："伤寒一日，巨阳受之"等，可见，称伤寒为外感热性病的总名是有其一定意义的。

中医伤寒的范围，非常广泛，它包括自然环境（如气候、地域等）的变迁，人体不能适应而发生由表入里的疾病均可称为伤寒，陈修园说："太阳主一身之表，司寒水之经，凡病自外来者，皆谓伤寒，非寒热之寒也。"《难经》说："伤寒有五：有中风，有伤寒，有湿温，有热病，有温病。"据以上说法可知，伤寒范围极广，不是专指某一种类疾病，而是泛指外界六淫邪气所伤而引起的一切病证的总称，如王焘说："此病方家称为伤寒，而所以为外感之总称也。"伤寒，同时也包括现代所说的多种传染性疾病。如《千金要方》引用《小品方》说："伤寒，雅士之称，云天行、温疫，是田舍间号耳。"再如张仲景《伤寒论》自序说，其宗族在十年之内，死亡三分之二，伤寒十居其七，可见伤寒是包括传染病在内的所有外感疾病。

二、临床表现

【原文】

8102 伤寒一日[1]，巨阳受之，故头项痛，腰脊强[2]。二日，阳明受之，阳明主肉，其脉侠鼻络于目，故身热[3]目疼而鼻干，不得卧[4]也。三日，少阳受之，少阳主胆[5]，其脉循胁络于耳，故胸胁痛而耳聋。三阳经络皆受其病，而未入于脏[6]者，故可汗而已。四日，太阴受之，太阴脉布胃中络于嗌，故腹满而嗌干。五日，少阴受之，少阴脉贯肾络于肺，系舌本，故口燥舌干而渴。六日，厥阴受之，厥阴脉循阴器而络于肝，故烦满[7]而囊缩[8]。三阴三阳，五脏六腑皆受病，荣卫不行，五脏不通则死矣。

其不两感于寒者，七日，巨阳病衰，头痛少愈；八日，阳明病衰，身热少愈；九日，少阳病衰，耳聋微闻；十日，太阴病衰，腹减如故，则思饮食；十一日，少阴病衰，渴止不满[9]，舌干已而嚏[10]；十二日，厥阴病衰，囊纵，少腹微下[11]，大气[12]皆去，病日已矣。（《素问·热论》）

【注释】

[1] 一日：与下文所述日数，均指外感热病传变的次序及发展的不同阶段，不宜理解为具体日数。

[2] 头项痛，腰脊强：足太阳之脉上额交巅，下项，循肩髆内，挟脊抵腰中。故太阳受邪头项痛，腰脊强。原文未言"发热"当系省文。以下各经同此。

[3] 身热：指发热较甚。张介宾曰："伤寒多发热，而独此云身热者，盖阳明主肌肉，身热尤甚也。"

[4] 不得卧：邪入阳明，经行不畅，影响于腑，胃中不和，故不得安卧。《素问·逆调论》云："阳明逆不得从其道，故不得卧也。《下经》曰：胃不和则卧不安。"

[5] 少阳主胆：胆，《甲乙经》《太素》并作"骨"。又，《灵枢·经脉》有"胆足少阳之脉……是主骨所生病者。"可参。

[6] 未入于脏：指未及三阴之里。

[7] 烦满：烦闷的意思。满，通"懑"。

[8] 囊缩：指阴囊收缩，足厥阴脉绕阴器，故见是症。

[9] 不满：丹波元简曰："《甲乙》《伤寒例》并无'不满'二字，简按上文，不言腹满，此必衍文。"

[10] 嚏：是邪退正气来复之象。

[11] 囊纵，少腹微下：阴囊收缩及少腹拘急的症状微微舒缓。

[12] 大气：此指邪气。王冰曰："大气，谓大邪之气也。"

【译文】

伤寒病一日，为太阳经感受寒邪，足太阳经脉从头下项，夹脊抵腰中，所以头项痛，腰脊强直不舒。二日阳明经受病，阳明主肌肉，足阳明经脉夹鼻络于目，下行入腹，所以身热目痛而鼻干，不能安卧。三日少阳经受病，少阳主骨，足少阳经脉，循胁肋而上络于耳，所以胸胁痛而耳聋。若三阳经络皆受病，尚未入里入阴的，都可以发汗而愈。四日太阴经受病，足太阴经脉散布于胃中，上络于咽，所以腹中胀满而咽干。五日少阴经受病，足少阴经脉贯肾，络肺，上系舌本，所以口燥舌干而渴。六日厥阴经受病，足厥阴经脉环阴器而络于肝，所以烦闷而阴囊收缩。如果三阴三阳经脉和五脏六腑均受病，以致营卫不能运行，五脏之气不通，人就要死亡了。

如果病不是阴阳表里两感于寒邪的，则第七日太阳病衰，头痛稍愈；八日阳明病衰，身热稍退；九日少阳病衰，耳聋将逐渐能听到声音；十日太阴病衰，腹满已消，恢复正常，而欲饮食；十一日少阴病衰，口不渴，不胀满，舌不干，能打喷嚏；十二日厥阴病衰，阴囊松弛，渐从少腹下垂。至此，大邪之气已去，病也逐渐痊愈。

【原文】

8103 两感于寒者，病一日，则巨阳与少阴俱病，则头痛口干而烦满；二日，则阳明与太阴俱病，则腹满身热，不欲食谵言；三日，则少阳与厥阴俱病，则耳聋囊缩而厥，水浆不入，不知人，六日死。（《素问·热论》）

【译文】

阴阳两表里同时感受寒邪的两感证，第一日为太阳与少阴两经同时受病，其症状既有太阳的头痛，又有少阴的口干和烦闷；二日为阳明与太阴两经同时受病，其症状既有阳明的身热谵言妄语，又有太阴的腹满不欲食；三日为少阳与厥阴两经同时受病，其症状既有少阳之耳聋，又有厥阴的阴囊收缩和四肢发冷。如果病逐发展至水浆不入，神昏不知人的程度，到第六天便死亡了。

【按语】

伤寒在经之邪有向里传和不向里传的区别，其向里传的规律为首先从太阳始，先三阳，后三阴，由表入里，由浅入深。依次为阳明、太阳、少阳、太阴、少阴、厥阴。邪若不内传，各经的缓解时间大约在受病的第七天。这里的第几天，应理解为阶段时间，而不可拘泥于具体的天数。

《素问·热论》论述热病的发病是以六经为纲，提出了六经辨证分类法，以揭示热病由表入里的发展规律。热病首先从太阳始，先三阳，后三阴，由表入里，由浅入深。六经分证与各经脉循行、脏腑功能、邪气性质相关，病证表现为热证、实证。各经的缓解时间大约在发病的第七天以后。而表里两经同时受邪而发病的"两感伤寒"，则指外感热病中起病急、发展快、病情重的一类病证。病初既有表证，又见里证，预后较差。

"两感伤寒"指表里两经同时受邪而发病的，为外感热病中起病急、发展快、病情重的一类病证。病初既有表证，又见里证，预后较差。经文中的一日、二日、三日……六日，不是具体时日天数，而是指伤寒热病发病的一般次序，可作为阶段理解。第一阶段症状消失，第二阶段症状出现，表示病已由第一阶段转入第二阶段。

三、治疗

【原文】

8104 治之各通其脏脉[1]，病日衰已矣。其未满三日者，可汗而已；其满三日者，可泄而已。(《素问·热论》)

【注释】

[1] 治之各通其脏脉：疏通调治病变所在的脏腑经脉。通，有疏通调治之意，给邪气以出路。脏脉，指脏腑之经脉。

【译文】

治疗时根据脏腑的症状，随经分别施治，使其病日渐衰退。发病未满三日，病仍在三阳之表，治用汗法；已满三日，则邪以入三阴之里，治用泄热法。

【按语】

热病的治疗是"各通其脏脉"，此强调"通"字，明确提出热病的治疗大法是祛邪之法。对于"其未满三日者"，邪仍在三阳之表，采用汗法治疗，以疏通在表被郁之阳；对于"其满三日者"，邪热壅积于三阴之里，施行泄法，以泄越其里热。此言"三日"之意，如王冰曰："此言表里之大体也。""汗""泄"两法的运用，应视病情而定，张志聪曰："此言六气相传，表里阴阳之大概耳。然伤寒病有传者，有不传者，有八九日仍在表阳而当汗者，有二三日邪中于里阴而急当下者，此又不在阴阳六气之常法也。"

四、预后

【原文】

8105 人之伤于寒也，则为热病，热虽甚不死；其两感^[1]于寒而病者，必不免于死。(《素问·热论》)

8106 汗出而脉尚躁盛者死。(《素问·评热病论》)

【注释】

[1] 两感：表里两经同时受邪发病。

【译文】

人感受寒邪以后，就要发热，发热虽重，一般不会死亡；如果阴阳二经表里同时感受寒邪而发病，就难免于死亡了。

汗出而脉仍躁盛，是死证。

【按语】

此经文说明热病的预后，取决于正邪双方力量的对比。文中"人之伤于寒者，则为病热，热虽甚不死"，说明邪气虽盛，但正气未衰，预后良好；而两感于寒，是邪气壅盛，而正气衰竭的外感热病重证，故发病之始即见病情严重的里证，而且发展迅速，很快出现神昏、谵语、厥冷、水浆不入，所以"必不免于死"。

"汗出而脉尚躁盛者死"一句，所论阳热邪气唯借阴精正气以制胜的观点，对临床实践及后世温病学说的形成与发展均有重要指导意义。凡温病汗出，若见脉静身凉，为邪随汗出之佳兆；若汗出热不退，脉象躁盛，是正不胜邪的凶象；如更见烦躁不安、汗出如豆、气喘、神昏、谵语等症状，贝则是温邪劫烁津液，精气耗竭的危候。后世温病学说"治温宜刻刻顾其津液"及"留得一分津液，便有一分生机"的理论，以及从临床总结、制定出来的"热病以救阴为先，救阴以泄热为要"的基本治疗大法和一系列相应的治疗措施，无不受本段原文观点的启发和影响。

五、禁忌

【原文】

8107病热少愈，食肉则复，多食则遗[1]，此其禁也。(《素问·热论》)

【注释】

[1] 食肉则复，多食则遗：张介宾曰："复者病复作；遗者延久也。凡病后脾胃气虚，未能消化饮食，故于肉食之类皆当从缓，若犯食复，为害匪浅，其有挟虚内馁者，又不可过于禁制，所以贵得宜也。"

【译文】

患热病者，病情稍愈，多吃肉类食物，就会复发；多吃谷类食物，就会有余热，这就是热病的禁忌证。

【按语】

疾病的饮食护理在治疗中占有重要地位，合理的饮食可固护胃气，增强人体正气，有利于疾病的恢复。反之，则导致疾病的反复或加重。就热病而言，其禁忌是"病热少愈，食肉则复，多食则遗。"热病后期，脾胃虚弱，消化力差，故食肉则复，多食则遗，不可过食肉类等热性食物。然而脾胃虚弱，正气不足，适当进行食补，亦是有益的。

本篇指出："病热少愈，食肉则复，多食则遗，此其禁也。"即热病后期，脾胃虚弱，消化能力减退，食宜质地清淡，用量适中。且不可因病而多食滋腻或强补。

第二节　咳　论

一、病名

【原文】

8201　五脏六腑皆令人咳[1]，非独肺也。(《素问·咳论》)

【注释】

[1] 五脏六腑皆令人咳：肺主气而朝百脉，与五脏六腑息息相通。张志聪曰："肺主气而位居最高，受百脉之朝会，是咳虽肺证，而五脏六腑之邪，皆能上归于肺而为咳。"

【译文】

五脏六腑有病，都能使人咳嗽，不单是肺病如此。

【按语】

咳嗽是肺系之本病，但《素问·咳论》不仅认为咳嗽与肺有关，而且提出"五脏六腑皆令人咳，非独肺也"的观点，将引起咳嗽的原因从单独的肺脏扩大到五脏六腑，从整体观的高度说明虽然咳嗽是肺脏的病理反映，但五脏六腑的病变皆可影响肺之宣降而致咳，故原文特此强调："五脏六腑皆令人咳，非独肺也。"

咳为肺之本病，本篇首先肯定"肺之令人咳"，《素问·宣明五气篇》又说："肺为咳。"《灵枢·九针论》则明确指出："肺主咳。"《内经》其他篇章对肺病表现的论述，大多均涉及咳，可见咳无疑发自于肺。由于肺主气，司呼吸，上连气道、喉咙，其病则宣降失常，肺气上逆发生咳嗽，诚如《灵枢·经脉》说："是主肺所生病者，咳，上气，喘渴。"故陈修园《医学三字经》亦指出："《内经》云：五脏六腑皆令人咳，非独肺也。然肺为气之主，诸气上逆于肺则呛而咳，是咳嗽不止于肺，然亦不离于肺。"

"五脏六腑皆令人咳，非独肺也"，充分揭示了咳与肺及其他脏腑的关系，说明咳虽为肺之本病，但由于人是一个有机整体，在病理情况下，其他脏腑受邪或功能失调，可病传于肺，导致肺失宣降而发生咳病。对临床咳病的辨治有重要的指导意义。

二、病因病机

【原文】

8202 皮毛者，肺之合也，皮毛先受邪气，邪气以从其合也。其寒饮食入胃，从肺脉上至于肺，则肺寒，肺寒则外内合邪[1]，因而客之，则为肺咳。五脏各以其时受病[2]，非其时，各传以与之[3]。人与天地相参，故五脏各以治时[4]，感于寒则受病，微则为咳，甚者为泄为痛。(《素问·咳论》)

【注释】

[1]合邪：即内外寒邪相合。外是指外感寒邪，内是指内伤寒饮。

[2]五脏各以其时受病：五脏在各自所主时令受邪发病。

[3]非其时，各传以与之：五脏在各自所主时令受邪发病后，分别波及肺而引起咳病。

[4]治时：指五脏所主旺的时令。

【译文】

皮毛与肺是相配合的，皮毛先感受了外邪，邪气就会影响到肺脏。再由于吃了寒冷的饮食，寒气在胃循着肺脉上于肺，引起肺寒，这样就使内外寒邪相合，停留于肺脏，从而成为肺咳。这是肺咳的情况。至于五脏六腑之咳，是五脏各在其所主的时令受病，并非在肺的主时受病，而是各脏之病传给肺的。人和自然界是相应的，故五脏在其所主的时令受了寒邪，使能得病，若轻微的，则发生咳嗽，严重的，寒气入里就成为腹泻、腹痛。

【按语】

本段指出咳嗽的病因主要有三个方面：一是外感风寒等邪气，"皮毛者，肺之合也"，风寒等邪气外侵，则"皮毛先受邪气"，并传舍其合而内伤于肺。二是内伤饮食生冷，其寒"从肺脉上至于肺"，导致肺寒。肺为娇脏，不耐寒热，内外寒邪相合并伤于肺，使肺失宣降，则致咳嗽。《灵枢·邪气脏腑病形》篇亦明确指出："形寒寒饮则伤肺，以其两寒相感，中外皆伤，故气逆而上行。"三是不同季节之邪气，于五脏所主之时乘虚而入，传及肺脏而发病。其中肺气失调，宣降失司，气机上逆是本证之基本病机。

五脏各以其时感邪发病，是《内经》四时五脏发病的基本观点，《素问·金匮真言论》及《风论》等亦有类似的论述。其发病机制可从两方面理解，一是五脏为人身之五行，人身之五行与天地之五行有同类相从的关系，天地四时五行之气分别与五脏相通，而四时之邪气亦随五行之气侵入人体相应的脏而致病；二是五脏在其旺时主司一身，其气亦布于一身，当其时邪气侵入人体时，邪气首先与人身主时之脏气相接触，使该脏受伤而发病。另外，四时五脏发病尚有另一发病规律，即五脏各在其所不胜之行旺时发病，此为王叔和《脉经》、巢元方《诸病源候论》等所论述。

咳的病因除上述两寒相感外，《内经》尚有风、燥、湿、火热等外邪伤肺，以及水气射肺、针刺外伤等致咳之论。

三、辨证分型

1. 五脏咳

【原文】

8203 肺咳之状，咳而喘息有音，甚则唾血。心咳之状，咳则心痛，喉中介介如梗状[1]，甚则咽肿喉痹[2]。肝咳之状，咳则两胁下痛，甚则不可以转，转则两胠[3]下满。脾咳之状，咳则右胁下痛，阴阴[4]引肩背，甚则不可以动，动则咳剧。肾咳之状，咳则腰背相引而痛，甚则咳涎[5]。（《素问·咳论》）

【注释】

[1] 如梗状：形容咽喉部有物梗塞。

[2] 喉痹：指咽喉肿痛，吞咽阻塞不利。

[3] 两胠（qū 区）：左右腋下胁肋部。

［4］阴阴：犹隐隐。

［5］咳涎：指咳吐稀痰涎沫。

【译文】

肺咳的症状，咳而气喘，呼吸有声，甚至唾血。心咳的症状，咳则心痛，喉中好像有东西梗塞一样，甚至咽喉肿痛闭塞。肝咳的症状，咳则两侧胁肋下疼痛，甚至痛得不能转侧，转侧则两胁下胀满。脾咳的症状，咳则右胁下疼痛，并隐隐然疼痛牵引肩背，甚至不可以动，一动就会使咳嗽加剧。肾咳的症状，咳则腰背互相牵引作痛，甚至咳吐痰涎。

【按语】

咳有外感、内伤的不同，肺与其他脏腑在导致咳嗽上有标、本之区别，张介宾《景岳全书·咳嗽》言："外感之咳，其来在肺，故必由肺以及脏，此肺为本而脏为标也；内伤之咳，先因伤脏，故必由脏以及肺，此脏为本而肺为标也。"因此，论治时要辨明咳嗽的病因病机及其标本关系，或治本，或治标，或标本兼治。外邪犯肺，肺失清肃之咳嗽，治宜疏散外邪，宣通肺气为主。其他脏腑影响于肺所致之咳嗽，则当以治其原发脏腑病变为主，同时调理肺之功能。如肝火犯肺之咳，症见咳嗽、胁痛、不可转侧等，可用小柴胡汤、黛蛤散、当归龙荟丸等以清肝泻火为主；肾阳虚衰，水饮射肺之咳，症见咳嗽喘息，咳唾大量泡沫状清稀痰涎，证类"肾咳"，治用真武汤、苓甘五味姜辛汤等以温阳化饮为主。

2. 六腑咳

【原文】

8204 脾咳不已，则胃受之；胃咳之状，咳而呕，呕甚则长虫[1]出。肝咳不已，则胆受之；胆咳之状，咳呕胆汁。肺咳不已，则大肠受之；大肠咳状，咳而遗失[2]。心咳不已，则小肠受之；小肠咳状，咳而失气，气与咳俱失。肾咳不已，则膀胱受之；膀胱咳状，咳而遗溺。久咳不已，则三焦受之；三焦咳状，咳而腹满，不欲食饮。此皆聚于胃，关于肺[3]，使人多涕唾[4]而面浮肿气逆也。（《素问·咳论》）

【注释】

[1] 长虫：指蛔虫。

[2] 遗失：指大便失禁。《甲乙经》作"遗矢"。

[3] 此皆聚于胃，关于肺：张介宾曰："诸咳皆聚于胃，关于肺者，以胃为五脏六腑之本，肺为皮毛之合，如上文所云皮毛先受邪气及寒饮食入胃者，皆肺胃之候也。"

[4] 涕唾：指痰。

【译文】

脾咳不愈，则胃就受病；胃咳的症状，咳而呕吐，甚至呕出蛔虫。肝咳不愈，则胆就受病，胆咳的症状是咳而呕吐胆汁。肺咳不愈，则大肠受病，大肠咳的症状，咳而大便失禁。心咳不愈，则小肠受病，小肠咳的症状是咳而放屁，而且往往是咳嗽与失气同时出现。肾咳不愈，则膀胱受病；膀胱咳的症状，咳而遗尿。以上各种咳嗽，如经久不愈，则使三焦受病，三焦咳的症状，咳而腹满，不想饮食。凡此咳嗽，不论由于任何一脏腑的病变，其邪必聚于胃，并循着肺的经脉而影响及肺，才能使人多痰涕，面部浮肿，咳嗽气逆。

【按语】

咳与肺胃关系密切，原文曰："此皆聚于胃，关于肺。"对咳嗽的病机进行了高度的概括。咳嗽虽然与五脏六腑有关，但其病位之重点则在于肺与胃。咳为肺之本病，故与肺的关系已如上述。其与胃的关系，主要反映在以下三方面：其一，肺之经脉"起于中焦，下络大肠，还循胃口"（《灵枢·经脉》），所以胃受外邪或接受其他脏腑内传而聚于胃之邪气，均可通过肺脉上传于肺而为咳嗽。其二，胃为五脏六腑之海，与脾同居中焦属土，为气血生化之源。若脾胃运化失司，气血生化乏源。一方面可导致土不生金，使肺之气阴不足，宣降失司而病咳；另一方面，由于营卫之气不充，卫外御邪能力减弱，则易使外邪侵犯皮毛，内舍于肺而发咳嗽。其三，胃主纳，脾主运，若脾胃受伤，水津失运，停聚而为痰为饮，痰饮上逆于肺，亦可为咳嗽。因此，陈修园《医学三字经》说："《内经》虽分五脏诸咳，而所尤重者，在'聚于胃，关于肺'六字。"并指出："气上呛，咳嗽生，肺最重，胃非轻。

"聚于胃，关于肺"，对临床咳病的治疗亦有重要启示。肺胃所致之咳是临床最常见的咳嗽，林佩琴《类证治裁·咳嗽》言："盖肺为储痰之器，脾为生痰之源……因痰致咳者，痰为重，主治在脾；因咳动痰者，咳为重，主治在肺。"即使其他脏腑所致的咳病，其痰浊的化除及脏腑功能的调理，亦赖脾胃之气的健运。因此，对于各种咳嗽的治疗，除了注意治肺外，还应在辨证论治的基础上注重调理脾胃。

四、传变规律

【原文】

8205 五脏之久咳，乃移于六腑。(《素问·咳论》)

【译文】

五脏咳嗽日久不愈，就要传移于六腑。

【按语】

《内经》采用了脏腑辨证分型的方法，提出"五脏咳""六腑咳"。其中五脏咳的临床表现总体与该脏功能活动障碍及所属经脉气血运行紊乱有关，其症除咳嗽外，多见咳甚而引起的牵引疼痛不适。六腑咳是由于"五脏之久咳，乃移于六腑"所致，是五脏咳病变的进一步加重，其临床表现以该腑功能失常为特点。主要兼见脏腑气化失常，气机上逆或气虚不摄而导致一系列症状，如呕逆、遗失、遗溺、失气等。"五脏之久咳，乃移于六腑。"强调五脏咳是咳证之初期，六腑咳是久咳不愈的后期阶段，阐明咳证的传变规律是由脏及腑、由浅入深、由轻到重的传变过程。

五、治则

【原文】

8206 治藏者治其俞[1]，治府者治其合[1]，浮肿者治其经[1]。(《素问·咳论》)

【注释】

[1] 俞、合、经：指输穴、合穴、经穴。《灵枢·九针十二原》云："所出

为井，所溜为荥，所注为输，所行为经，所入为合。"

【译文】

治五脏的咳，取其俞穴；治六腑的咳，取其合穴；凡咳而浮肿的，可取有关脏腑的经穴而分治之。

【按语】

《内经》提出咳证治疗"治藏者治其俞，治府者治其合，浮肿者治其经"的针刺治疗原则。即五脏咳取其相应的俞穴刺治，马莳曰："五脏俞穴，肺俞太渊，脾俞太白，心俞神门，肾俞太溪，肝俞太冲是也。"六腑咳取其相应的合穴刺治，马莳曰："六腑合者，大肠合曲池，胃合三里，小肠合小海，膀胱合委中，三焦合天井，胆合阳陵泉是也。"久咳引起浮肿者，取其相应经穴刺治，以疏通经络，调畅气血，马莳注曰："若脏腑之咳而面浮肿，则随脏腑之经穴而各分治之。肺之经穴经渠，大肠之经穴阳溪，胃之经穴解溪，脾之经穴商丘，心之经穴灵道，小肠之经穴阳谷，膀胱之经穴昆仑，肾之经穴复溜，心包络之经穴间使，三焦之经穴支沟，胆之经穴阳辅，肝之经穴中封是也。"

第三节　痛　证

一、病因

【原文】

8301 痛者寒气多也，有寒故痛也。(《素问·痹论》)

【译文】

痛是寒气偏多，有寒所以才痛。

【按语】

《内经》论痛的病因，有六淫外邪侵袭，以及瘀血、虫积、跌仆等。然其主要因素，则为寒邪。寒为阴邪，性凝滞主收引，易伤阳气，造成血行凝滞，筋脉拘急，脉络蜷缩，气血不通而痛。《素问·调经论》云："血气者，喜温而恶寒，寒则泣不能流，温则消而去之。"《素问·痹论》亦指出："痛者寒气多也，有寒故痛也。"均说明痛证的病因，以寒邪为主。

二、病机

【原文】

8302 寒气入经而稽迟[1]，泣[2]而不行，客于脉外则血少，客于脉中则气不通，故卒然而痛。(《素问·举痛论》)

【注释】

[1] 稽迟：即经脉气血留止而不行的意思。《说文》云："稽，留止也。""迟，徐行也。"

[2] 泣：音义并同"涩"。

【译文】

寒邪侵入了经脉，则经脉气血的循行迟滞，凝涩而不畅行，故寒邪侵袭于经脉内外，则使经脉凝涩而血少，脉气留止而不通，所以突然作痛。

【按语】

寒为阴邪，性凝滞主收引，易伤阳气，阳气伤则血行凝滞，筋脉拘急，脉络蜷缩，气血不通而发生疼痛。故其总病机则是"寒气入经而稽迟，泣而不行，客于脉外则血少，客于脉中则气不通。"即寒邪客于脉外、脉中则血气少，或客于脉中、脉中则血气不通，前者是气血不荣则痛，后者属于气血不通则痛，一虚一实，为虚实疼痛机理之总纲。此两句原文相互补充，即邪气侵犯经脉内外，既可导致气血不通，亦可导致气血虚少，二者均可引发疼痛。换言之，疼痛的病机无外乎虚实两端。即寒邪客于脉外、脉中气血则少，或客于脉中，气血不通，前者乃虚，为气血不荣则痛，后者为实，为气血不通则痛。

三、临床表现

【原文】

8303 寒气客于脉外则脉寒，脉寒则缩踡，缩踡则脉细急[1]，细急则外引小络，故卒然而痛，得炅[2]则痛立止。因重中于寒，则痛久矣……寒气客于小肠，小肠不得成聚[3]，故后泄腹痛矣。(《素问·举痛论》)

【注释】

[1] 绌急：屈曲拘急之状。绌，屈曲。急，拘急。

[2] 炅：热。

[3] 成聚：小肠受盛化物的功能。

【译文】

寒邪侵袭于脉外，则经脉受寒，经脉受寒则经脉收缩不伸，收缩不伸则屈曲拘急，因而牵引在外的细小脉络，内外引急，故突然发生疼痛，如果得到热气，则疼痛立刻停止。假如再次感受寒邪，卫阳受损就会久痛不止……寒邪复袭于小肠，小肠为受盛之腑，因寒而阳气不化，水谷不得停留，故泄泻而腹痛。

【原文】

8304 热气留于小肠，肠中痛，瘅热[1]焦渴，则坚干不得出，故痛而闭不通矣。(《素问·举痛论》)

【注释】

[1] 瘅热：热甚之意。

【译文】

如果热邪留蓄于小肠，也可发生肠中疼痛，由于内热伤津而唇焦口渴，粪便坚硬难以排出，故腹痛而大便闭结不通。

【按语】

疼痛的临床表现多种多样，疼痛的诊断辨别要点涉及疼痛的时间特点与程度、疼痛对按压的反应、疼痛的牵引部位、疼痛的寒热属性以及疼痛的兼症辨证等。疼痛喜温、喜按，"得炅则痛立止"者，为寒证，常伴有面白、身寒肢冷、舌淡脉迟等一系列寒象；疼痛喜冷、拒按，得凉缓解者，为热证，常伴有面赤、身热、口渴、尿赤、舌红脉数等一系列热象。

疼痛虽多由寒邪所致，但并非仅限于寒邪，《素问·举痛论》旨在以寒邪的性质及致病特点为例来说明疼痛发生的机理。除寒邪而外，导致疼痛的病因还有风湿燥火、七情、饮食、劳倦、痰饮、虫积、跌仆损伤等多种因素，其辨证可分虚实两端。因此，临床对疼痛的辨证应望、闻、问、切四诊合参，不仅要根据疼痛的部位来确定脏腑经络病位，还应根据疼痛的性质、对寒热按揉的反应、发作时间的长短、有无牵引痛及其兼证来判断疼痛的寒热虚实。这些内容至今仍有效地指导临床实践，如胀痛者多为气滞，刺痛且痛有定处者多为血瘀；疼痛剧烈或拒按者多实，病势绵绵或喜按者多虚；喜温者多为寒证，喜寒凉者多为热证；痛而胀闭者多实，不胀闭者多虚等。

四、治疗

【原文】

8305 厥头痛[1]，面若肿起而烦心，取之足阳明太阴[2]……厥头痛，头痛甚，耳前后脉涌有热[3]，泻出[4]其血，后取足少阳。

头半寒痛[5]，先取手少阳阳明，后取足少阳阳明。

厥心痛[6]，与背相控[7]善瘛[8]，如从后触其心，伛偻[9]者，肾心痛也，先取京骨昆仑，发针不已，取然谷……厥心痛，卧若徒居[10]，心痛间[11]，动作痛益甚，色不变，肺心痛也，取之鱼际太渊。（《灵枢·厥病》）

【注释】

[1] 厥头痛：指经气逆乱上冲头脑导致的头痛。张介宾曰："邪逆于经，上干头脑而为病者，日厥头痛也。"

[2] 太阴：《素问》《甲乙经》"阴"并作"阳"，可从。

[3] 耳前后脉涌有热：指耳前后之足少阳胆经充盛发热。张介宾曰："耳之前后，足少阳胆经也。"

[4] 泻出：《甲乙经》作"先泻"，可从。

[5] 头半寒痛：指因寒邪客于经脉所致的偏头痛。张介宾曰："头半寒痛者，偏头冷痛也。"

[6] 厥心痛：指因五脏气机逆乱而致的心痛。《难经·第六十难》云："其五脏气相干，名厥心痛。"

[7] 控：即牵引。《说文》云："控，引也。"

[8] 瘈（chì赤）：拘急。

[9] 伛偻：指腰背弯曲。

[10] 徒居：指闲居。

[11] 间：缓解。

【译文】

厥头痛为经脉邪气上逆于头而引发的头痛，如果面部若肿起且心中烦躁的，治疗可取足阳明、足太阳经的穴位……厥头痛，头痛剧烈，耳前后脉络胀热，治疗应泻出耳脉络之血，然后刺足少阳经的穴位。

偏头寒痛，治疗先取手少阳、手阳明经的穴位，后取足少阳、足阳明经的穴位。

由五脏气冲逆所致的厥心痛，牵连背部疼痛、抽搐，好像有东西从后背触动心脏，以致曲脊驼背，这是肾心病。治疗先取京骨、昆仑穴，发针后仍疼痛不止的，再取然谷穴刺之……厥心痛，在卧床或休息时，心痛停止，如果活动则心痛加剧，但面色不变，这是肺心痛，治疗应取鱼际、太渊穴。

【按语】

1. 头痛的治疗

头痛的治疗一般采用先针刺泄除邪气以降逆，再根据其所属经脉进行调治的方法。在此基础上，后世医家根据头痛六经分证之不同进行归纳总结，得出太阳经之头痛多见于头后部下连于项；阳明经头痛多见于前额、眉棱骨等处；少阳经头痛多在头之两侧，或连耳；厥阴经头痛，见于巅顶，可连于目系等特点，为临床分经辨治头痛提供了依据。并且根据头痛部位的不同，进一步归纳出根据不同经络酌加引经药的治疗方法，使药物直达病所提高疗效。

2. 厥心痛的治疗

厥心痛，在中医学中是指胸前区及胃脘部的疼痛不适，常涉及心脏、胸膈、胃等部疾病引起的疼痛，多由外感六淫、内伤七情导致，其病机多为邪气上逆，冲逆于心，或气滞血瘀，心脉瘀阻，或气虚血少，心失所养而致。厥心痛所涉及的脏腑功能、经脉循行部位各有不同，故厥心痛的证候特点也各异，治法有别。《内经》依据脏腑分类的方法将厥心痛进行分类，如治五脏气冲逆所致的厥心痛治疗先取京骨、昆仑穴，发针后仍疼痛不止的，再取然谷穴刺之。治肺心痛，应取鱼际、太渊穴等，为临床从脏腑辨证、诊断、治疗心痛奠定了理论基础。

五、预后

【原文】
8306 真头痛[1]，头痛甚，脑尽痛，手足寒至节，死不治。

真心痛，手足青[2]至节，心痛甚，旦发夕死，夕发旦死。(《灵枢·厥病》)

【注释】
[1] 真头痛：阴寒之邪所致的剧烈头痛。
[2] 青：通"清"，清冷之意。

【译文】
真头痛，头痛剧烈，整个脑部都痛，手足冰凉直至肘膝关节，这是不可治的死症。

真心痛，手足冰凉直至肘膝关节，心痛剧烈。这种症状，早晨发作，晚上就会死亡，晚上发作，第二天早晨就会死亡。

【按语】
真头痛是头痛病中的急重症，头痛剧烈，整个脑部都痛，手足冰凉直至肘膝关节，这是不可治的死症。

真心痛是心痛病中的急重症，是由邪气直犯心脏，伤及脏真之气，导致心脉瘀闭，心阳暴脱导致，类似于现代医学中的急性心肌梗死，在出现剧烈的心前区疼痛时，常伴有四肢厥冷。由于发病急重，可"旦发夕死，夕发旦死"，提示了该病的预后较差。

六、禁忌

【原文】
8307 头痛不可取于腧者，有所击堕，恶血在于内；若肉伤，痛未已，可则[1]刺，不可远取也。

心痛不可刺者，中有盛聚[2]，不可取于腧。(《灵枢·厥病》)

【注释】

[1] 则：就近、靠近之意。《太素》《甲乙经》并作"即"，可从。

[2] 中有盛聚：张介宾曰："中有盛聚，谓有形之症，或积或血，停聚于中。"指瘀血、积聚等有形之邪停滞于内。

【译文】

有的头痛不可以取腧穴治疗，如被击伤或摔伤，致使瘀血在体内，如果有内伤，会疼痛不止。这种情况，可以在伤痛部位侧刺，不可选取远距离的腧穴刺治。

心痛但不可以刺治的病症是内有积聚瘀血，这种病症不可以取腧穴治疗。

第四节　痹　证

一、病因

【原文】

8401 风寒湿三气杂至[1]，合而为痹也。

所谓痹者，各以其时，重感于风寒湿之气也。(《素问·痹论》)

【注释】

[1] 杂至：指混合而至。杂，混合、夹杂。

【译文】

由风、寒、湿三种邪气杂合伤人而形成痹病。

这些痹证是各脏在所主季节里重复感受了风、寒、湿气所造成的。

【原文】

8402 血气皆少则无须，感于寒湿，则善痹骨痛。

血气皆少则无毛，有则稀、枯悴，善痿厥，足痹。(《灵枢·阴阳

二十五人》)

【译文】

血气都少，则无鬓须，感受了寒湿之气，两足容易发生痹痛、骨痛等症。

血气都少，则无阴毛，即使有，也是稀少而枯恶，并且容易发生两足痿厥或痹痛的症状。

【按语】

痹者，闭也。痹证，是以病机命名的病证名称，就《内经》所论而言，是指感受风寒湿等邪气，导致脏腑经络气血痹阻不通，引起以肢体关节疼痛酸楚、麻木沉重以及脏腑功能障碍，气机升降出入阻滞不畅为特点的一类病证。其涉及内容极其广泛，既有形体病证，又有脏腑等全身性多系统的许多疾病。

《内经》认为，风寒湿邪是痹病形成的主要原因。故云："风寒湿三气杂至，合而为痹。""所谓痹者，各以其时重感于风寒湿之气也。"《灵枢·贼风》论寒痹的形成曰："尝有所伤于湿气，藏于血脉之中，分肉之间，久留而不去，若有所堕坠，恶血在内而不去 ……其开而遇风寒，则血气凝结，与故邪相袭，则为寒痹。"亦强调了风寒湿邪为形成痹病的主因。

痹病属外感病范畴，致病之邪是诸邪杂合而成，而风寒湿之所以能侵袭人体，必有一定的内因。如"血气皆少则无须""血气皆少则无毛"，气血不足导致卫表不足而易感外邪而成痹。《内经》认为，营行脉中，卫行脉外，营气营贯脏腑，卫气温煦体表。若营卫协调，则风寒湿邪不易侵犯人体发生痹病；若营卫失调，防御能力下降，则风寒湿邪可乘虚侵袭人体而形成痹病。故《痹论》曰："逆其气则病，从其气则愈，不与风寒湿气合，故不为痹。"《灵枢·阴阳二十五人》亦云："血气皆少则无须，感于寒湿则善痹。"《灵枢·五变》又云："何以候人之善病痹乎……粗理而肉不坚者善病痹。"均说明体质虚弱，气血不足，营卫失调是五体痹发生的内在因素。

二、病机

【原文】

8403 故循皮肤之中，分肉之间，熏于肓膜[1]，散于胸腹，逆

其气则病，从其气则愈，不与风寒湿气合，故不为痹。(《素问·痹论》)

8404 风寒湿气，客于外分肉之间，迫切而为沫[2]，沫得寒则聚，聚则排分肉而分裂也，分裂则痛，痛则神归之，神归之则热[3]，热则痛解，痛解则厥[4]，厥则他痹发，发则如是。(《灵枢·周痹》)

【注释】

[1]肓膜：指肉理及胸腹腔内之膜。

[2]沫：徐大椿曰："经中无痰字，沫即为痰也。"可参。

[3]痛则神归之，神归之则热：张介宾曰："痛则心注其处，故神归之，神归即气归也，气归则热。"

[4]热则痛解，痛解则厥：指热可使寒气消散，疼痛缓解，但邪气仍在，可向他处逆行发展。

【译文】

所以循行于皮肤肌肉之间，熏蒸于肓膜之间，敷布于胸腹之内。若营卫之气的循行逆乱，就会生病，只要营卫之气顺从调和了，病就会痊愈。营卫之气若不于风寒湿邪相合，则不会引起痹病。

风寒湿气侵入体表分肉之间，致使津液化成涎沫，涎沫遇到寒气则凝聚，凝聚不散处就会排挤分肉而产生分裂，分肉裂开就会疼痛，疼痛就会使注意力集中在疼痛部位，注意力集中的部位就会发热，发热就会散寒而缓解疼痛，疼痛缓解就会使厥气上逆，厥气上逆则导致其他痹痛发作，这样交相发作则形成这种周痹之痛。

【原文】

8405 淫气[1]喘息，痹聚在肺；淫气忧思，痹聚在心；淫气遗溺，痹聚在肾；淫气乏竭[2]，痹聚在肝；淫气肌绝[3]，痹聚在脾。

骨痹不已，复感于邪，内舍于肾；……皮痹不已，复感于邪，内舍于肺。(《素问·痹论》)

【注释】

[1]淫气：指内脏失和之气。张介宾曰："淫气者，阴气淫泆，不能静藏也。

[2]乏竭：疲乏力竭。

[3] 肌绝：肌肉消瘦。

【译文】

致痹之邪引起呼吸喘促，是痹发生在肺；致痹之邪引起忧伤思虑，是痹发生在心；致痹之邪引起遗尿，是痹发生在肾；致痹之邪引起疲乏衰竭，是痹发生在肝；致痹之邪引起肌肉瘦削，是痹发生在脾。

骨痹不愈，再感受邪气，就会内舍于肾……皮痹不愈，再感受邪气，就会内舍于肺。

三、辨证分型

【原文】

8406 其风气胜者为行痹[1]，寒气胜者为痛痹[2]，湿气胜者为著痹[3]也。

以冬遇此者为骨痹[4]，以春遇此者为筋痹[4]，以夏遇此者为脉痹[4]，以至阴遇此者为肌痹[4]，以秋遇此者为皮痹[4]。（《素问·痹论》）

8407 此内不在脏，而外未发于皮，独居分肉之间，真气不能周，故名曰周痹[5]。（《灵枢·周痹》）

8408 寒痹之为病也，留而不去，时痛而皮不仁。（《灵枢·寿夭刚柔》）

【注释】

[1] 行痹：指以感受风邪为主的痹症，临床以肢节酸痛、游走无定为特点，亦称风痹。

[2] 痛痹：指以感受寒邪为主的痹症，临床以肢节剧烈疼痛、痛处固定为特点，亦称为寒痹。

[3] 著痹：指以感受湿邪为主的痹症，临床以痛处重滞不移，或顽麻不仁为特点，亦称湿痹。

[4] 骨痹、筋痹、脉痹、肌痹、皮痹：合称五体痹，系指风寒湿三气混杂而至，在不同季节侵入主时五脏所合五体而成。《素问·五脏生成篇》云：

"心之合脉也……肺之合皮也……肝之合筋也……脾之合肉也……肾之合骨也。"《医学纲目》云："皆以所遇之时，所客之处命名，非此行痹、痛痹、著痹之外，又别有骨痹、筋痹、脉痹、肌痹、皮痹也。"

[5] 周痹：指痛处遍及全身的痹症。

【译文】

风邪偏胜的叫行痹，寒邪偏胜的叫痛痹，湿邪偏胜的叫着痹。

在冬天得病称为骨痹；在春天得病的称为筋痹；在夏天得病的称为脉痹；在长夏得病的称为肌痹；在秋天得病的称为皮痹。

这种病是病邪内侵还未深入内脏，向外发作也未在皮肤上显示出来，而只是停留在分肉之间，使得真气不能周行全身，所以命名叫周痹。

寒痹之病，是寒邪留于经络之间，长久不去，肌肉时常疼痛，或皮肤麻木不仁。

【按语】

《内经》对痹病的分类，有病因、病位、病状特点及其病程等多种分类方法。如依据病因分类，风寒湿邪夹杂致痹时，其间比例各有不同，依据感邪偏重不同而进行分类。邪气的性质不同，其致病特点也有所区别，故有行痹、痛痹、著痹之殊。又如风寒湿邪侵袭的形体部位不同，将痹病分为筋痹、脉痹、肌痹、皮痹、骨痹等，亦合称为五体痹。

行痹，又称风痹，即风邪偏胜侵袭于形体而形成的痹证。因风性善行数变，善动不居，故以疼痛游走无定处为其临床特点。张介宾《景岳全书》说："风者善行数变，故其为痹则走注历节无有定所，是为行痹。"行痹的治疗，《素问·缪刺论》提出了"凡痹往来行无常处，在分肉间痛而刺之"的针刺治疗方法。针对风邪偏胜的特点，程国彭《医学心悟》指出："治行痹者，散风为左，而以除寒祛湿佐之，大抵参以补血剂，所谓治风先治血，血行风自灭也。"可选用蠲痹汤加减。

痛痹，又名寒痹，即寒邪偏胜侵袭于形体形成的痹证。《灵枢·贼风》认为寒痹乃素有湿滞血瘀，复感风寒邪气，新邪与宿邪搏结，血气不通乃成。因寒为阴邪，其性凝滞收引，闭塞气血，经脉不通，故以疼痛部位固定，遇寒冷痛重，疼痛剧烈为特点，如本篇言："痛者，寒气多也，有寒故痛也。"寒痹的治疗，《灵枢·寿夭刚柔》提出火焠药熨之法，指出："刺寒痹内热奈何？刺布衣者，以火焠之；刺大人者，以药熨之。"针对寒邪偏胜的特点，程国彭《医学心悟》指出："治痛痹者，散寒为主，而以疏风燥湿佐之，大抵参以补火剂，所谓热则流通，寒则凝涩，通则不痛，痛则不通也。"方选桂枝加附子汤、当归四逆汤或活络效灵丹加减。

着痹，又名湿痹，即湿邪偏胜侵袭形体形成的痹证。因湿性重浊黏滞，着而难去，故以肢体重着麻木，酸痛不移，缠绵难愈为其特点。着痹的治疗，《灵枢·四时气》提出："著痹不去，久寒不已，卒取其三里。"针刺足三里，温健脾胃，以消散寒湿。针对湿邪偏胜的特点，程国彭《医学心悟》指出："治著痹者，燥湿为主，而以祛风散寒佐之，大抵参以补脾剂，盖土旺则能胜湿，而气足自无顽麻也。"可选用《罗氏会约医镜》之补土燥湿汤加减。

筋痹：其症状特点为筋脉挛急，屈伸不利，关节疼痛。《素问·长刺节论》说："病在筋，筋挛节痛，不可以行，名曰筋痹。"张志聪注："诸筋皆属于节，故筋挛节痛；病在筋者，屈而不伸，故不可行也。"治疗筋痹，《素问·长刺节论》提出针刺"筋上为故"；《灵枢·官针》倡用恢刺和关刺之法。马莳注："恢刺，以针直刺其旁，复举其针前后，恢荡其筋之急者，所以治筋痹也。""关刺，直刺左右乎足，尽筋之上，正关节之所在，所以取筋痹也。"

肌痹以肌肉顽麻不仁、酸痛为其特点，《素问·长刺节论》说："病在肌肤，肌肤尽痛，名曰肌痹，伤于寒湿。"寒湿侵于肌肉之间，寒则脉凝，湿则阻滞气血，使肌肉间脉络不通，气血凝滞，故肌肤尽痛；若寒湿阻滞营卫气血，肌肤失养，则为顽麻不知痛痒"治疗肌痹，《素问·长刺节论》提出应"刺大分、小分，多发针而深之，以热为故"，即取分肉之间而刺之。《灵枢·官针》指出用合谷刺法，马莳云："合谷刺，左右用针如鸡足然，针于分肉之间，以取肌痹。"由于肌痹乃寒湿所致，故治宜祛湿散寒，方用除湿蠲痹汤加减，《类证治裁·痹证论治》载薏苡汤、三痹汤、神效黄芪汤，亦可选用。

皮痹以皮寒不仁为特点。此乃风寒湿邪乘肺虚表卫不固而侵袭皮肤，留而不去，营卫受阻。卫阳不温肌肤则皮寒，营卫不养皮肤则不仁。治疗皮痹，《灵枢·官针》载用毛刺法刺治。张志聪注云："毛刺者，邪闭于皮毛之间，浮浅取之。"由于皮痹乃风寒湿袭于皮肤，营卫不和，故治宜祛风寒湿邪，调和营卫，方用黄芪建中汤合羌活胜湿汤加减。《张氏医通·痿痹门》指出："痹在皮，越婢汤加羌活、细辛、白蒺藜。"

脉痹乃心气不足，风寒湿侵袭于血脉，使血脉凝滞而发为脉痹。临床表现可见肢体疼痛、痛位固定、遇寒痛甚；或见局部冷痛青紫，或脉显露成索条状。若见寒湿邪郁而化热，脉有瘀热，则可见身热、肌肤灼热、疼痛、局部色赤紫等，如《素问·四时刺逆从论》所言："阳明有余，病脉痹，身时热。"治疗脉痹，以"血实宜决之"为原则，宜散寒除湿，活血化瘀，可用当归四逆汤合活络效灵丹之类；若以局部血脉凝涩为主，可选用《赵炳南临床经验集》中的温经通络汤；若脉有瘀血郁热者，则宜活血清热，方用桃红四物汤加茜草根、丹皮、连翘等。

骨痹以骨重不可举，骨酸痛，身寒为其症状特点。《素问·长刺节论》曰："病在骨，骨重不可举，骨髓酸痛，寒气至，名曰骨痹。"本证《灵枢·五邪》称为阴痹，症见骨痛、腹胀、腰痛、大便难、肩背颈项痛等。张志聪注："阴痹者，病在骨，按之而不得者，邪在骨髓也。腹胀者，脏寒生满病也。腰者肾之府，肾开窍于二阴，大便难者，肾气不化也。肩背颈项痛，时眩者，脏病而及于腑也。"治疗骨痹，宜温肾散寒，方用右归饮合肾着汤之类。

四、临床表现

【原文】

8409 凡痹之客五脏者，肺痹者，烦满喘而呕；心痹者，脉不通，烦则心下鼓[1]，暴上气而喘，嗌干，善噫，厥气上则恐；肝痹者，夜卧则惊，多饮数小便，上为引如怀[2]；肾痹者，善胀，尻以代踵，脊以代头[3]；脾痹者，四肢解堕，发咳呕汁，上为大塞[4]；肠痹者，数饮而出不得，中气喘争[5]，时发飧泄；胞痹[6]者，少腹膀胱按之内痛，若沃以汤[7]，涩于小便，上为清涕。

痹在于骨则重，在于脉则血凝而不流，在于筋则屈不伸，在于肉则不仁，在于皮则寒。故具此五者，则不痛也。

凡痹之类，逢寒则虫[8]，逢热则纵。（《素问·痹论》）

【注释】

[1] 心下鼓：心下鼓动，即心悸。

[2] 上为引如怀：形容腹胀大，状如怀孕。《说文》云："引，开弓也。"

[3] 尻（kāo 考）以代踵（zhǒng 肿），脊以代头：指足不能行走、站立，以骶尾部代之；头俯不能仰，背驼甚，脊高于头。尻，尾骶部。踵，脚后跟。

[4] 大塞：痞塞。大，"不"字之形误。《广雅·释诂四》云："否，不也。""不"与"否"古通。"否"又通"痞"。

[5] 中气喘争：指腹中有气攻冲，肠中雷鸣有声。

[6] 胞痹：即膀胱痹。胞，通"脬"。

[7] 若沃以汤：形容热感，像用热水浇灌。沃，《说文》云："溉灌也。"汤，《说文》云："热水也。"

[8] 虫：《甲乙经》《太素》皆作"急"。张介宾曰："盖逢寒则筋挛，故急；逢热则筋弛，故纵也。"

【译文】

大凡痹邪侵犯五脏的，病变随脏腑而各不相同，如肺痹的症状是烦闷胀满，喘息而呕吐；心痹的症状是血脉不通畅，烦躁而心悸不宁，突然气逆上壅而喘息，咽干，常嗳气，如果厥逆气上则会引起恐惧；肝痹的症状是夜卧时常被噩梦惊醒，饮水多而小便频，进一步出现少腹胀满如怀妊之状；肾痹的症状是腹部易胀满，由于肢体挛急屈而不伸，以尾骨代足，颈屈头倾，脊骨高出，以脊代头；脾痹的症状是四肢倦怠无力，咳嗽，呕吐汁水，脘腹痞塞不通；肠痹的症状是频频饮水而小便难排，肠胃气逆迫肺以致喘息气急，时而发生完谷不化的飧泄症；膀胱痹的症状是少腹膀胱部按之疼痛，且腹中觉得热，如被灌了热水似的，小便涩滞不爽，上为鼻流清涕。

痹在于骨则重，在于脉则血凝而不流，在于筋则屈不伸，在于肉则不仁，在于皮则寒，故具此五者则不痛也。

凡痹病一类疾患，遇寒则筋脉拘急，遇热则筋脉弛缓。

【按语】

1. 痹证的临床表现

痹症临床症状的产生机理，跟发病的部位、患者体质、病邪的强弱、以及气候等有紧密的联系。

肺痹乃风寒湿邪内舍于肺，由于肺主气，司呼吸，主宣发肃降，肺为邪气痹阻，则肺失宣降，肺气上逆，表现为喘息、咳嗽、胸闷；若肺气上逆，致胃气上逆，则发呕吐。

心痹的主要表现为"脉不通，暴上气而喘"，即心脉瘀滞，心悸不宁，突然作喘，甚则胸痛引背。张介宾云："心合脉而痹气居之，故脉不通。心脉起于心中，其支者上夹咽，其直者却上肺，故病此诸症。"

肾痹由骨痹不愈，复感于邪，风寒湿邪内舍于肾，或"沐浴清水而卧"，寒湿内侵于肾而成。肾与膀胱相表里，肾阳气足可温暖膀胱，行气化水，膀胱固摄有权，开合有度；肾阳气虚则命门火衰，阴气极盛，下焦亏虚，则遗尿失禁。由于肾为胃之关，肾被邪气痹阻，关门不利则胃气不得下通，气机阻滞，故善胀，或因寒湿内客于肾，肾居下焦，寒湿阻滞则气滞，"积气在小腹"而见小腹胀。肾藏精，主骨，经脉起于足下，上贯脊，邪气痹阻于肾，精气不能濡养脊骨，故身伛偻不能直，骨痿不能行。

肝痹为风寒湿邪内舍闭阻于肝之证。其主要原因一是筋痹日久不愈，肝之气血耗损，复感风寒湿邪，邪气内传而为肝痹；二为肺受风寒之邪，肺病不愈，传之于所胜之脏，肝木受邪而成肝痹。如《素问·玉机真脏论》言："今风寒客于人……弗治，肺即传而行之肝，病名曰肝痹。"肝痹病人的症状有"夜卧则惊，多饮数小便，上为引如怀"，以及"乏竭""胁痛出食"，色青脉弦等。因肝被邪气痹阻，失其调节血液之职，血运失常，魂不守舍，故夜卧则惊；肝失疏泄，水液代谢紊乱，故多饮而数小便；气机不畅，水液内聚则腹部胀满；肝之阴血不足，筋失所养，则易倦乏力；肝之经气不畅，故胁痛；肝气横逆犯胃，胃气上逆故吐食。

脾痹乃风寒湿邪闭阻于脾之证。其主要表现为"四肢解堕，发咳呕汁，上为大塞。"由于脾主四肢，职司运化，脾与胃相表里。脾失健运，四肢失养，故倦怠乏力，肌肉瘦削；脾气失运，水液不化，水湿痰饮内生，上阻于肺则咳，停滞于胃则呕吐清水；脾胃气滞，故胸脘痞塞。

肠痹系大小肠为风寒湿邪气阻闭所致的病证。其表现为肠鸣飧泄。张介宾注："肠痹者，兼大小肠而言，肠间病痹，则下焦之气不化，故虽数饮而水不得出……盖其清浊不分，故时发飧泄。"

胞痹乃风寒湿邪痹阻于膀胱所致的病证。其主要症状为少腹膀胱"按之内痛，若沃以汤"，小便短涩。张介宾注云："胞，膀胱之脬也……膀胱气闭，故按之则内痛，水闭不行，则蓄而为热，故若沃以汤，且涩于小便也。膀胱之脉从巅入络脑，故上为清涕。"

2. 关于"逢寒则虫，逢热则纵"的理解

"逢寒则虫，逢热则纵"的诠释：释本句原文，关键在于"虫""纵"两字。对此，熊继柏《医经选讲》论之甚详，谓："关于'逢寒则虫，逢热则纵'，诸家对句中'虫'字解释不一，或谓'虫'如虫行，王冰说：'虫，谓皮中如虫行也'。或谓'虫'为'急'，张景岳曰："盖逢寒则痉挛，故急；逢热则筋弛，故纵也'。或谓'虫'为'疼'，孙诒让《札迻》曰：'虫当为痋之借字。'段玉裁说：'痋即疼字。详原文是以'逢寒''逢热'相对举，说明痹病的不同变化。既然逢热表现弛纵，那么逢寒则当与纵相反而为挛急。《灵枢·经筋》所谓'经筋之病，寒则反折筋急，热则筋弛纵不收'，为'逢寒则急'提供了佐证。因此'逢寒则虫'之'虫'字，作'急'为是。

五、治疗

【原文】

8410 五脏有俞，六府有合[1]，循脉之分，各有所发[2]，各随其过则病瘳[3]也。(《素问·痹论》)

8411 病九日者，三刺而已；病一月者，十刺而已；多少远近，以此衰之。久痹不去身者，视其血络，尽出其血。(《灵枢·寿夭刚柔》)

【注释】

[1] 五脏有俞，六府有合：此为互文，指五脏六腑皆有俞穴和合穴。

[2] 各有所发：指经脉受邪，在其循行部位发生病变而变现出相应症状。

[3] 瘳(chōu 抽):《说文》云："瘳，疾愈也。"

【译文】

五脏各有输穴可取，六腑各有合穴可取，循着经脉所行的部位，各有发病的征兆可察，根据病邪所在的部位，取相应的输穴或合穴进行针刺，病就可以痊愈了。

病九天的，刺三次可愈。病一个月的，刺十次可愈。病程时日的多少远近，都可依据三日一刺的标准类推。如久患痹病，邪气留滞不去，就应诊视血络，尽力去掉恶血。

【按语】

对于痹症的治疗《内经》强调"循脉之分""各随其过"，即"经络辨证"施治，病在何经则取何经之穴针刺；此外还强调五脏痹取腧穴针刺治疗，六腑痹取合穴针刺治疗。

六、预后

【原文】

8412 诸痹不已，亦益内^[1]也，其风气胜者，其人易已也。

其入脏者死，其留连筋骨间者疼久，其留皮肤间者易已。(《素问·痹论》)

【注释】

[1] 益内：病甚则疾病向内发张、传变。益，古通"溢"，蔓延之意。

【译文】

各种痹病日久不愈，病变就会进一步向内深入。其中风邪偏胜的容易痊愈。

痹邪内犯到五脏则死，痹邪稽留在筋骨间的则痛久难愈，痹邪停留在皮肤间的容易痊愈。

【按语】

痹病的传变，一般而言，痹之初发，多为体痹，体痹日久不愈，则风寒湿邪内传，导致脏腑功能失调，而发为脏腑痹证。如张志聪曰："是以在脏腑经俞诸痹，留而不已，亦进益于内，而为脏腑之痹矣。"

痹病的预后，受诸多因素的影响，本篇认为与感邪的性质、病位的深浅有关。风为阳邪，其性轻扬，易于驱除，故风邪偏胜者"易已"；病位表浅者"易已"；邪犯筋骨，病位深在，故病情缠绵持久；入于内脏者预后较差，原文谓："其入脏者死。"

第五节　痿　论

一、病因病机

【原文】

8501 五脏使人痿，何也……肺主身之皮毛，心主身之血脉，肝主身之筋膜，脾主身之肌肉，肾主身之骨髓。故肺热叶焦[1]，则皮毛虚弱急薄[2]，著[3]则生痿躄[4]也；心气热，则下脉厥而上，上则下脉虚，虚则生脉痿，枢折挈[5]胫纵[6]而不任地也；肝气热，则胆泄口苦，筋膜干，筋膜干则筋急而挛，发为筋痿；脾气热，则胃干而渴，肌肉不仁，发为肉痿；肾气热，则腰脊不举，骨枯而髓减，发为骨痿。（《素问·痿论》）

【注释】

[1]肺热叶焦：形容肺叶受热、灼伤津液的病理状态。

[2]急薄：是指皮肤干枯不润，肌肉消瘦。

[3]著：指留滞不去也。

[4]痿躄（bì必）：指四肢痿废不用，两腿行动不便。

[5]枢折挈：形容关节弛缓，不能提举活动，犹如枢轴折断不能活动一般。

[6]胫纵：指足胫弛纵。

【译文】

五脏都能使人发生痿病，是什么道理呢……肺主全身皮毛，心主全身血脉，肝主全身筋膜，脾主全身肌肉，肾主全身骨髓。所以肺脏有热，灼伤津液，则枯焦，皮毛也成虚弱、干枯不润的状态，热邪不去，则变生痿躄；心脏有热，可使气血上逆，气血上逆就会引起在下的血脉空虚，血脉空虚就会变生脉痿，使关节如折而不能提举，足胫弛缓而不能着地行路；肝脏有热，可使胆汁外溢而口苦，筋膜失养而干枯，以至筋脉挛缩拘急，变生筋痿；脾有邪热，则灼耗胃中津液而口渴，肌肉失养而麻木不仁，变生不知痛痒的肉痿；肾有邪热，热浊精枯，致使髓减骨枯，腰脊不能举动，变生骨痿。

【原文】

8502 肺者，脏之长也，为心之盖也。有所失亡，所求不得，则发肺鸣[1]，鸣则肺热叶焦。故曰：五脏因肺热叶焦，发为痿躄，此之谓也。悲哀太甚，则胞络[2]绝，胞络绝，则阳气内动，发则心下崩[3]，数溲血也。故《本病》曰：大经空虚，发为肌[4]痹，传为脉痿。思想无穷，所愿不得，意淫于外，入房太甚，宗筋弛纵[5]，发为筋痿，及为白淫[6]。故《下经》曰：筋痿者，生于肝，使内[7]也。有渐于湿，以水为事，若有所留，居处相[8]湿，肌肉濡渍，痹而不仁，发为肉痿。故《下经》曰：肉痿者，得之湿地也。有所远行劳倦，逢大热而渴，渴则阳气内伐，内伐则热舍于肾。肾者，水脏也，今水不胜火，则骨枯而髓虚，故足不任身，发为骨痿。故《下经》曰：骨痿者，生于大热也。（《素问·痿论》）

【注释】

[1] 肺鸣：指喘息有声。张介宾曰："肺志不神，则气郁生火，故喘息有声，发为肺鸣。"

[2] 胞络：心包之络脉。

[3] 心下崩：心血下崩。

[4] 肌：《太素》作"脉"，可参。

[5] 宗筋弛纵：指阳痿。宗筋，指男性生殖器。

[6] 白淫：指男子滑精，女子带下病。马莳曰："在男子为滑精，在女子为白带。"

[7] 使内：房事。

[8] 相：《甲乙经》作"伤"，义胜。

【译文】

肺是诸脏之长，又是心脏的华盖。遇有失意的事情，要求得不到满足，则使肺气郁而不畅，于是出现喘息有声，进而气郁化热，使肺叶焦枯，精气因此不能敷布于周身，所以说，五脏都是因为肺热叶焦得不到营养而发生痿躄的，说的就是这个道理。如果悲哀过度，就会因气机郁结而使心包络隔绝不通，心包络隔绝不通则导致阳气在内妄动，逼迫心血下崩，于是屡次尿血。所以《本病》中说：大经脉空虚，可以发生肌痹，进一步传变为脉痿。如果无穷尽地胡思乱想而欲望又不能达到，或意念受到外界影响而惑乱，房事不加节制，这些都可致使阳痿不举，形成筋痿或白淫之类疾患。所以《下经》中说：筋痿之发病于肝，是由于房事太多所致。有的人是受湿邪浸渍而致病的，如从事水湿环境中的工作，水湿滞留体内，或居处潮湿，肌肉受湿邪浸渍，导致湿邪痹阻而肌肉麻木不仁，最终则发展为肉痿。所以《下经》中说：肉痿是久居湿地引起的。如果长途跋涉劳累太甚，又逢炎热天气而口渴，于是阳气化热内扰，内扰的热邪侵入肾脏，肾为水脏，如水不胜火，灼耗阴精，就会骨枯髓空，致使两足不能支持身体，形成骨痿。所以《下经》中说：骨痿是由大热所致。

【按语】

1. 痿的含义

痿，《内经》又名"痿躄""痿易""痿疾"。吴崑《医方考》言："痿，犹萎也。痿躄者，手足不用之义。"王肯堂《证治准绳》亦曰："痿者，手足痿软而无力，百节缓纵而不收也。"可见，痿指四肢痿软无力，甚则不能运动，肌肉逐渐萎缩的一种病证。本段原文以五脏合五体的理论，主要论述了痿躄、脉痿、筋痿、肉痿、骨痿等五种痿证的病因病机。

2. 痿证的病因病机

痿证的病因病机主要为五脏气热：由于五脏分主五体，肺主皮毛，心主血脉，肝主筋膜，脾主肌肉，肾主骨髓。所以，五脏气热，熏灼津液，导致筋、脉、肉、皮、骨五体失养，从而发生五体痿。杨上善云："以五脏热，遂使皮肤、筋、脉、肉、骨缓痿屈弱不用，故名为痿。"至于形成五脏气热的原因，本篇所论有情志太过、劳伤过度、湿邪浸淫和触冒暑热等因素。王肯堂《证治准绳》认为："是用五志、五劳、六淫，从脏气所要者，各举其一以为例耳。若会通八十一篇而言，便见五志、五劳、六淫，尽得成五脏之热以为痿也。"

二、辨证分型

【原文】

8503 肺热者，色白而毛败；心热者，色赤而络脉溢[1]；肝热者，色苍而爪枯；脾热者，色黄而肉蠕[2]动；肾热者，色黑而齿槁。（《素问·痿论》）

【注释】

[1] 络脉溢：指浅表血络充盈而显现。丹波元简曰："此以外候言，乃孙脉浮见也。"

[2] 蠕：张介宾曰："微动貌，又曰虫行貌。"

【译文】

肺有热的痿，面色白而毛发衰败；心有热的痿，面色红而浅表血络充盈显现；肝有热的痿，面色青而爪甲枯槁；脾有热的痿，面色黄而肌肉蠕动；肾有热的痿，面色黑而牙齿枯槁。

【按语】

五脏气热，致生痿证，可通过五脏主色，以及五脏气热所反映的五体、五华等异常改变进行鉴别诊断，辨明五体痿。结合上文所述，痿躄由于肺热叶焦，不能敷布津液，则四肢肌肉失养，痿废不用，以皮肤憔悴、肌肉枯萎不用为特征，可伴有肺鸣咳喘等；筋痿以筋急、拘挛为特点，可伴有色苍、爪枯、口苦等；骨痿以腰脊不能伸举、足不能任地为特点，并可见面色黧黑少泽、齿枯等；脉痿以关节松弛痿软、胫部软弱不能站立、膝踝关节不能提屈为特点，可伴有面赤、络脉充盈等；肉痿以面色黄、肌肉消瘦、麻木不仁、两下肢痿软无力为特点，可并见口渴等。

三、治则治法

【原文】

8504 治痿者独取阳明何也……阳明者，五脏六腑之海，主闰[1]宗筋[2]，宗筋主束骨而利机关[3]也。冲脉者，经脉之海也，主渗灌溪谷[4]，与阳明合于宗筋，阴阳总宗筋之会[5]，会于气街[6]，而阳明为之长[7]，皆属于带脉[8]，而络于督脉。故阳明虚，则宗筋纵，带脉不引[9]，故足痿不用也。(《素问·痿论》)

【注释】

[1] 闰：同"润"，润养也。

[2] 宗筋：泛指全身之筋膜。

[3] 宗筋主束骨而利机关：指众筋主司约束骨节而滑利关节。

[4] 溪谷：指肌肉分腠。张志聪曰："溪谷者，大小之分肉。"

[5] 阴阳总宗筋之会：是指阴经阳经总会于宗筋。这里的阴阳是指阴经、阳经。

[6] 气街：穴名，又名为气冲。

[7] 阳明为之长：阳明经能主持诸经，说明阳明经起主导作用。

[8] 属于带脉：指阴经阳经统受带脉的约束。

[9] 带脉不引：指带脉不能约束收引。

【译文】

阳明是五脏六腑营养的源泉，能濡养宗筋，宗筋主管约束骨节，使关节运动灵活。冲脉为十二经气血汇聚之处，输送气血以渗透灌溉分肉肌腠，与足阳明经会合于宗筋，阴经阳经都总汇于宗筋，再会合于足阳明经的气街穴，故阳明经是它们的统领，诸经又都连属于带脉，系络于督脉。所以阳明经气血不足则宗筋失养而弛缓，带脉也不能收引诸脉，就使两足痿弱不用了。

【原文】

8505 各补其荥而通其俞[1]，调其虚实，和其逆顺，筋、脉、骨、肉各以其时受月[2]，则病已矣。(《素问·痿论》)

【注释】

[1] 各补其荥而通其俞：是指针刺荥穴以补气，刺输穴以通气。

[2] 各以其时受月：指以各脏所主的季节进行针刺治疗。

【译文】

调补各经的荥穴，疏通各经的输穴，以调机体之虚实和气血之逆顺；无论筋脉骨肉的病变，只要在其所合之脏当旺的月份进行治疗，病就会痊愈。

【按语】

1. 关于"治痿独取阳明"的理解

《内经》提出"治痿独取阳明"的法则，强调调理脾胃在痿证治疗中的重要性，并详述其机制有三个方面：其一，"阳明者，五脏六腑之海"，乃人身气血津液化生之源泉；其二，阳明"主润宗筋，宗筋主束骨而利机关"。《素问·五脏生成篇》曰："诸筋者，皆属于节。"阳明盛，气血充，诸筋得以濡养，则关节滑利，运动自如；其三阴经阳经总会于宗筋，合于阳明。会于前阴者虽有九脉，但冲脉、阳明脉占重要地位，而冲脉通过气街与阳明相会，以接受阳明的气血，故冲脉之气血本之于阳明。所以高世栻说："阳明者，胃也，受盛水谷，故为五脏六腑之海，皮、肉、筋、脉、骨，皆资于水谷之精，故阳明主润宗筋……痿则机关不利，筋骨不和，皆由阳明不能濡润，所以治痿独取阳明也。

2. 关于痿证的临床治疗

《内经》对于痿证的治疗指出："各补其荥而通其俞，调其虚实，和其逆顺。"即强调治痿须根据其相关的脏腑经脉进行辨证论治，虚则补之，实则泻之。

具体而言，治疗痿证当取鱼际、太渊穴针刺。针对肺热叶焦之病机，治宜清肺养阴，可用清燥救肺汤，或李东垣麦门冬清肺饮治之。《证治准绳·杂病》载用黄芪、天麦冬、石斛、百合、山药、犀角、通草、桔梗、黄芩、栀子仁、杏仁、秦艽之属，可供选用。治疗筋痿，针刺可取太冲、行间穴。筋痿总属肝热阴亏之证，治宜清肝养阴，可用《辨证奇闻》之伐木汤加减。秦景明《症因脉治》根据热盛与阴虚的轻重不同，指出："肝热痿软之治，两胁刺痛，清肝顺气饮；筋膜干急，补阴丸；筋急挛蜷，舒筋活络丹；肝肾水虚火旺，家秘肝肾丸。"《证治准绳·杂病》载用生地黄、天门冬、百合、紫葳、白蒺藜、杜仲、萆薢、菟丝子、川牛膝、防风、黄芩、黄连之属，可供参考。治疗骨痿，针刺可取然谷、太溪穴。骨痿乃由肾热髓涸所致，故治宜滋阴清热补肾，可选用《血证论》的地黄汤及大补阴丸。《证治准绳·杂病》云："肾热色黑而齿槁，宜金刚丸。肾肝俱损，骨痿不能起于床，筋弱不能收持，宜益精缓中，宜牛膝丸、加味四斤丸。"可供参考。治疗脉痿，针刺可取神门、少府穴。本证乃心热所致，故治当清热通络。《症因脉治》载："心热痿软之治。左寸洪数者，导赤各半汤；左关上朝者，泻青丸合龙胆泻肝汤；尺脉躁疾，水中火发，六味丸合丹溪大补丸。"《血证论》载用天王补心丹加丹皮治之，则适宜于心阴虚之内热证。治疗肉痿，针刺可取大都、阴陵泉穴。药治宜清热 健脾养阴，可用《医学心悟》之易痿汤加减。《证治准绳·杂病》认为"脾热者色黄而肉蠕动，宜苍白术、二陈入霞天膏之属主之"，可供临证选用。

若痿之因于脾胃气虚者，则宜健脾益气，方用补中益气汤加减。肝肾精亏之痿证，治宜补益肝肾，方用虎潜丸加减。《临证指南医案》邹滋九按云："下焦阴虚，及肝肾虚而成痿者，用河间地黄饮子、虎潜诸法。"湿热浸淫之痿证，治宜清热化湿，方用加味二妙散。

此外，痿证在辨证论治的同时，并要考虑时间因素的影响，"筋脉骨肉，各以其时受月，则病已矣"，即强调了因时制宜的原则。

第六节　水　病

一、病名

【原文】

8601 颈脉[1]动喘疾咳，曰水。目裹[2]微肿，如卧蚕起之状，曰水。溺黄赤安卧者，黄疸。已食如饥者，胃疸。面肿曰风。足胫肿曰水。(《素问·平人气象论》)

8602 视人之目窠上微痈^[3]，如新卧起状，其颈脉动，时咳，按其手足上，窅而不起者，风水肤胀也。(《灵枢·论疾诊尺》)

【注释】

[1] 颈脉：颈动脉。古人称为"人迎脉"。

[2] 目裹：上下眼胞。

[3] 痈：通"雍"，肿的意思。

【译文】

颈部脉搏动甚，并见气喘急促咳嗽，主水病。目胞浮肿如蚕眠后之状，也是水病。小便颜色黄而发红，而且嗜卧，是黄疸。饮食后就觉得饥饿，是胃疸病。面部浮肿的，为风水病。足胫肿的，是水肿病。

看到病人眼眶下凹陷处，有轻微浮肿，好像刚刚睡醒起床的样子，颈部人迎脉搏动，时时作咳，若用手按压病人手足，被按之处深陷不起，这是风水肤胀的症状。

二、病因病机

【原文】

8603 肾者，胃之关也^[1]，关门不利，故聚水而从其类也^[2]。上下溢于皮肤，故为胕肿，胕肿者，聚水而生病也。(《素问·水热穴论》)

【注释】

[1] 胃之关也：姚止庵曰："肾主化气，而命门之火，实生脾胃土，肾足则气通，肾虚则气闭。胃以肾为通塞者，实以肾为胃之本原，不可不知也。"

[2] 故聚水而从其类也：王冰曰："关闭则水积，水积则气停，气停则水生，水生则气溢，气水同类，故云关闭不利，聚水而从其类。"

【译文】

肾是胃的关门，关门不通畅，水液就要停聚而生病了。水液在人体上下泛溢于皮肤，所以形成浮肿。浮肿的成因，就是水液积聚而生的病。

【原文】

8604 肾者，至阴[1]也，至阴者，盛水[2]也。肺者，太阴也，少阴者，冬脉也，故其本在肾，其末在肺[3]，皆积水也。(《素问·水热穴论》)

【注释】

[1] 至阴：杨上善曰："至，极也，肾者，阴之极也。"

[2] 盛水：肾居下焦，为阴中之阴，水为阴，肾亦为阴，故水病乃盛水也。

[3] 其本在肾，其末在肺：姚止庵曰："水原于肾，故云本；由肾而溢于肺，故云末也。"

【译文】

肾属于至阴之脏，至阴属水，所以肾是主水的脏器。肺属于太阴。肾脉属于少阴，是旺于冬令的经脉。所以水之根本在肾，水之标末在肺，肺肾两脏都能积聚水液而为病。

【原文】

8605 水者阴也，目下亦阴也，腹者至阴之所居，故水在腹者，必使目下肿也。(《素问·评热病论》)

【译文】

水属于阴，目下也是属阴的部位，腹部为至阴脾脏所居之处，脾又主眼睑，所以腹中有水，必使目下浮肿。

【原文】

8606 肾者，牝[1]脏也，地气上者属于肾，而生水液也，故曰至阴。勇而劳甚则肾汗出，肾汗出逢于风，内不得入于脏腑，外不得越于皮肤，客于玄府，行于皮里[2]，传为跗肿，本之于肾，名曰风水。所谓玄府者，汗空也。(《素问·水热穴论》)

【注释】

[1] 牝（pìn 聘）：鸟兽的雌性。此处指阴性。

[2] 里：《太素》作"肤"。

【译文】

肾脏在下属阴，凡水气由下而上延的就属于肾病而生成的水液，所以叫作"至阴"。呈勇力而劳动太过，则汗出于肾；出汗时遇到风邪，风邪从开泄之腠理侵入，向内不能入于脏腑，向外也不得泄越于皮肤，于是逗留在玄府之中，窜行于皮肤之内，传变为浮肿病。此病本在于肾，病名叫"风水"。所谓玄府，就是汗孔。

【按语】

1. 关于"肾者，胃之关也"的理解

《素问·经脉别论》说："饮入于胃，游溢精气，上输于脾，脾气散精，上归于肺。"可见，人体水液受纳于胃，又赖脾运化转输，故后世称脾主运化水液，化生津液。水液虽由胃受纳，但其排泄主要依赖于肾，肾为水脏，司气化，主二便，犹如水出入之要道，控制着胃对水液的受纳、津液的吸收和排泄整个代谢过程。肾气充足，气化有权，则蒸化津液，清者敷布全身，浊者注入膀胱。肾气不足，气化失司，则关门启闭不利，若当开不开，以致水液排泄障碍而成癃闭，水湿内停泛溢而为水肿。反之，若肾虚关门不约，不能使水液之清者上升，而直趋膀胱，则可形成遗尿或多尿口渴引饮之消渴等病。如张介宾说："肾主下焦，开窍于二阴，水谷入胃，清者由前阴而出，浊者由后阴而出。肾气化则二阴通，肾气不化则二阴闭，肾气壮则二阴调，肾气虚则二阴不禁，故曰肾者胃之关也。"同时，肾藏精，内含真阴真阳，肾阳为一身脏腑阳气之根本，可温煦脾土，助脾运化水液，故当肾之功能失常，势必影响脾胃对水液的输布代谢而形成水肿，所谓"上下溢于皮肤，故为胕肿"。

2. 关于"其本在肾，其末在肺"的理解

《内经》对水肿病的病机认识，以"肾主水"为立论之本，把水肿病的病机概括为"其本在肾，其末在肺"，突出肺肾两脏的关系，同时认为与胃（脾）有密切关系。

足少阴经由肾所主，肾应冬令，位属下焦，为阴中之阴，故称为至阴。肾主管全身水液之代谢，故言"至阴者，盛水也。"张介宾云："水王于冬，而肾主之，故曰盛水也。"《素问·逆调论》明确指出："肾者水脏，主津液。"手太阴经为肺所主，位居上焦，肺"通调水道，下输膀胱"（《素问·经脉别论》）。

在水液代谢方面，肺肾两脏经脉相互联系，功能密切配合，而以肾为主，以肺为辅，完成水液在体内的正常敷布和排泄。若肺肾功能失调，不能密切配合，水液代谢障碍，则形成水肿病。如马莳所说："肺为手太阴经，肾为足少阴经，少阴者，主于冬水之脉也，其脉从肾上贯膈，入肺中，故其病本在肾，其病末在肺。本者，病之根也；末者，病之标也。"

3. 关于"上下溢于皮肤，故为胕肿"的理解

原文中"上下溢于皮肤，故为胕肿"，明确指出水肿病的主要临床症状为浮肿。临床上除下肢浮肿外，还可兼见腹部鼓胀之状，即"水病下为胕肿大腹"。由于肾脉贯膈入肺中，肾上连肺，所以肾气失化，开阖失常，水湿潴留，水气可上逆犯肺，导致肺失宣降，又兼见"喘呼""不得卧"之症，此则是标本俱病的表现。如马莳说："水病者，下为胕肿腹大之证，上为喘呼不得卧之证。下病为本，上病为标，是乃标本俱病也。故在肺则为喘呼，在肾则为水肿，肺为逆所以不得卧也。此二经之分，本为相输相应，俱受其病者，以水气之所留也。

三、临床表现

【原文】

8607 诸有水气者，微肿先见于目下也。（《素问·评热病论》）

8608 水始起也，目窠上微肿，如新卧起之状[1]，其颈脉动[2]，时咳，阴股间寒[3]，足胫肿，腹乃大，其水已成矣。以手按其腹，随手而起，如裹水之状[4]，此其候也。（《灵枢·水胀》）

【注释】

[1] 目窠上微肿，如新卧起之状：是指水胀初期，先见眼皮浮肿，就像刚起床时的人眼皮微微肿一样。

[2] 颈脉动：结喉旁之足阳明胃经人迎脉搏动明显，是由于水湿内停，内泛血脉，脉中水气涌动所致。

[3] 阴股间寒：阴器与大腿内侧之间寒冷不温。

[4] 以手按其腹，随手而起，如裹水之状：形容用手按压腹部，如同按

压装水的囊袋一样有波动感。杨上善曰："腹如囊盛水状，按之不坚，去手即起。"

【译文】

一般有水气病的，目下必先见微肿。

水胀发病之初，病人的下眼睑微肿，好像刚睡醒时的样子，人迎脉搏动明显，经常咳嗽，大腿内侧寒冷，脚和小腿浮肿，腹部也胀大，出现上述症状，说明水胀病已经形成。用手按压病人腹部，放开手时，被按压的凹陷随手而起，就好像按在盛水的袋子上一样，这就是水胀病的特征。

四、治疗

【原文】

8609 平治于权衡[1]，去宛陈莝[2]，微动四极，温衣，缪刺[3]其处，以复其形。开鬼门，洁净府[4]，精以时服[5]，五阳已布，疏涤五脏。故精自生，形自盛，骨肉相保，巨气[6]乃平。(《素问·汤液醪醴论》)

【注释】

[1]平治于权衡：指治疗水肿要调节阴阳的偏盛偏衰而使之平衡协调。

[2]去宛陈莝：指除去郁久的恶血。

[3]缪刺：是指病在左刺其右、病在右刺其左的刺络脉法。

[4]开鬼门，洁净府：指发汗、利小便的治疗方法。鬼门即汗孔，净府即膀胱。

[5]服：行也。

[6]巨气：即正气。

【译文】

要平复水气，当根据病情，衡量轻重，驱除体内的积水，并叫病人四肢做些轻微运动，令阳气渐次宣行，穿衣服穿温暖一些，助其肌表之阳，而阴凝易散。用缪刺方法，针刺肿处，去水以恢复原来的形态。用发汗和利小便的方法，开汗孔，泻膀胱，使阴精归于平复，五脏阳气输布，以疏通五脏的郁积。

这样，精气自会生成，形体也强盛，骨骼与肌肉保持着常态，正气也就恢复正常了。

【原文】

8610 有病肾风者，面胕[1]痝然[2]壅[3]，害于言，可刺不[4]……虚不当刺，不当刺而刺，后五日其气必至。（《素问·评热病论》）

【注释】

[1]胕：通"浮"，指浮肿。

[2]痝（máng 茫）然：肿起貌。

[3]壅：形容下眼睑浮肿。

[4]不：同"否"。

【译文】

有一种肾风的病人，面部浮肿，目下壅起如卧蚕，妨害言语，这种病可以用刺法吗……虚证不能用刺法。如果不应当用刺法而误刺，五日之后，邪气必传至于肾而病情加重。

【按语】

原文以水肿病为例，通过对水肿病病因病机、治法和护理的论述，说明治疗方法与病机契合一致，才能取得满意的治疗效果。

本段所论水肿病的病因，非外感所得。原文"其有不从毫毛而生"一语，用一"有"字，提示水肿病可发于外感，也可发于内伤。此处之水肿，属内伤所致，故云"不从毫毛而生。"如精神因素、长期饮酒等皆属其中之一。

"五脏阳以竭"是对水肿病病机的概括。言五脏脏气被伤，功能受到影响，导致气机失调，津液代谢障碍。"孤精于内，气耗于外"是对水肿病病机的补充。津液代谢是一个涉及肺、脾、肾、肝、心等多个脏器的复杂过程，尤其是肺、脾、肾三脏。津液代谢是否正常，关键在于气机调畅与否，突出表现在阳气与阴津的相互作用。因此，五脏气机失调，阳气失于蒸化，则津液化为水湿充斥肌肤发为水肿，水湿为阴邪，更伤机体之阳，故云："津液充郭，其魄独居，孤精于内，气耗于外。"其临床表现特征为全身水肿，以四肢为甚，如原文说："津液充郭……形不可与衣相保，此四极急而动中，是气拒于内而形施于外。"

关于水肿病的治疗，原文对其治疗原则、治法和临床护理做了较详细的论述。指出水肿病的治疗原则是"平治于权衡"。"平"通"辨"，是对疾病的辨识，"平治"即对疾病的辨识治疗；"权衡"乃衡量、比较，是对疾病的分析过程。"平治于权衡"，是说辨识治疗疾病于权衡比较之中，也就是说通过对水肿病证的分析、比较，然后进行辨治。可见，"权衡"是"平治"的前提和依据，是能否正确治疗，取得满意疗效的关键。

治疗方法和临床护理方面，针对内伤所致水肿病的病机和病情提出了"去菀陈莝""开鬼门、洁净府""缪刺"的具体治法和"微动四极，温衣"的护理措施，均着重在于调理脏腑气机。"去菀陈莝"是去除郁积之血的方法。此处水肿病的病机是，五脏脏气被伤，气机失调，阳气失于蒸化，不但津液化为水湿充斥肌肤发为水肿，同时阳气不能温运血行，可见瘀血之征，水肿日久，湿邪久郁，阻遏气机，气不行血也可致血瘀。津血同源同行，以滋养脏腑组织，渗透脉管内外，水能病血，血能病水。血瘀水停可阻遏气机，影响脏腑的气化功能，而气机不畅又可导致水停血瘀，气行则血水俱行，气滞则血水俱滞。因此，血瘀既是水肿的致病因素，又常发生在水肿的疾病过程中。所以在水肿病后期，用活血利水法治疗，可截断水肿病脏腑气化功能失常、血瘀、水停的病理循环。

"微动四极，温衣"更是着眼于阳气，助阳气蒸化的辅助之法。上述治法与护理法，均据气、血、水的相互关系，或者治气，或者治血，或者治水，尤其重视阳气与阴精的相互作用，均在于调理五脏气机，促进五脏功能的恢复，与水肿病的病机紧密相合。因此，原文总结上述治法的治疗效果时说："精以时服，五阳已布，疏涤五脏，故精自生，形自盛，骨肉相保，巨气乃平。

第七节 不 寐

一、病名

【原文】

8701 夫邪气之客人也，或令人目不瞑不卧出者，何气使然？（《灵枢·邪客》）

【译文】

邪气侵犯人体，有时使人不能闭目入睡，是什么病机造成的？

二、睡眠机理

【原文】

8702 阳气尽阴气盛，则目瞑，阴气尽而阳气盛，则寤矣。（《灵枢·口问》）

【译文】

入夜之后，阳气已尽入于阴分，所以能够安静的睡眠；到黎明时阴气将尽，而阳气渐盛，就会清醒了。

【原文】

8703 壮者之气血盛，其肌肉滑，气道通，营卫之行，不失其常，故昼精[1]而夜瞑。（《灵枢·营卫生会》）

【注释】

[1]精：此处指神清气爽，精神饱满的意思。

【译文】

壮年人的气血旺盛，肌肉滑利，气道通畅，营卫的运行都很正常，所以白天精神饱满，而晚上睡得很熟。

【按语】

1. 睡眠与营卫阴阳的关系

睡眠与自然界、人体阴阳之气的盛衰变化密切相关。入夜之后，阳气已尽入于阴分，所以能够安静的睡眠；到黎明时阴气将尽，而阳气渐盛，就会清醒了。

2. 关于"昼精而夜暝"的理解

本段提出了卫气昼行于阳，人即醒寤，夜行于阴，人即睡眠，所谓"气至阳而起，至阴而止"，并举老人与少壮之人的精力和睡眠情况为例加以说明，认为少壮之人气血旺盛，营卫和调，昼则行于阳，阳分气盛，阳主动、主兴奋，故白昼精力充沛；夜则行于阴，阴分气盛，阴主静、主抑制，故夜晚睡眠良好。《灵枢·口问》亦云："卫气昼日行于阳，夜半行于阴，阴者主夜，夜者主卧。""阳气尽，阴气盛，则目暝；阴气尽而阳气盛，则寤矣。"老人气血虚衰，营卫失调，昼不行于阳，夜不行于阴，故白天精力不足，晚上睡眠不佳。《灵枢·大惑论》亦指出"卫气不得入于阴，常留于阳。留于阳则阳气满，阳气满则阳跷盛，不得入于阴，则阴气虚，故目不暝矣。"可见，营卫的昼夜运行有如人体内在的生物钟，控制着人体的睡眠觉醒周期。若营卫失和，运行失序，势必会导致睡眠障碍，而表现出失眠或多寐，治当从调和营卫着手，如《内经》用半夏秫米汤治失眠，以及后世用《金匮要略》桂枝加龙骨牡蛎汤治疗失眠，均宗此旨。

三、病因病机

【原文】

8704 厥气客于五脏六腑，则卫气独卫其外，行于阳，不得入于阴。行于阳则阳气盛，阳气盛则阳跷陷[1]，不得入于阴，阴虚，故目不暝。（《灵枢·邪客》）

8705 卫气不得入于阴，常留于阳。留于阳则阳气满，阳气满则阳跷盛，不得入于阴则阴气虚，故目不暝矣[2]。（《灵枢·大惑论》）

【注释】

［1］陷：《太素》《甲乙经》作"满"。

［2］故目不瞑矣：张介宾曰："卫气昼行于阳，夜行于阴，行阳则寤，行阴则寐，此其常也。若病而失常，则或留于阴，或留于阳，留则阴阳有所偏胜，有偏胜则有偏虚，而寤寐亦失常矣。"

【译文】

有邪气逆乱于五脏六腑，就会迫使卫气只能行于阳分，而不得入于阴分。由于卫气仅行于阳分，便使在表的阳气偏盛，阳气偏盛使得阳跷脉气充塞；卫气不得入通于阴分，而形成阴虚，所以不能闭目入睡。

卫气不能入于阴分，经常停留在阳分，就会使卫气在人体的阳分处于盛满状态，相应的阳跷脉就偏盛，卫气不能入于阴分，就形成阴气虚，阴虚不能敛阳，所以就不能安睡。

【原文】

8706 老者之血衰，其肌肉枯，气道涩，五脏之气相搏[1]，其营气衰少，而卫气内伐[2]，故昼不精，夜不瞑。(《灵枢·营卫生会》)

【注释】

［1］五脏之气相搏：五脏功能不相协调。

［2］卫气内伐：卫气内扰而营卫运行紊乱。

【译文】

年轻力壮的人气血盛满，肌肉滑利，气道就通畅，营气和卫气就能很正常的运行，因此白天能精力充沛，夜里睡眠也安稳。而老年人气血衰弱，肌肉枯槁，其气道就艰涩不通，五脏之气不能相互沟通和协调，营气衰少，卫气内扰，营卫失调，不能以正常规律运行，因此表现为白天精力不充沛，而夜里难以入睡。

【原文】

8707 阳明者，胃脉也，胃者，六腑之海，其气亦下行。阳明逆，不得从其道，故不得卧也。下经曰：胃不和则卧不安[1]，此之谓也。(《素问·逆调论》)

【注释】

[1] 卧不安：张介宾曰："反复不宁之谓。今人有过于饱食，或病胀满者，卧必不安，此皆胃气不和之故。"

【译文】

阳明是胃脉，胃是六腑之海，胃气也以下行为顺。若阳明经气上逆，胃气就不能循常道而下行，所以不能平卧。《下经》曾说：胃不和则卧不安。就是这个意思。

【原文】

8708 夫不得卧，卧则喘者，是水气之客也。夫水者，循津液而流也，肾者水脏主津液，主卧与喘[1]也。(《素问·逆调论》)

【注释】

[1] 卧与喘：水气为病，其本在肾，其标在肺。水寒射肺，标本俱病，故喘息不得卧。

【译文】

若不能卧，卧则呼吸喘促，是水气侵犯的缘故。水气是循着津液运行的通路而流动的。肾是水脏，主司津液，现肾病不能主水，水气上泛而侵肺，所以气喘而不能平卧。

【按语】

胃失和降，阻碍卫气运行，胃气不和，扰乱心神，神气不得安舍，则使人难以入睡，即《内经》所谓之"胃不和则卧不安"。对其治疗，李中梓《医宗必读》指出可用"橘红、甘草、石斛、茯苓、半夏、神曲、山楂之类"。程国彭《医学心悟》指出："有胃不和卧不安者，胃中胀闷疼痛，此食积也，保和汤主之。"《实用中医内科学》指出本症"轻证可用保和丸或越鞠丸加山楂、麦芽、莱菔子；重证宜用调胃承气汤，胃气和，腑气通即止"。

四、临床表现

【原文】

8709 人有逆气，不得卧而息[1]有音者；有不得卧而息无音

者……有不得卧，不能行而喘者；有不得卧，卧而喘者。(《素问·逆调论》)

【注释】

[1]息：一呼一吸，谓之一息。

【译文】

病逆气的人，有的不能平卧，而且呼吸有声音；有的虽然不能平卧，但呼吸却没有声音……有的不能卧，也不能行动，而气喘；有的不能卧，卧则气喘。

五、治疗

【原文】

8710补其不足，泻其有余[1]，调其虚实，以通其道[2]，而去其邪。饮以半夏汤一剂，阴阳已通，其卧立至……其汤方以流水千里以外者八升，扬之万遍[3]，取其清五升，煮之，炊以苇薪火，沸置秫米[4]一升，治半夏五合，徐炊，令竭为一升半，去其滓，饮汁一小杯，日三稍益，以知为度，故其病新发者，复杯则卧，汗出则已矣。久者，三饮而已也。(《素问·邪客》)

【注释】

[1]补其不足，泻其有余：指针刺的补泻。

[2]以通其道：沟通阴阳经脉交会的隧道。

[3]流水千里以外者八升，扬之万遍：后世本草名为长流水。取其源远流长，有疏通下达之意。用杓高扬至千万遍，使水珠翻滚，名为甘澜水。取其可调和阴阳。

[4]秫米：张介宾曰："秫米，糯小米也。即黍米之类，而粒小于黍，可以作酒。北人呼为小黄米。其性味甘黏微凉，能养营补阴。"

【译文】

应当用针刺疗法，补其阴分的不足，泻其阳分的有余，以调理虚实，沟通阴阳交会的隧道，从而消除厥逆的邪气，再服半夏汤一剂，使阴阳经气通调，便可立即安卧入睡……半夏汤方，是用千里长流水八升，用杓扬之千万遍，取其轻浮在上的清水五升，以苇薪作燃料，用急火煮沸后，放入秫米一升，制半夏五合，续用苇火慢慢地煎熬，煎至药汤浓缩到一升半时，去掉药渣，每次饮服一小杯，一日服三次，逐次稍为加量，以见效为度。如果病是新发的，服完药后立即安眠休息，出了汗病就好了；病程较久的，须服至三剂才能痊愈。

【按语】

半夏秫米汤专为不寐而设，本方由半夏、秫米二药组成，药味简单而意旨深厚。半夏性温味甘能通阳，降逆而通泄卫气，李时珍《本草纲目》言半夏能除"目不得瞑"；秫米性味甘凉，能养营益阴而通利大肠，李时珍说："秫，治阳盛阴虚，夜不得眠，半夏汤(即半夏秫米汤)中用之，取其益阴气而利大肠也，大肠利则阳不盛矣。"使用时用"流水千里以外，扬之万遍"者，即后人所谓甘澜水，意谓其源远流长，能荡涤邪秽，疏通下达，取此煎药可以调和阴阳。半夏、秫米合用，而助以甘澜水，使本方有通有补、有升有降，共成补虚泄实、沟通阴阳、和利营卫之功。故凡失眠病证，皆可以此方为基本方治疗，对后世临床失眠病证治疗产生了较深远的影响，后世方书及历代医家屡有记载，许多治疗失眠的传世之方也是以此为祖方，故有"失眠第一方"的称号。

第八节　消　渴

一、病因病机

【原文】

8801 凡治消瘅、仆击[1]、偏枯、痿厥、气满发逆[2]，肥贵人，则高梁之疾也。(《素问·通评虚实论》)

【注释】

[1]仆击：指卒中风，突然仆倒。

[2]气满发逆：吴崐曰："气满，气急而粗也。发逆，发为上逆也。"

【译文】

凡诊治消瘅、仆击、偏枯、痿厥、气粗急发喘逆等病，如肥胖权贵人患这种病，则是由于偏嗜肉食厚味所造成的。

【原文】

8802 有病口甘者，病名为何？何以得之？岐伯曰：此五气[1]之溢也，名曰脾瘅[2]。夫五味入口，藏于胃，脾为之行其精气津液在脾，故令人口甘也，此肥美之所发[3]也，此人必数食甘美而多肥也。肥者，令人内热，甘者令人中满，故其气上溢，转为消渴。（《素问·奇病论》）

【注释】

[1] 五气：水谷五味之气。

[2] 脾瘅：指脾热而谷气上溢所致的口中甜腻之病。

[3] 发：《太素》作"致"。

【译文】

有的人口中发甜，病名叫什么？怎么得病的？岐伯说：这是由于五味的精气向上泛溢所致，病名叫脾瘅。大凡饮食入口，储藏在胃中，经脾的作用而转输其精气。今脾运失健，津液停留在脾，迫使胃中的五味之精气上溢，所以使人口中发甜。这种病大都是过食肥甘厚味造成的。患此病的人，必然是经常吃甘美而肥腻的食品。肥厚食物可使人产生内热，过食甜食可使人中焦气机滞满，所以精气上溢，日久还可能转化为消渴病。

【原文】

8803 五脏皆柔弱者，善病消瘅。

怒则气上逆，胸中蓄积，血气逆留，髋[1]皮充肌，血脉不行，转而为热，热则消肌肤，故为消瘅。（《灵枢·五变》）

【注释】

[1] 髋：通"宽"。

【译文】

五脏都很柔弱的人，就容易发生消瘅病。

怒则使气上逆，而蓄积在胸中，血与气交阻而停留，充廓于肌肉皮肤之间，使血脉不得流畅而生郁热，热则消烁肌肉皮肤，而成为消瘅。

【按语】

1. 关于脾瘅的认识

瘅，是热的意思。脾瘅为脾热之病，即由于过食甘美肥味，导致内热中满蓄积于脾，脾气上溢于口，从而出现口甘之症状，日久可转发为消渴病。王冰注云："瘅，谓热也。脾热则四脏同禀，故五气上溢也。生因脾热，故曰脾瘅。"丹波元简《素问识》也云："脾瘅，《圣济总录》云：'夫食入于阴，长气于阳，肥甘之过，令人内热而中满，则阳气盛矣。故单阳为瘅也。其证口甘，久而弗治，转为消渴，以热气上溢故也。'"因脾喜燥而恶湿，今脾伤于肥甘，而内热熏灼，发为消渴，故名曰脾瘅。

2. 关于消瘅的认识

消，或作痟，乃消渴、消谷、消烁、消耗、消弱、消瘦无力之义。《说文·水部》："消，尽也。"《释名·释疾病》："弱也，如见割削，筋力弱也。"《正字通·水部》："消，又消渴病。俗做痟。"余云岫《说文解字病疏》："欲饮也。"瘅，热也。《素问·脉要精微论》："瘅成为消中。"胡天雄《素问补识》："天雄按：瘅，热也。消中，则脾胃之热也。"

消瘅之病名，在《内经》全书共见 17 次，其中《素问》2 次，《灵枢》15 次，高于其他任何一种消渴病之名称的使用频率。秦汉时期，消瘅作为一种病名被广泛认可和使用，如《史记·扁鹊仓公列传》则有"肺消瘅"之病名。历代医家或多宗之而列"消瘅门"论述"三消证"，如明·楼英《医学纲目·消瘅门》："渴而多饮为上消，消谷善饥为中消，渴而便数有膏为下消。"可见，消瘅之名，乃消渴病证之古称。其义有二，①指消渴病之中消证；②指消渴病之三消证。

二、临床表现

【原文】

8804 肺消者饮一溲二，死不治。(《素问·气厥论》)

8805 夫中热消瘅，则便寒；寒中之属，则便热。胃中热则消谷，

令人悬心善饥。(《灵枢·师传》)

【译文】

肺消的症状是饮水一分，小便排二分，属无法治疗的死证。

中焦有热的消瘅病人，饮食喜欢寒凉；内部有寒的病人，饮食喜欢温热。胃中有热，则谷物容易消化，食欲亢进使人心悬易饥。

三、治疗

【原文】

8806 治之以兰[1]，除陈气也。(《素问·奇病论》)

【注释】

[1] 兰：兰草。张介宾曰："兰草性味甘寒，能利水道，辟不祥，除胸中痰癖；其气清香，能生津止渴，润肌肉，故可除陈积蓄热之气。"

【译文】

应当用兰草进行治疗，以祛除郁积日久的邪热之气。

【按语】

脾瘅的治疗，《内经》提出"治之以兰，除陈气也"。王冰注云："兰，谓兰草也。《神农》曰：'兰草味辛热平，利水道，辟不祥，胸中痰辟也。'除，谓去也。陈，谓久也。言兰除陈久甘肥不化之气者，以辛能发散故也。"张介宾《类经》十六卷《疾病类》注："兰草味辛甘寒，能利水道，辟不祥，除胸中痰癖，其气清香，能生津止渴，润肌肉，故可除陈积蓄热之气。"兰草，《神农本草经》："味辛、平。主利水道，杀蛊毒，辟不祥。"

兰草即今之佩兰，味辛平，气芳香，能化湿辟浊醒脾，用治口甘之脾瘅，有一定效果。"《张氏医通》提出用"兰香饮子，若脉弦滑兼嘈杂，属痰火，滚痰丸，此指实火而言，平人口甘欲渴，或小便亦甜而浊，俱属中土湿热，脾津上乘，久之必发痈疽，须断厚味气恼。服三黄汤加兰叶、白芍、生地；燥渴甚者为肾虚，日服加减八味丸。"可供参考。

四、禁忌

【原文】

8807 夫子数言热中、消中[1]，不可服高粱[2]、芳草、石药。石药发瘨[3]，芳草发狂。夫热中消中者，皆富贵人也，今禁高粱，是不合其心，禁芳草石药，是病不愈，愿闻其说……夫芳草之气美，石药之气悍，二者其气急疾坚劲，故非缓心和人，不可以服此二者。（《素问·腹中论》）

【注释】

[1] 热中、消中：王冰曰："多饮数溲，谓之热中。多食数溲，谓之消中。"

[2] 高粱：《甲乙经》作"膏粱"，义同。

[3] 瘨："癫"的本字。

【译文】

先生屡次说热中、消中病人不可以吃肥甘厚味，也不可以服用芳香的草药和金石类药物，因金石类药物能使人发癫，芳香的草药会使人发狂。大凡患热中、消中病的，多是富贵之人，现在不准吃肥甘厚味，这不合乎他们的要求，禁忌芳香和金石药物，这病又不能治愈，这种两难之事如何处理？希望听听您的见解……芳香草药多辛窜，金石药物多猛烈，这两类药物都具有急猛、刚劲的药性，所以不是性情和缓之人，不宜服用这两类药物。

第九节　胀　病

一、病名

【原文】

8901 夫胀者，皆在于脏腑之外，排脏腑而郭胸胁[1]，胀皮肤，

故命曰胀。(《灵枢·胀论》)

【注释】

[1] 郭胸胁：是充斥、扩张于胸胁之间的意思。郭，《甲乙经》作"廓"。

【译文】

大凡胀病，都是在脏腑之外，其内排挤脏腑而外充斥于胸胁，使皮肤胀满，所以叫作"胀"。

【按语】

胀之病名，《内经》已有明确论断。《灵枢·胀论》云："夫胀者，皆在于脏腑之外，排脏腑而廓胸胁，胀皮肤，故命曰胀。"马莳注曰："夫胀不在于血脉之中，亦不在于脏腑之内，乃在于脏腑之外，胸胁之内，排其脏腑，而以胸胁为郭，其皮肤亦为之胀。"按此论断，所谓胀，即胀闷、胀满、膨胀之意，是一种机体脏腑之外，胸廓皮肤受到压迫而产生的满闷不适或充塞难受的感觉。胀既是一种症状，也是一种病证。以症状而言，凡机体某一部位出现胀闷不适之感者皆可称之，可伴随其他症状出现在多种疾病之中；以病证而言，则胀病是指因脏腑气机运行阻滞或痰饮血水病理产物积聚而引起的，以机体胀闷不适或胀满疼痛为主要表现的一类病证。

《内经》论胀，也常称满，有时胀满、满胀合称，或胀与满并论。如《素问·缪刺论》云："恶血留内，腹中满胀"，《灵枢·经脉》云："病肺胀满膨膨而喘咳……胃中寒则胀满"，以及《素问·厥论》云："太阴之厥，则腹满膜胀"等。满，有痞满、充满之意，是一种机体满闷不舒的感觉，一般可理解为胀之程度较轻而浅者。临床上凡胀必兼满，所以也称胀满病。

二、病因病机

【原文】

8902 二阴[1]一阳[2]发病，善胀，心满，善气。(《素问·阴阳别论》)

8903 厥气在下，营卫留止，寒气逆上，真邪相攻，两气相搏，乃合为胀也。(《灵枢·胀论》)

【注释】

[1] 二阴：即少阴，指心与肾二经。

[2] 一阳：即少阳，指三焦与胆二经。

【译文】

少阴和少阳发病，腹部作胀，心下满闷，时欲叹气。

病气在下，导致营卫之气稽留，加之寒气上逆，真气与邪气相攻，两气互相搏结，搏结不解就成为胀病。

【原文】

8904 胃脉实则胀，虚则泄。(《素问·脉要精微论》)

【译文】

胃脉强实，实则气有余，其病为腹胀满；胃脉虚的，则胃气不足，其病为泄泻。

【原文】

8905 酒者，水谷之精，熟谷之液也，其气剽悍，其入于胃中，则胃胀，气上逆，满于胸中，肝浮胆横。(《灵枢·论勇》)

【译文】

酒是水谷的精华，是谷类经发酵后酿造而成的液汁。酒气迅利猛急，当酒液进入胃中以后，使胃部胀满，气机上逆，而充满于胸中，使肝气上冲，胆气壮横。

【按语】

《内经》对胀满的病因病机论述已较为全面，其内容涉及六淫外感病邪、七情内伤、饮食劳倦、痰饮瘀血以及脏腑气机失调等，给后人以深刻启迪。

一是在外邪侵犯中已较详细地论述了六淫外感病邪致胀满的病因病机，认为六淫外感病邪侵犯机体，引起脏腑经络气血运行失常，营卫失和即可导致胀病发生。同时还认为，外邪致胀的主要病机在于邪犯营卫，正邪相搏，脏腑功能失常，厥逆之气不得正常运行所致，同时也与经脉气血失调密切相关。如《灵枢·胀论》云："厥气在下，营卫留止，寒气逆上，真邪相攻，两气相搏，乃合为胀也。"

二是情志失调。因恼怒久郁，情志怫逆，或忧思过度，气机郁结，以致肝失条达，疏泄不利，气机阻滞；或肝木乘土，脾土之阴受伤，运化失职，清气不升，浊气不降；或悲伤过度，伤及肺气，清肃失司；或心神失养，血脉失畅，均可致五脏气机郁而不行，或气滞血瘀而致胸胁腹等部位胀满疼痛等。如《素问·阴阳别论》云："二阴一阳发病，善胀、心满、善气。"二阴，即手少阴心脉、足少阴肾脉之谓；一阳，主要指足少阳胆经。心胆气滞、善胀、胸闷、太息之症频作，也是临床常见表现。

三是饮食不节。如暴饮暴食，饥饱失节，温凉失宜，或误食不洁之物，过服寒凉药物，以致食积胃脘，浊气不降，清气不升，脾运不展，气机不利而生胀满。如《素问·太阴阳明论》云："食饮不节，起居不时者，阴受之……阴受之则入五脏……入五脏则䐜满闭塞"，《素问·阴阳应象大论》云："清气在下，则生飧泄；浊气在上，则生䐜胀。"指出饮食不节，脾胃受伤，升降失司，胃不降浊是胀病发生的重要原因。又如《灵枢·论勇》云："酒者，水谷之精，熟谷之液也。其气剽悍，其入于胃中，则胃胀；气上逆，满于胸中。"指出饮酒过度，湿热留滞胃肠，中焦气化不利，脾胃升降失调，导致胃胀、胸闷等。若酒精伤肝，又可导致气机疏泄失常，引起腹胀，甚或影响血液津液的正常运行而引发单腹胀病等。

三、辨证分型

1. 五脏胀

【原文】

8906 夫心胀者烦心短气，卧不安；肺胀者，虚满而喘咳；肝胀者，胁下满而痛引小腹；脾胀者，善哕，四肢烦悗，体重不能胜衣[1]，卧不安；肾胀者，腹满引背央央然[2]，腰髀痛。（《灵枢·胀论》）

【注释】

[1] 体重不能胜衣：形容肌胀身重，穿衣困难并且嫌重而不能胜任。

[2] 央央然：黄元御曰："不快之意。"《甲乙经》作"怏怏然"。

【译文】

心胀的症状，为心中烦乱，气息短促，睡眠不安。肺胀的症状，为胸中气胀而虚满，气喘咳嗽。肝胀的症状，为胁下胀满，并且疼痛牵引至少腹。脾胀的症状，为呃逆，四肢烦扰闷胀，身体沉重而不能胜衣，睡眠不安。肾胀的症状，为腹中胀满，引及背部不舒，腰髀部疼痛。

2. 六腑胀

【原文】

8907 胃胀者，腹满，胃脘痛，鼻闻焦臭，妨于食，大便难；大肠胀者，肠鸣而痛濯濯，冬日重感于寒，则飧泄不化；小肠胀者，少腹䐜胀，引腰而痛；膀胱胀者，少腹而气癃；三焦胀者，气满于皮肤中，轻轻然[1]而不坚；胆胀者，胁下痛胀，口中苦，善太息。（《灵枢·胀论》）

【注释】

[1]轻轻然：浮而不实的样子。《甲乙经》作"壳壳然"。

【译文】

胃胀的症状，腹中胀满，胃脘疼痛，鼻中如闻焦臭，妨碍饮食，大便困难。大肠胀的症状，腹痛肠鸣，濯濯有声，如在冬天再感受寒邪，就会发生泄泻而完谷不化。小肠胀的症状，为少腹撑胀，引及腰部作痛。膀胱胀的症状，为少腹胀满而气机闭塞，小便不利。三焦胀的症状，气充满于皮肤之间，用手按时浮而不实。胆胀的症状，胁肋下胀痛，口中苦，经常叹大气。

【按语】

《内经》对于胀病的分类主要根据脏腑进行区分，其内容多见于《灵枢·胀论》。五脏六腑胀有五脏胀和六腑胀，症状表现与病机各不相同。如五脏胀之心胀指心脏功能失常而引起的胀满病证，出现烦心，短气，卧不安的症状，乃因心为君主之官，五脏六腑之大主，主血脉，主神明，邪犯于心，心阳不振，气机郁滞，血运无力，神明被扰，故见气短、心中烦闷、夜卧不安、脉大坚以涩。临床上还可见心悸、胸闷、心前区闷胀疼痛，以及下肢、全身肿胀等。肺胀指邪犯肺脏而引起的胀满病证。是因肺为相傅之官，主气司呼吸，主宣发肃降，通调水道，主治节，朝百脉，邪犯于肺，或久病肺虚，宣降失司，肺气壅塞，不能吐故纳新而胸满闷胀，咳嗽气喘。临床上，多兼见气短、咳痰，或烦躁等。脾胀指脾脏功能失常而引起的胀满病证，乃因脾居中焦，为后天之本、气血生化之源，主四肢，主运化、升清、统血，是人体气机运行的枢纽，邪犯于脾，或脾虚湿困，气机升降失常，胃气上逆而呃逆、嗳气、呕吐，胃不和降而夜卧不安，脾不升清则四肢困闷不舒，脾虚湿阻，运化失常，外溢肌肤而体重肿胀不能胜衣。临床上多兼见脘腹胀满，面色无华，神疲乏力，纳呆或肠鸣泄泻等。肝胀指肝脏功能失常而引起的胀满病证，多因邪犯肝脏，或肝郁气滞，则气机失调，经脉不利而见胸胁胀满，甚则隐痛，或痛引小腹；肝木乘土，胃气上逆，则胃胀呕逆；升发太过，亢阳无制，又可见头胀目眩。临床上常多兼见乳房胀痛，急躁易怒，或忧郁寡欢，喜叹息，以及妇女月经不调、痛经等。肾胀指肾脏功能失常而引起的胀满病证，多因为邪犯肾脏，或肾中阳气亏虚，则气化失利，不能助脾运水，也不能助肺肃降，以致水液的运行输布及脏腑气化失司，关门不利而见腹部水肿胀满，寒客于肾，真阳被遏，下元虚寒，气滞水停而见精神困倦，腰髀胀疼。临床常兼见腰以下浮肿胀满，畏寒怕冷，腰膝冷胀，四肢不温，或心悸、胸闷、咳喘等。其余六腑胀也各因邪犯六腑而出现功能失常之故，为临床上辨证论治胀满奠定了理论基础。

四、治疗

【原文】

8908 人有所堕坠，恶血留内，腹中满胀，不得前后[1]，先饮利药[2]。（《素问·缪刺论》）

【注释】

[1] 不得前后：即大小便不通。

[2] 利药：指通便导瘀的药物。

【译文】

人由于堕坠跌伤，瘀血停留体内，使人发生腹部胀满，大小便不通，要先服通便导瘀的药物。

【原文】

8909 高者气寒，下者气热，故适[1]寒凉者胀，之[1]温热者疮，下之则胀已，汗之则疮已。(《素问·五常政大论》)

【注释】

[1]适，之：两字同义，在、至的意思。张介宾曰："适寒凉之地，则腠理闭密，气多不达，故作内胀。之，亦适也。之温热之地，则腠理多开，阳邪易入，故为疮疡。"

【译文】

地势高的气候寒凉，地势低下的气候温热。所以在西北寒凉的地方多胀病，在东南温热的地方多疮疡。胀病用下法则胀可消，疮疡用汗法则疮疡自愈。

【原文】

8910 凡此诸胀者，其道在一，明知逆顺，针数不失，泻虚补实，神去其室，致邪失正，真不可定，粗之所败，谓之天命；补虚泻实，神归其室，久塞其空[1]，谓之良工。(《灵枢·胀论》)

【注释】

[1]久塞其空：逐步地充实其不足之处。

【译文】

上述各种胀病，其发病机理都是一样的。只要能够懂得气血运行的顺逆，并准确掌握针刺的次数，就可不失时机。如果虚证反用泻法，实证反用补法，会使神气离其藏所，导致邪气内入，正气散失，真气不能安定，这是由于粗工之所败，是谓折人寿命。若虚证用补法，实证用泻法，使神气能归藏其所，再逐步地填补其不足，这才称为良工。

【按语】

对于五脏六腑胀的治疗，《内经》提倡以针刺治疗为主，首先确定其治疗原则，而后确立其治疗大法，再施以针刺手段，则病可痊愈。如《灵枢·胀论》云："补虚泻实，神归其室，久塞其空，谓之良工。因五脏六腑胀的病机乃由于"厥气在下，营卫留止，寒气逆上，真邪相攻，两气相搏"(《灵枢·胀论》)所引起，所以用针刺治疗可畅通营卫，除寒散结。具体在应用时，则要遵守补虚泻实的治疗原则，同时在治疗大法上，针对胀病的特征偏重于应用疾

泻的方法，选取足三里穴为主加以治疗，故《灵枢·胀论》又云："取三里而
泻之，近者一下，远者三下，无问虚实，工在疾泻。"提示在胀病的治疗方面
针刺泻法，特别是泻足三里是重要的治疗手段。

五、禁忌

【原文】

8911 其于胀也，当泻不泻，气故不下，三而不下，必更其道，
气下乃止，不下复始，可以万全，乌有殆者乎？其于胀也，必审
其脉[1]，当泻则泻，当补则补，如鼓应桴，恶有不下者乎？（《灵
枢·胀论》）

【注释】

[1] 脉:《甲乙经》《太素》作"诊"，为是。

【译文】

对于胀病的治疗，是因当泻而不泻，以致病气不能下泄。如果已刺三次而
病气仍未下泄，必须更换刺治的部位，直到病气下泄为止。如果病气再不下
泄，还应从头开始刺治，这样一定能够治愈的，哪里又会使病加重呢？对于胀
病，必须仔细诊察其脉象，当泻则泻，当补则补，就像桴鼓相应一样，病气哪
里还有不除的道理呢！

【按语】

《内经》对胀病的治疗禁忌，如原文说的"明知顺逆，针数不失，泻虚补
实，神去其室，致邪失正，真不可定，粗之所败，谓之夭命。"提出如不能遵
守补虚泻实的治疗原则，而错误地应用了泻虚补实的治疗，就可能导致神失其
位，病不可愈，甚至夭亡生命，告诫医者临证治疗时毋犯虚虚实实之误。

此外，《内经》还针对应用三下足三里的常规治疗方法而不能如期取得疗
效的原因以及治疗方法的修正等也作了分析，指出针刺治疗的要点在于刺中气
穴，抵达盲膜，使营卫之气恢复通行，从而达到消除胀满，营卫调畅，脏腑安
和的目的。如果三刺而不能调动经脉气血，则必须认真辨证，重新选取其他穴
位，再行刺泻，直至取得满意疗效。

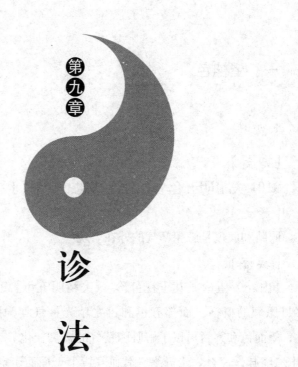

第九章

诊 法

第一节 望 诊

一、望神色

1. 原理

【原文】

9101 夫精明五色者，气之华也。(《素问·脉要精微论》)

【译文】

眼睛和面色是脏腑精气的外在表现。

【按语】

《内经》望诊尤其重视色诊。"夫精明五色者，气之华也"是对望面色、察目原理的概括。面部五色和目之精光神气均为脏腑精气的外在表现，因此，望面色和察目可以了解脏腑精气的盛衰变化。《灵枢·邪气脏腑病形》说："十二经脉，三百六十五络，其血气皆上于面而走空窍，其精阳气上走于目而为睛。"故全身气血之盛衰，可以由面部的色泽变化显露出来。《灵枢·大惑论》亦说："五脏六腑之精气皆上注于目而为之精"，清·林之翰《四诊抉微》云："气由脏发，色随气华。""内含则气藏，外漏则气泄。"由于颜面五色和目之精光神气皆为脏腑之精气所聚，且易于诊察，故为临证所常用。如两目有神，视物清晰，辨色准确，为精气未衰；两目无神，视物大小相混，长短不分，黑白不辨，则为精气衰竭之征。这些论述对今天临床诊病仍然具有实践价值。

2. 诊断

【原文】

9102 失神[1]者死，得神者生也。(《灵枢·天年》)

【注释】

[1]神：此指广义之神，系生命活动的总称，包括精神、意识、思维、知觉和运动诸功能表现。

【译文】

丧失了作为生机之本的神气，人就会死去；获得了作为生机之本的神气，人就能保持活力。

【按语】

神产生于精气，是人体生命活动的体现。"失神者死，得神者生也。"指出神是与生俱来的，是生命存亡的重要标志。观察病人精神的好坏，可以判断机体内脏阴阳气血的盛衰变化和疾病的预后。正如《灵枢·本神》所言："两精相搏谓之神。"那么，"何者为神？"原文云："血气已和，营卫已通，五脏已成，神气舍心，魂魄毕具，乃成为人"，可见，神指的是生命活动的具体表现，有形则有神，神随着形体的产生而产生，随着形体内脏器官的发育成熟而表现出思维、意识、情感等高级情志活动，随着后天的调养，社会知识经验的积累而日益完善，随着中年以后内脏功能的衰退而逐渐消损，直到百岁，"神气俱去，则形骸独居而终矣"。神离不开形体，同样，"形骸独居"无神则生命也就终止了。只有"形与神俱"，才能保证正常的生命活动。人要尽享天年，形神相俱是前提，是生命存在的基本特征，得神者寿，失神者夭，神是判断寿夭的标志。

【原文】

9103 五脏六腑，固尽有部[1]，视其五色，黄赤为热，白为寒，青黑为痛，此所谓视而可见者也。（《素问·举痛论》）

【注释】

[1]固尽有部：面部各有五脏六腑所属的部位。

【译文】

人的五脏六腑，在面部都有和其对应的部位，通过观察面部五色的变化就能够诊断疾病，例如面部呈黄色和赤色，表示身体有热，面部呈白色，表示身体有寒，面部呈青黑色，表示身体有因气血凝滞而造成的痛证，这就是通过望诊可以了解的。

【原文】

9104 五色各见其部，察其浮沉，以知浅深；察其泽夭，以观成败；察其散抟，以知远近；视色上下，以知病处；积神于心，以知往今。(《灵枢·五色》)

【译文】

五色表现在各部位上，观察它的或浮或沉，可以知道病的属浅属深；观察它的光润和枯滞，可以看出病情的好与坏；观察它的散在与聚结，可以知道病程的或远或近；观察病色的在上在下，可以知道病的部位。全神贯注了，心中了了，可以知道病的以往和现在。

【原文】

9105 色泽以浮，谓之易已……色夭不泽，谓之难已。(《素问·玉机真脏论》)

【译文】

色气浮润，病是易治的……色气枯燥而不润泽，病是不易治愈的。

【原文】

9106 赤欲如白裹朱，不欲如赭[1]。白欲如鹅羽，不欲如盐。青欲如苍璧之泽[2]，不欲如蓝。黄欲如罗裹雄黄[3]，不欲如黄土。黑欲如重漆色[4]，不欲如地苍。五色精微[5]象见矣，其寿不久也。(《素问·脉要精微论》)

【注释】

[1] 赭：色赤而紫。

[2] 苍璧之泽：指色泽青而明润。"苍"，青绿色；"璧"，玉石。

[3] 罗裹雄黄：即黄中透红之色。"罗"，丝织物；"雄黄"，药名。

[4] 重漆色：色泽黑而有光泽。重，重复，漆之又漆，为重漆。

[5] 精微：即甚危。

【译文】

赤色应该像白绸里裹朱砂一样，隐现着红润，不应像赭石那样赤而带紫；白色应该像鹅的羽毛，白而光洁，不应该像盐那样白而杂暗；青色应该青而明润，不应该像青靛那样青而沉暗；黄色应该像罗裹雄黄，黄中透红，不应像像土那样黄而沉滞；黑色应该像重漆的黑而明润，不应该像地苍色那样黑而枯暗。假如五色极败之象显露了，那么寿命也就不长了。

【原文】

9107 故色见青如草兹者死。黄如枳实[1]者死。黑如炲[2]者死。赤如衃血[3]者死。白如枯骨者死，此五色之见死也。青如翠[4]羽者生。赤如鸡冠者生。黄如蟹腹者生。白如豕膏[5]者生。黑如乌羽[6]者生，此五色之见生也。（《素问·五脏生成》）

【注释】

[1] 枳实：中药名，色青黄。

[2] 炲（tái 台）：黑黄，晦暗无光。

[3] 衃血：凝血，色黑赤。

[4] 翠：指翡翠，鸟名，羽毛青色。

[5] 豕膏：猪的脂肪，色白而光润。

[6] 乌羽：乌鸦的羽毛，色黑而光泽。

【译文】

如果面部的色泽表现为青色如同死草，黄色如同枳实，黑色如同煤灰，赤色如同凝血，白色如同枯骨，这五种都是枯而无神的颜色，是五脏之气败绝的表现，是死亡的征象。如果面部的色泽表现为青色如同翠鸟的羽毛般青绿而有光泽，赤色如同鸡冠般红润，黄色如同煮熟的蟹腹壳般明润，白色如同猪油般光亮润泽，黑色如同乌鸦的羽毛般黑而透亮，这五种都是明润而有光泽的颜色，是五脏之气充盈的表现，是生机旺盛的反映。

【原文】

9108 凡相[1]五色之奇脉，面黄目青，面黄目赤，面黄目白，面黄目黑者，皆不死也。面青目赤，面赤目白，面青目黑，面黑目白，面赤目青，皆死也。（《素问·五脏生成》）

【注释】

[1] 相：观察。

【译文】

大凡观察五色，面黄目青，面黄目赤，面黄目白，面黄目黑者，都是不死的征象。面青目赤，面赤目白，面青目黑，面黑目白，面赤目青，都是死亡的征象。

【按语】

1. 关于察色方法

首先，要根据脏腑之分部来判断各脏腑情况，"五脏六腑，固尽有部"五脏六腑，在面部各有所属的部位。

其次，要根据色泽变化诊断病情，并提出了"黄赤为热，白为寒，青黑为痛"为五色主病的诊断要领。黄赤色属阳，主热，青色是寒凝气滞、经脉瘀阻的表现，黑色为水寒之征，寒为阴邪，其性凝涩收引，寒盛则经脉拘急，血瘀不行，故色见青黑。察色泽的浮沉、泽夭、散抟、上下等变化，可测知病情轻重与预后吉凶，其中色浮于外主病轻浅在表，色沉于内主病深沉在里；色润泽主病轻而顺，色枯槁主病重而逆；色散不结聚主病轻而短，色抟聚不散主病久而重；色在上则病在上，色在下则病在下。

2. 望色的五欲五不欲

通过论述面部望诊的"五欲""五不欲"，指出望色的要点在于色和泽两个方面。大凡色诊，皆以润泽、明亮、含蓄为善色，反映胃气充沛，正气未败坏，示疾病预后良好；以晦暗、枯槁、外露无光泽之色为恶色，反映正气衰败，胃气枯竭，五脏真气败露于外，示疾病预后不良。这些可以作为判断预后吉凶的依据，对临床有指导意义。不少慢性消耗性疾病或内脏气质性病变如肝硬化、癌肿等，在晚期均表现为晦暗枯槁之色，为难治或不治之征。

3. 五脏的生色死色

凡是五色表现，枯槁无泽，色相毕露，没有含蓄，为脏气衰败，其病主凶。所以五色的表现，要含蓄而不露，好像有一层白绢包裹在外面，明润光泽，五色隐藏于内。此为脏气内充，是正常的气色。

二、望形态

1. 原理

【原文】

9108 必先度其形之肥瘦，以调其气之虚实。(《素问·三部九

候论》)

【译文】

一定得先度量病者形体的肥瘦程度，来调和其气的虚实。

【原文】

9109 凡治病察其形气色泽，脉之盛衰，病之新故，乃[1]治之无后其时。(《素问·玉机真脏论》)

【注释】

[1]乃：才的意思。

【译文】

治病的一般规律，是要先诊察病人的形气怎样，色泽如何，以及脉的虚实，病的新旧，然后才进行治疗，千万不能错过时机。

2.诊断

【原文】

9110 头者，精明之府[1]，头倾视深[2]，精神将夺矣。背者，胸中之府，背曲肩随，府将坏矣。腰者，肾之府，转摇不能，肾将惫矣。膝者，筋之府，屈伸不能，行则偻附[3]，筋将惫矣。骨者，髓之府，不能久立，行则振掉[4]，骨将惫矣。得强则生，失强则死。(《素问·脉要精微论》)

【注释】

[1]精明之府：精气聚集的处所。

[2]头倾视深：头部侧垂，两目深陷无光。

[3]偻附：曲背低头。

[4]振掉：动摇。

【译文】

头是精气神聚集的地方，所以称为精明之府，如果见到头低垂不能抬举，前倾若视深物之状，那说明精神要衰败了。肩背，是构成胸腔的主要支架，所以称为胸中之府，如果背部弯曲，双肩下垂不举，表明胸中之心肺将败坏。腰部，是肾脏所处的地方，所以称为肾之府，如果腰身不能转动，表明肾之精气要衰竭了。膝部，是筋脉会聚的地方，所以称为筋之府，膝部不能屈伸，行走时躯体弯曲佝偻，附物而行，表明筋及其所主的肝将衰竭。骨骼，是骨髓所藏之处，所以称为髓之府，如果不能长时间地站立，行走时震颤动摇，表明骨及其所主之肾之精气即将衰败了。形体强壮，表明五脏精气未衰，虽然有病，预后也良好；而上述失强体征则说明五脏精气衰败，预后不良。

【原文】

9111 形盛脉细，少气不足以息者危；形瘦脉大，胸中多气者死。形气相得[1]者生，参伍不调[2]者病……形肉已脱，九候虽调犹死。（《素问·三部九候论》）

【注释】

[1]形气相得：形体和气息相符合。如形盛脉盛，形瘦脉细。"气"指脉息，"得"有"合"的意思。

[2]参伍不调：指脉搏错杂不相协调。

【译文】

形体盛，脉反细，气短，呼吸像连续不上似的，病情危险；形体瘦，脉反大，胸中多气的，多主死。形体与脉息相称合的主生；脉搏错杂不相协调的主病……假如形肉已脱，即便是九候调顺，也是死的征象。

【原文】

9112 形气相得，谓之可治……形气相失，谓之难治。（《素问·玉机真脏论》）

【译文】

人体外形强弱与正气盛衰相一致，是可治之证……人体外形强弱与正气盛衰不相称，是难治之证。

【按语】

1.关于"五脏者，身之强也"的理解

五脏精气充沛，身体得到滋养则形体强健；五脏失其所藏，内守不足，则精气衰败，形体衰颓。察五脏得强与失强，可审身体的头、胸、腰、膝、胫（骨）"五府"。如"头倾视深""背曲肩随"等，头低垂不举，目陷无光，为五脏精气已衰，神气将失；背曲肩垂，为心肺精气衰败，不能上营肩背。又如

372

患者所表现出来的病理性动态特征，包括强迫性体位，如"转摇不能""屈伸不能"等，都是相应内脏精气衰竭的外在表现。这些描述均是古人临床经验的总结，对今天临床仍有借鉴作用。

《内经》认为，观察胸背的丰满或塌陷，可以看出内脏气血的强弱，脊背弯曲变形的人是不会长寿的，而背圆厚如团，则可视为五脏精气充盈之象。胸是藏有万事的机关，是神的宫廷，所以它应该宽博，厚平，广阔，胸若是广阔，才能神藏而气壮，若是浅窄，就会神露而不安，没有收容之地，所以也可以凭其判断神的衰旺，决定寿命。肌肉的坚实柔弱，可以反映人的脾胃功能和平素体质强弱。肌肉坚实发达者，提示其脾胃功能多较健全，平素经常进行体格锻炼，身体壮实，不易为邪气所侵。即使患病，病情亦多较浅。反之，肌肉弱小不固者，提示其人平素缺乏体育锻炼，脾胃功能不健，体质较弱，易为邪气所伤。

2. 关于形气相得的认识

人体外形强弱与气血的盛衰相一致者，"谓之形气相得"。即形盛气亦盛，形弱气亦弱，表里一致，形气相符，说明病情不甚复杂，故"谓之可治"。形盛而气反弱，形衰而气反强，"谓之形气相失"，表里不符，多属病情复杂，变化多端，虚实相兼，往往治之棘手，故"谓之难治"。

三、察目

1. 原理

【原文】

9113 夫精明者，所以视万物，别白黑，审短长。(《素问·脉要精微论》)

【译文】

人的眼睛，是用来观察万物，辨别黑白，审察长短的。

【原文】

9114 以长为短，以白为黑。如是则精衰矣。(《素问·脉要精

微论》)

【译文】

如果人的眼睛，长短不分，黑白颠倒，就说明精气衰败了。

【按语】

精明指眼睛，"夫精明者，所以视万物，别白黑，审短长"，望目的要点为注意视觉、色觉及神气。"五脏六腑之精气，皆上注于目而为之精"，故诊目主要观察两目的神气，并了解其视觉功能，可察知脏腑的精气盛衰存亡。眼睛的形质由脏腑精气上注形成，通过十二经和奇经八脉与全身相联系。一般来说，两目有神，眼球转动灵活，视物清晰，辨色准确，为精气未衰；两目无神，眼睛转动不灵活，或直视或斜视不转，视物模糊不清，大小相混，黑白青红不辨，为精气衰竭之征。

2. 诊断

【原文】

9115 目里[1] 微肿如卧蚕起之状，曰水……目黄者曰黄疸。(《素问·平人气象论》)

【注释】

[1] 目里：目裹，即眼胞。

【译文】

眼睑微肿，如卧蚕之状，主水病……眼白睛发黄的是黄疸病。

四、察舌

1. 原理

【原文】

9116 唇舌者，肌肉之本也。(《灵枢·经脉》)

【译文】

唇、舌是肌肉的根本。

2. 诊断

【原文】

9117 舌纵涎下，烦闷，取足少阴。（《灵枢·寒热病》）

【译文】

舌无力收卷，口涎自流，心胸烦闷，当取足少阴肾经穴。

【按语】

根据舌的动态及兼有症状，选取相关经脉的穴位进行治疗。正常舌态多表现为舌体伸缩自如，运动灵活。提示脏腑机能旺盛，气血充足，经脉调匀。常见的病理舌态则包括痿软、强硬、歪斜、颤抖、吐弄、短缩等。"舌纵"为舌无力收卷，属于痿软舌，多因气血俱虚，阴液亏损。

五、察齿

生理

【原文】

9118 女子七岁肾气盛，齿更发长……三七肾气平均[1]，故真牙[2]生而长极。

（《素问·上古天真论》）

【注释】

[1] 肾气平均：肾气平和，充盛。

[2] 真牙：智齿，最里边的两对白齿。

【译文】

女子到了7岁，肾气开始 充盛，乳牙更换……到了21岁，肾气充满，智齿生长，全部牙齿也已发育齐全。

【原文】

9119 丈夫[1]八岁肾气实[2]，发长齿更……三八肾气平均，筋骨劲强，故真牙生而长极……五八肾气衰，发堕齿槁……八八则齿发

去。(《素问·上古天真论》)

【注释】

[1] 丈夫: 指男子。

[2] 肾气实: 肾气盛。

【译文】

男子到了 8 岁, 肾气充实, 头发生长, 乳牙更换……到了 24 岁, 肾气充满, 筋骨坚强有力, 所以智齿生长, 牙齿生长齐全。到了 40 岁, 肾气开始衰退, 头发脱落, 牙齿枯槁……到了 64 岁, 整个身体都到了衰竭的地步, 牙齿和头发都脱落了。

【按语】

齿的生长与脱落与人体肾气盛衰密切相关。正常人牙齿洁白润泽而坚固, 是肾气充足, 津液未伤的表现。如果牙齿干燥枯槁, 为胃阴已伤。如果牙齿光燥如石, 为阳明热甚, 津液大伤; 牙齿燥如枯骨, 多为肾阴枯竭, 精不上荣所致, 可见于温热病晚期。临床上可以观察牙齿的形色与动态, 诊察肾与胃肠的病变, 以及津液的盈亏。

第二节 闻 诊

一、声音

【原文】

9201 视喘息[1], 听声音, 而知所苦。(《素问·阴阳应象大论》)

【注释】

[1] 喘息: 指呼吸的气息和动态。

【译文】

看病人喘息的情况, 听病人发出的声音, 从而知道病人的痛苦所在。

【原文】

9202 中盛藏满，气胜伤恐者，声如从室中言，是中气之湿也。（《素问·脉要精微论》）

【译文】

如果邪盛于中，脏气壅满，气胜而喘，善伤于恐，说话声音重浊不清，像在室中说话一样，这是中气失权而有湿邪所致。

【原文】

9203 今[1]有故寒气与新谷气，俱还入于胃，新故相乱，真邪[2]相攻，气并相逆，复出于胃，故为哕。（《灵枢·口问》）

【注释】

[1] 今：犹"若"也。

[2] 真邪：真气为胃气，邪气为寒气。

【译文】

若中焦先有寒气，和新入的谷气不能调和，二者都留在胃里，新入的谷气，与先有的寒气相互冲激，胃气寒气相攻相逆，复出于胃而入胸膈，所以会发生呃逆。

【原文】

9204 寒气客于胃，厥逆从下上散，复出于胃，故为噫[1]。（《灵枢·口问》）

【注释】

[1] 噫：嗳气。

【译文】

寒气侵入胃中，厥逆之气，从下而上扩散，复从胃而出，所以会发生嗳气。

【原文】

9205 阳气和利[1]，满于心，出于鼻，故为嚏。（《灵枢·口问》）

【注释】

[1] 和利：同义复词。

【译文】

阳气和，盈溢胸中，向上出于鼻窍，所以会发生喷嚏。

【原文】

9206 忧思则心系[1]急，心系急则气道约，约则不利，故太息以伸出之。(《灵枢·口问》)

【注释】

[1] 心系：维持心脏的脉络。

【译文】

忧思就会使维系心脏的脉络紧急起来，因而气道也受到约束，气道受了约束就不通畅，所以就要叹息以舒展之。

【按语】

患者的语音变化反映不同的病情。"声如从室中言"，是中气为湿所困，故发声重浊沉闷；"哕"，胃气与寒气相冲逆，故发生呃逆。"噫"，寒气侵入胃中，厥逆之气，从下而上扩散，复从胃而出，故会发生嗳气。"嚏"，阳气盈溢胸中，出于鼻窍，故发生喷嚏。忧思使气道不通畅，故叹息以舒展之。这种通过听音声以判断病情的方法，为临床所重视和运用。

二、语言

【原文】

9207 言而微，终日乃复言者，此夺气也。(《素问·脉要精微论》)

【译文】

如果讲话时声音低微，说了又说，这表明正气显然是衰败了。

【原文】

9208 衣被不敛，言语善恶，不避亲疏者，此神明之乱也。(《素问·脉要精微论》)

【译文】

如果病人不知收拾衣被，言语错乱，不分亲疏远近，这很显然是神气紊乱了。

【按语】

"言而微"及"言语善恶,不避亲疏"代表虚实相对的两种语言特征。正气虚,讲话声音低弱,言语错乱,不分亲疏,是神气紊乱的表现。《伤寒论》中有"虚则郑声,实则谵语"的条文记载,正可以说明上面两种虚实不同的病例。这些都是通过闻诊的方法,来对疾病进行分析判断的。

第三节 问 诊

一、内容

【原文】

9301 诊病不问其始,忧患饮食之失节,起居之过度,或伤于毒,不先言此,卒持寸口,何病能中?(《素问·征四失论》)

【译文】

诊察疾病时,不问病人开始发病的情况,是否有过精神上的刺激,饮食是否失于节制,生活起居是否越出常规,或者是否由于中毒,如果不首先问清楚这些情况,便仓促去切循寸口,单纯地依靠脉诊,怎能正确诊断病情呢?

【原文】

9302 入国问俗,入家问讳,上堂问礼,临病人问所便。(《灵枢·师传》)

【译文】

到达一个国家后,要首先了解当地的风俗习惯;进入人家后,应当首先了解他家的忌讳;进入别人的居室,要问清礼节;医生临证时,要问清病人怎样才觉得舒适。

【原文】

9303 必审问其所始病,与今之所方病,而后各切循其脉,视其

经络浮沉，以上下逆从循之。《素问·三部九候论》

【译文】

治病的时候，一定得详问病人刚开始时怎样，而现在的症状又怎样？然后切循它的脉搏，观察它的经络浮沉以及上下顺逆。

【按语】

1. 问诊的重要性

问诊是中医四诊里十分重要的内容。"卒持寸口，何病能中"，批评单凭切脉不知问诊的医生的片面性。病人的病史、生活环境、经历、心理状态，诸如此类是诊察病情不可缺少的，这些都需经问诊才可获得，然后再与望、闻、问、切等诊法相结合，才能了解病情，定出切实可行的治疗方法。

2. "临病人问所便"的意义

引用"入国问俗，入家问讳，上堂问礼"的简单道理，突出了"临病人问所便"的重要性。所谓"便"，主要是指患者病中喜恶宜忌。内脏病变表现于外，除医生察知的症状外，还表现在饮食起居方面的喜恶变化，须通过问诊而得，从而判断其病变部位，寒热性质，有助临床分析病机，并据此对病人施以相宜调理。如喜寒多为热病，喜热多为寒病；消谷而善饥悬心多为胃热，出黄如糜多为肠热；腹胀为胃寒，肠鸣飧泻多为肠寒，胀且泄为胃寒肠热，善饥而小腹痛胀为胃热肠寒等。医生掌握患者之"所便"，治病过程中如果患者的喜恶与治疗原则一致，则不必强求其改变原有嗜好。若患者的要求及喜恶和治疗原则相逆，不改变其"所便"会加重病情，此时应加强对患者的说服工作，以达到正确的诊断和治疗效果。

二、诊断

【原文】

9304 夫中热消瘅[1]则便寒；寒中之属，则便热。胃中热则消谷，令人悬心[2]善饥。脐以上皮热，肠中热，则出黄如糜。脐以下皮寒，胃中寒则腹胀。《灵枢·师传》

【注释】

[1] 消瘅（dān）：即消渴病。以多饮、多食、多尿、消瘦为主要表现的病证。

[2] 悬心：指心悬不宁、神情不安。

【译文】

因热而致多食易饥的消渴病，适宜于寒的治法；属于寒邪内侵一类的病证，就适宜于热的治法；胃中有热，就会很快消化食物，叫人心似悬挂，总有饥饿感，脐以上的皮肤发热；肠中有热，就会排出黄色如稀粥样的粪便，脐以下皮肤发凉；胃中有寒，则出现腹胀。

第四节 切 诊

一、脉理

1. 寸口诊法

【原文】

9401 气口何以独为五脏主……胃者，水谷之海，六腑之大源也。五味入口，藏于胃，以养五脏气。气口亦太阴也。是以五脏六腑之气味，皆出于胃，变见于气口[1]。《素问·五脏别论》

【注释】

[1] 皆出于胃，变见于气口：杨上善曰："胃为水谷之海，六腑之长，出五味以养五脏，血气卫气行手太阴脉至于气口，五脏六腑善恶，皆是胃气所将而来，会于手太阴，见于气口，故曰变见也。"

【译文】

黄帝问：为什么仅从脉象就能知道五脏的主病呢……胃是容纳饮食物的处所，为六腑的泉源。饮食五味入口后，都储留在胃，以滋养五脏之气。脉象也属于手太阴肺经。所以五脏六腑的气血，都源于胃，脏腑气血的变化可以从脉象上表现出来。

【原文】

9402 脉气流经，经气归于肺，肺朝百脉[1]，输精于皮毛；毛脉合精[2]，行气于腑[3]；腑精神明，留于四脏[4]，气归于权衡，权衡以平，气口成寸[5]，以决死生。(《素问·经脉别论》)

【注释】

[1]肺朝百脉：肺主气，全身经脉中血的运行均须依赖于肺气的推动调节，故为百脉之朝会。朝，朝会。

[2]毛脉合精：即气血相合。肺主皮毛，心主血脉，肺藏气，心主血。

[3]行气于府：精气行于血脉之中。府，指经脉。《素问·脉要精微论》云："夫脉者，血之府也。"

[4]府精神明，留于四脏：经脉中的精气运行正常，流行输布于肝、心、脾、肾四脏。神明，有序而不紊乱。留，通"流"。姚绍虞曰："脏本五而此言四者，盖指心、肝、脾、肾言。以肺为诸脏之盖，经气归肺，肺朝百脉，而行气于心、肝、脾、肾，故云留于四脏也。"

[5]气口成寸：张介宾曰："气口之义，其名有三：手太阴肺经脉也，肺主诸气，气之盛衰见于此，故曰气口；肺朝百脉，脉之大会聚于此，故曰脉口；脉出太渊，其长一寸九分，故曰寸口。是名虽三，其实则一耳。"

【译文】

脉气流行在经络里，而上归于肺，肺在会合百脉以后，就把精气输送到皮毛。脉与精气相合，流注到六腑里去，六腑的津液，又流注于心、肝、脾、肾。但精气的输布，还是要归于肺，而肺脏的情况，是从气口的脉象上表现出来的，疾病的是否可治，就是根据这个来判断的。

【按语】

气口，位于桡骨茎突内侧的一段桡动脉，是最为常用的切脉部位，又称为寸口或脉口。"独取寸口"是指单独切按寸口，根据其搏动脉象，推测人体生理、病理情况的诊断手法。

气口为"脉之大会"，又是手太阴肺经之动脉。肺朝百脉，主气，气行则血行，全身脏腑之脉气循环流注，起始于手太阴肺经，循环周身，又终止于肺经，故从气口之处可诊查全身脏腑之气血。

胃为水谷之海，主受纳，腐熟水谷，化生精微物质，从足太阴脾运输于全身，脾气上输，依靠手太阴肺的宣发肃降，并且肺、脾同属太阴经，同气相求，故可从气口诊察胃气。

此外，气口处有太渊（输穴、原穴）、经渠（经穴）二穴，输、经二穴是经脉经气最旺盛的穴位，脉气搏动明显，因此最具诊断意义。太渊，又是手太阴肺经的原穴，可反映先天肾气的情况。

2.诊脉时间

【原文】

9403 诊法[1]常以平旦[2]，阴气未动，阳气未散[3]，饮食未进，经脉未盛，络脉调匀，气血未乱，故乃可诊有过之脉[4]。（《素问·脉要精微论》）

【注释】

[1] 诊法：指四诊之法。张介宾曰："诊，视也，察，候脉也。凡切脉望色，审问病因，皆可言诊。"

[2] 平旦：天亮的时候，即清晨。

[3] 阴气未动，阳气未散：阴气未被扰动，阳气尚未耗散。滑寿曰："谓平旦未劳于事，是以阴气未扰动，阳气未耗散。"

[4] 有过之脉：有病的脉象。马莳曰："盖人之有病，如事之有过误，故曰有过之脉。"

【译文】

诊脉应当在清晨的时候进行，因为那时阳气未曾扰动，阴气还未散尽，又未用过饮食，经脉之气不会亢盛，络脉之气亦很调和，气血又未扰乱，这样才可以诊出有病的脉象。

3. 持脉法则

【原文】

9404 是故持脉有道，虚静为保[1]。(《素问·脉要精微论》)

【注释】

[1] 持脉有道，虚静为保：诊脉时，患者应安静，医者应清虚宁静，心无旁骛，至为重要。持脉，指诊脉。道，法则，方法。虚静，清虚宁静，对医患二者而言。保，通"宝"，作珍贵、重要解。

【译文】

所以持脉有一定的法则，只有把心虚静下来，才是可贵的。

【按语】

1. 诊脉时间的要求

《素问·脉要精微论》指出诊病以清晨为最佳时间。清晨，人刚睡醒，未作劳动，营卫之气尚未扰动，未进水谷，五脏六腑，气血经脉，均未发生变化，处在一个相对稳定状态，排除非疾病因素对患者的影响，此时诊病无论从症状、体征，还是从脉象上，都可以观察到真实的生理、病理现象。

临床实际应用时，医生不可能都在清晨时间对患者诊病，但从清晨诊病的基本原理来看，应该保持病人就诊时内外环境的相对安定，尽可能排除非疾病因素对病人的影响。现代医学也常在清晨获取患者的各种信息，以作为诊断的重要依据，如住院病人晨起时的体温、心跳、呼吸、血压的测量，各种生化指标抽血取样亦多在清晨。

2. 关于持脉的法则

《素问·脉要精微论》对诊脉时医患双方应具有的态度提出要求，即"虚静为保"。诊脉时，医者则应清虚宁静，心无旁骛，排除私心杂念，避免对病人产生不良刺激。患者应保持安静。只有这样，才能通过脉象准确地获取病情资料，有助于对疾病做出正确的诊断。《古今医统大全·内经脉候》云："不可轻言谈笑，乱说是非，左右瞻望，举止勿略，此庸下之医也。"

4.平息取脉

【原文】

9405 人一呼脉再动，一吸脉亦再[1]动，呼吸定息[2]脉五动，闰以太息[3]，命曰平人[4]，平人者，不病也。常以不病调病人，医不病，故为病人平息以调之为法[5]。(《素问·平人气象论》)

【注释】

[1]再：两次。

[2]呼吸定息：指一息即尽，而换息未起的时间。一呼一吸为一息。吴崑曰："呼出气也，吸入气也，定息，定气而息，将复呼吸也。"

[3]闰以太息：指平人常息之外，偶尔有一息甚长，以尽脉搏余数的。闰，是余的意思。吴崑曰："闰，余也。闰以太息，言脉来五动，则可余以太息。"

[4]平人：指无病之人，或气血平调之人。张介宾曰："谓气候和平之常人也。"

[5]为病人平息以调之为法：吴崑曰："医不病则呼吸调匀，故能为病人平息以调脉。若医者病寒，则呼吸迟，病人脉类于数。医者病热，则呼吸疾，病人之脉类于迟。皆不足以调病人之脉也。"平息，即均匀呼吸。调之，调病人之脉息。为法，为诊脉方法。

【译文】

平人的脉搏，一呼脉搏动两次，一吸脉也搏动两次，一呼一吸，叫作一息。另外一吸终了到一呼开始的交换时间，这是闰以太息，共有五次搏动，叫作平人，也就是无病的人。诊脉的法则，应该以无病之人的呼吸计算病人的脉搏至数。

【按语】

1.关于平息取脉

平息取脉，是"以不病调病人"的诊脉方法。指出健康人，其呼吸频率与脉搏频率均匀，正常速率为一次呼吸时间有四至五次脉搏跳动，可据此辨别脉之迟数。《医学实在易·八纲脉论》云："迟、数二脉，以息辨之，又显而易见也。"

2. 平息取脉的临床应用

原文所述"平息取脉"与现代医学关于正常人呼吸与脉搏比率为 1∶4–1∶5（脉搏 60–100 次 / 分钟，呼吸 16 –20 次 / 分钟）的认识基本一致。这种以呼吸与脉搏之比来判断脉之迟数的诊脉方法较易掌握，是诊脉的基本要求，一直为后世医家遵循沿用。

二、正常脉象

1. 四季常脉

【原文】

9406 春日浮，如鱼之游在波[1]；夏日在肤，泛泛乎万物有余[2]；秋日下肤，蛰虫将去[3]；冬日在骨，蛰虫周密，君子居室[4]。（《素问·脉要精微论》）

【注释】

[1] 春日浮，如鱼之游在波：春季之脉虽浮动而未全出，故如鱼之游在水波之中。

[2] 夏日在肤，泛泛乎万物有余：形容夏季之脉象浮于肤表，盈满指下而洪大。泛泛乎，众盛貌。

[3] 秋日下肤，蛰虫将去：下肤，指脉象由浮趋沉，在皮肤之下。蛰虫，指藏伏土中越冬的昆虫。去，藏也。

[4] 冬日在骨，蛰虫周密，君子居室：形容冬日脉沉在骨，如蛰虫潜藏，人们居室不出。周，《太素》作"固"。宜从。

【译文】

脉象随着季节的不同而不同：春天脉上浮，像鱼游波中一样；夏天脉充皮肤，浮泛非常，像万物充盛似的；秋天脉见微沉，似在肤下，就像蛰虫将要入穴一样；冬天脉沉在骨，像蛰虫密藏洞穴，人们深居室内似的。

【原文】

9407 四变之动，脉与之上下，以春应中规，夏应中矩，秋应中衡，冬应中权[1]。(《素问·脉要精微论》)

【注释】

[1] 规、矩、权、衡：均为古之衡器和量具，引申为判断的准绳。此喻四时脉象，规，做圆之器，喻春季脉圆滑之象；矩，做方之器，喻夏季脉方盛之象；衡，秤杆，喻秋季脉不上不下，平衡于中；权，秤锤，喻冬季脉伏沉之象。

【译文】

脉搏的往来上下与这四季的变迁是相应的：春脉之应像圆规一样，圆滑而动，夏脉之应像矩尺一样，方正而盛，秋脉之应像秤杆一样，其取在平，冬脉之应像秤砣一样，其势下垂。

2. 五脏之脉

【原文】

9408 五脉应象：肝脉弦，心脉钩，脾脉代[1]，肺脉毛，肾脉石，是谓五脏之脉。(《素问·宣明五气》)

【注释】

[1] 脾脉代：张介宾曰："代，更代。脾脉和软，分王四季。如春当和软而兼弦，夏当和软而兼钩，秋当和软而兼毛，冬当和柔而兼石，随时相代，故曰代。此非中止之谓。"

【译文】

五脏的脉与四季相对应的情况是：肝脉应春而弦；心脉应夏而钩；脾脉应长夏而和软，分王四季；肺脉应秋而毛；肾脉应冬而石；这就是五脏的脉象。

【按语】

1. 关于四时脉象

人与自然息息相关。自然界有春、夏、秋、冬的四季变化，人体脉象亦有四季变动。四季阴阳的周期性消长变化，决定了四季不同特征的正常脉象，故用规、矩、权、衡以比喻四季脉象。四季常脉特征变化之一在于脉位的深浅，如原文所述:"春日浮""夏日在肤""秋日下肤""冬日在骨"。

春季阳气初升,人体生发之阳气向外浮越,但寒气未尽,故气机仍有约束,脉呈端直弦长;夏季阳气旺盛,人体盛发之气旺盛,脉管充盈,脉体较大,来盛去衰;秋季阳气收敛,人体阳气收敛,脉在肤下,脉势已减;冬季严寒闭藏,人体阳气内潜,脉深沉有力。

2. 四时脉象的临床应用

"春日浮""夏日在肤""秋日下肤""冬日在骨"几句原文,不仅描述了四季常脉的特征,还说明:在诊脉时,医生应根据季节变化,运用相应的指力的大小来探寻脉位的深浅度。如春季之脉,因为显现部位浅浮,着力要轻,脉端直而长。冬季之脉,因为脉位深沉,需重按至骨,脉深沉有力,余如此。应四季之脉,属正常无病,反之则病。

3. 妊娠常脉

【原文】

9409 妇人手少阴脉动甚者[1],妊子也。(《素问·平人气象论》)

【注释】

[1] 妇人手少阴脉动甚者:王冰曰:"手少阴脉,谓掌后陷者中,当小指动而应手者也……动,谓动脉者,大如豆,厥厥动摇也。"指神门穴部位。

【译文】

妇人手少阴脉搏动明显的,是怀孕的现象。

【按语】

1. 关于妊娠脉的理解

《素问·平人气象论》与《灵枢·论疾诊尺》均提到了妊娠脉的诊断"手少阴脉动甚者,妊子也。"历代注家对于手少阴脉动的解释不一。王冰认为是手少阴经神门穴处搏动;张志聪、高世栻则认为是两手寸口脉的尺部搏动;马莳认为是左手寸口的寸部搏动;《新校正》云:"按全元起本作'足少阴'。"认为"手少阴"当作"足少阴"《黄帝内经》时期寸口脉尚无寸、关、尺之分,应以王冰注为当。

2. 妊娠脉的临床应用

临床应用，一般认为寸口脉象滑利有力为妊娠脉候，而诊察神门穴搏动较少。还有待于进一步研究。同时，诊断妊娠还要结合经水情况和有关症状、体征、检查结果等，不能拘泥于脉诊。

三、病脉

1. 脉率异常

【原文】

9410 人一呼脉一动，一吸脉一动，曰少气[1]。人一呼脉三动，一吸脉三动而躁。（《素问·平人气象论》）

【注释】

[1] 少气：张介宾曰："脉为血气之道路，而脉之运行在乎气，若一呼一吸各一动，则一息二至。减于常人之半，以正气衰竭也，故曰少气。"

【译文】

人一呼，脉一次搏动；一吸，脉也一次搏动，这是气虚的现象。若人一呼，脉有三次搏动，一吸，脉也有三次搏动并且躁急。

【原文】

9411 数则烦心[1]。（《素问·脉要精微论》）

【注释】

[1] 数则烦心：脉数为热，热则心烦不安。

【译文】

脉数说明心里烦热。

2. 脉律、脉形、脉势异常

【原文】

9412 上盛则气急，下盛则气胀[1]，代则气衰[2]，细则气少，涩则心痛[3]。浑浑革至如涌泉[4]，病进而色弊。（《素问·脉要精

微论》)

【注释】

[1]上盛则气高,下盛则气胀:上指寸口脉的近腕部,下指寸口脉的远腕部。张介宾曰:"上盛者,邪壅于上也;气高者,喘满之谓。下盛者,邪滞于下,故腹为胀满。"

[2]代则气衰:脉来缓弱而有规则的间歇,主脏气衰弱。代,此指代脉。

[3]涩则心痛:指脉往来涩滞,主气滞血瘀,故现心痛之症。

[4]浑浑革至如涌泉:谓脉来滚滚而急,如泉水急促上涌,盛于指下。"浑浑"同"滚滚",水流盛大貌。革,急也。《脉经》《千金》"革"下并重"革"字,"至"字属下读。当从。

【译文】

若见上部脉盛,是病气塞于胸;若见下部脉盛,是病气胀于腹;代脉是病气衰;细脉是病气少;涩脉是病气痛;脉来刚硬过甚,势如涌泉,这是病情加重,到了危险地步。

【原文】

9413 长则气治[1],短则气病[2]……大[3]则病进。(《素问·脉要精微论》)

【注释】

[1]长则气治:长,指脉体长过本位。气治,指气血平和无病。

[2]短则气病:短,指脉体短,不及本位。气病,指气血不足之病。

[3]大:指大脉,其象满指而大,为邪气有余之象,故表示病情将进一步发展。

【译文】

脉长说明气机顺达;脉短说明气分有病……脉大是表示病情加重。

【按语】

脉是气血流通藏聚之处,脉象的变化可反映气血的变化。选文举例论述了迟、数、上、下、代、细、涩、浑浑革至、长、短、大等脉象及其主病。不仅论述了脉象及主病,更是说明脉诊的应用要领,对脉诊的应用起到了提纲挈领的作用。在脉诊时,医生要注意脉动频率的异常,如"一呼脉一动";要注意脉动节律的异常，如"代则气衰"；要注意脉形、脉势的异常，如上、下、长、短等脉象是脉位的异常，浑浑、大脉是脉势的异常，细脉是脉体的狭窄，涩脉是脉中气血运行的流利程度不足。

3.五脏平脉、病脉、死脉

【原文】

9414 春胃微弦曰平[1]，弦多胃少曰肝病，但弦无胃曰死[2]。胃而有毛曰秋病，毛甚曰今病[3]。脏真散于肝[4]，肝脏筋膜之气也。

夏胃微钩[5]曰平，钩多胃少曰心病，但钩无胃曰死，胃而有石曰冬病，石甚曰今病。脏真通于心，心藏血脉之气也。

长夏胃微耎弱[6]曰平，弱多胃少曰脾病，但代[7]无胃曰死，耎弱有石曰冬病，弱甚曰今病[8]。脏真濡于脾，脾藏肌肉之气也。

秋胃微毛[9]曰平，毛多胃少曰肺病，但毛无胃曰死，毛而有弦曰春病，弦甚曰今病。脏真高于肺，以行营卫阴阳也。

冬胃微石曰[10]平，石多胃少曰肾病，但石无胃曰死，石而有钩曰夏病，钩甚曰今病。脏真下于肾，肾藏骨髓之气也。(《素问·平人气象论》)

【注释】

[1]春胃微弦曰平：春季有胃气的正常脉象是微微似弦。吴崑曰："弦，脉引而长，若琴弦也。胃，冲和之名。春脉宜弦，必于冲和之中微带弦，是曰平调之脉。"下文"夏胃微钩"等，义皆仿此。

[2]弦多胃少曰肝病，但弦无胃曰死：吴崑曰："弦多胃少，是肝木偏胜而失其冲和之气，故为肝病。但有弦急之脉，更无冲和之气，是失其生道，故死。"下文"钩多胃少""但钩无胃"等，义皆仿此。

[3]胃而有毛曰秋病，毛甚曰今病：张介宾曰："毛为秋脉属金，春时得之，是谓贼邪，以胃气尚存，故至秋而后病。春脉毛甚，则木被金伤，故不必至秋，今即病矣。"

[4]脏真散于肝：春时肝木用事，故五脏之真气皆散于肝。脏真，指五脏所藏之真气。散，以应肝气疏散之性。高世栻曰："盖肝主疏泄，故曰散。

心主血脉，故曰通。脾主灌溉，故曰濡。肺位居上，故曰高。肾为水脏，故曰下也。"

［5］钩：夏季主脉，即洪大脉，如钩端微曲之象。张琦曰："钩即洪也，浮盛隆起，中虚而圆滑，故曰钩。"

［6］奭弱：指柔和而不劲急之脉象，为脾主之脉。奭，同"软"。吴崑曰："奭，软同。奭弱脾之脉也。长夏属土，脉宜奭弱，必于冲和胃气之中微带奭弱，谓之平调之脉。"

［7］代：弱极之脉。高世栻曰："代，奭弱之极也。奭弱极而无胃气，则曰死脉。"一说更之义。张介宾曰："代，更代也。脾主四季，脉当随时而更，然必欲兼和奭，方得脾脉之平。若四季相代，而但弦但钩但毛但石，是但代无胃，见真脏也，故曰死。"可参。

［8］奭弱有石曰冬病，弱甚曰今病：张介宾曰："石为冬脉属水，长夏阳气正盛而见沉石之脉，以火土气衰，而水反乘也，故至冬而病。弱，当作石。长夏石甚者，火土大衰，故不必至冬，今即病矣。"弱甚，《甲乙经》《千金》均作"石甚"。

［9］微毛：秋季主脉，微微似浮脉，即脉来轻虚以浮，有如按在毛上之感。

［10］微石：冬季主脉，脉来沉而微实，如石沉水中。

【译文】

春时的脉象，弦中带有冲和的胃气，叫作平脉，如果弦多而冲和的胃气少，就是肝病；假如但见弦脉而无冲和的胃气，就要死亡；若虽有胃气，而兼见毛脉，这是春见毛脉，预测延至秋天就要生病的；倘若毛脉太甚，就会立即生病。春天是脏真之气散发于肝，肝脏是藏筋膜之气的。

夏时的脉象，洪中带有冲和的胃气，叫作平脉，如果洪多而冲和的胃气少，就是心脏有病；假如但见钩脉而无冲和的胃气，就要死亡；若虽有胃气，而兼见石脉，这是夏见冬脉，预测延至冬天就要生病的；倘若石脉太甚，就会立即生病的，夏天是脏真之气通于心，心是藏血脉之气的。

长夏的脉象，微软弱而有冲和的胃气，叫作平脉，如果弱多而冲和的胃气少，就是脾脏有病；假如但见弱脉而无冲和的胃气，就要死亡；若软弱脉中，兼见石脉，预测到了冬天就要生病；倘若软弱太甚，就会立即生病。长夏的脏真之气濡润于脾，脾脏是主肌肉之气的。

秋时的脉象，微轻浮而有冲和之象的，叫作平脉，如果轻浮多而冲和的胃气少，就主肺脏有病；假如但见毛脉而无胃气，就要死亡；若毛脉中兼见弦脉，预测延至春天就要生病；倘若弦极了，就会立即生病。秋时脏真之气高藏于肺，肺脏是主藏皮毛之气的。

冬时的脉象，沉而有冲和之象的，叫作平脉，如果沉多而冲和的胃气少，就主肾脏有病；假如但见石脉而无胃气，就要死亡；若沉石脉中兼见钩象，预测延至夏天就要生病；倘若钩脉太甚了，就会立即生病。冬时脏真之气下藏于肾，肾脏是主藏骨髓之气的。

【原文】

9415 夫平心脉来，累累如连珠，如循琅玕[1]，曰心平。夏以胃气为本[2]。病心脉来，喘喘连属，其中微曲[3]，曰心病。死心脉来，前曲后居，如操带钩[4]，曰心死。

平肺脉来，厌厌聂聂，如落榆荚[5]，曰肺平。秋以胃气为本。病肺脉来，不上不下，如循鸡羽[6]，曰肺病。死肺脉来，如物之浮，如风吹毛[7]，曰肺死。

平肝脉来，软弱招招，如揭长竿末梢[8]，曰肝平。春以胃气为本。病肝脉来，盈实而滑，如循长竿[9]，曰肝病。死肝脉来，急益劲如新张弓弦[10]，曰肝死。

平脾脉来，和柔相离，如鸡践地[11]，曰脾平。长夏以胃气为本。病脾病来，实而盈数，如鸡举足[12]，曰脾病。死脾脉来，锐坚如鸟之喙，如鸟之距，如屋之漏，如水之流[13]，曰脾死。

平肾脉来，喘喘累累如钩[14]，按之而坚，曰肾平。冬以胃气为本。病肾脉来，如引葛[15]，按之益坚，曰肾病。死肾脉来，发如夺索，辟辟如弹石[16]，曰肾死。（《素问·平人气象论》）

【注释】

[1] 如循琅玕：形容脉来如玉石之圆润而柔滑。琅玕，玉之似珠者。张介宾曰："脉来中手如连珠，如琅玕者，言其盛满滑利，即微钩之义也，是谓

心之平脉。"

[2]夏以胃气为本：谓心脉旺于夏，然须有冲和之胃气，不得太过。

[3]喘喘连属，其中微曲：形容脉来急促相连，数至之中有一至似低陷而不应指。喘喘，连动的意思。吴崑曰："喘喘连属，言脉来如喘人之息，急促之状也。其中微曲，则不能如循琅玕之滑利矣。是冲和之气，为心病也。"

[4]前曲后居，如操带钩：吴崑曰："脉之前至者，曲而不伸，后至者倨而不动，是洪大而不滑利状，如指下操持带革之钩，无复冲和胃气，是心死也。"又，张介宾曰："前曲者，谓轻取则坚强不柔；后居者，谓重牢实而不动。"

[5]平肺脉来，厌厌聂聂，如落榆荚：形容脉来轻虚而浮的形象。吴崑曰："翩翩之状，浮薄而流利也。肺主秋，脉来亦以冲和胃气为本，不得过于浮毛也。"张介宾曰："如落榆荚，轻浮和缓貌，即微毛之义也。是为肺之平脉。

[6]不上不下，如循鸡羽：张志聪曰："不上不下，往来涩滞也。如循鸡羽，较之榆荚，更属轻虚。"

[7]如物之浮，如风吹毛：张介宾曰："如物之浮，空虚无根也。如风吹毛，散乱无绪也。"

[8]耎弱招招，如揭长竿末梢：形容脉来如举长杆末梢，柔软而长的意思。张介宾曰："揭，高举也。高揭长竿，梢必耎弱，即和缓弦长之义。是为肝之平脉。"

[9]盈实而滑，如循长竿：形容脉来充实硬满而滑利。马莳曰："盈实而滑，似有坚意，而长竿非循末梢，则弦而不和。"

[10]死肝脉来，急益劲，如新张弓弦：张介宾曰："劲，强急也。如新张弓弦，弦之甚也。亦但弦无胃之义，故曰肝死。"

[11]和柔相离，如鸡践地：形容脉和缓从容而稳当脉率分明。和柔，雍容和缓。相离，节律分明。

[12]实而盈数，如鸡举足：张介宾曰："实而盈数，强急不和也。如鸡举足，轻疾不缓也。"

[13]锐坚如乌之喙，如鸟之距，如屋之满，如水之流：乌，即乌鸦。喙，鸟嘴。距，鸡爪后方所生之尖突。王冰曰："乌喙鸟距，言锐坚也。水流

屋漏，言其至也。"张介宾曰："如屋之漏，点滴无伦也。如水之流，去而不返也。是皆脾气绝而怪脉见，亦但代无胃之义，故曰脾死。"

[14]平肾脉来，喘喘累累如钩：张介宾曰："喘喘累累如心之钩，阴中藏阳，而得微石之义，是为肾之平脉。"喘喘累累，形容脉象圆滑连贯。

[15]引葛：张介宾曰："脉如引葛，坚搏牵连也。按之益坚，石甚不和也。亦石多胃少之义，故曰肾病。"

[16]发如夺索，辟辟如弹石：形容脉来急促而又坚硬，如以指弹石。夺索，争夺绳索。弹石，以指弹石，坚硬击指。吴崑曰："夺索，两人争夺其索，引长而坚劲也。辟辟如弹石，石之至也，更无冲和胃气，是其死征也。"

【译文】

心脉来时，像一颗颗珠子，连续不断地流转，如抚摩琅玕的圆滑，这是平脉，夏时是以胃气为本的。如果心脏有了病，脉就显出非常急数，带有微曲之象，这是病脉。如果脉来前曲后居，如执带钩一样，全无和缓之意，这是死脉。

肺脉来时，轻浮虚软，像吹榆叶一祥，这是平脉，秋季是以胃气为本。如果脉来上下，如抚摩鸡的羽毛一样，毛中含有坚劲之意，这是病脉。如果脉来如草浮在水上，如风吹毛动，像这样的轻浮，就是死脉。

肝脉来时，像举着竿子，那竿子末梢显得长软，这是平脉，春季是以胃气为本。如果脉来满指滑实，像抚摩长竿一样，这是病脉。如果脉来急而有劲，像新张弓弦似的，这是死脉。

脾脉来时，和柔相附有神，像鸡爪落地一样，是缓缓地，这是平脉，长夏季节是以胃气为本的。如果脉来充实而数，像鸡的往来急走，就是病脉。如果脉来如雀啄、如鸟跳跃之数，如屋漏水一样地点滴无伦，如水流之速，这是死脉。

肾脉来时，连绵小坚圆滑，按之其坚如石，这是平脉，冬时是以胃气为本的。如果脉来形如牵引葛藤，按之更坚，这是病脉。如果脉来像解索一般，数而散乱，又像弹石一样，促而坚硬，这是死脉。

【按语】

1. 关于五脏平病死脉的认识

五脏的平脉、病脉、死脉，反映了气血的盛衰变化，其根源于脏腑，而脏腑盛衰变化依赖胃气的盛衰变化，即脉以胃气为本。《素问·玉机真脏论》云："五脏者，皆禀气于胃。胃者，脏之本也。""脏气者，不能自至于手太阴，必因于胃气，乃至于手太阴也。"五脏在各自相应的时令，得到时令之气的相助，脏真之气就会集中于某脏，脏真之气必须依赖胃气才能行于经脉之中，如春季"脏真散于肝"。胃气败绝，则脏真之气失于胃气的承载涵养，脏真之气就会暴露而名为"真脏脉"。胃气衰竭之时，春季的肝脏之气会从手太阴气口部位而表现出来，即：但弦无胃之真脏脉。

2. 关于四时五脏脉象的认识

人的经脉气血活动受四季气候的影响，五脏脉动会呈现出不同的变化，同时掌握脉象是一件难事。《脉经·序》云："脉理精微，其体难辨……在心易了，指下难明"。《黄帝内经》对于不易体会和掌握的脉象，运用取象比类的方法形象、具体地描述，如《素问·平人气象论》通过"累累如连珠""如揭长竿末梢"等日常接触的事物对四季五脏之平脉、病脉、死脉的不同脉象进行生动形象且细致的描述，对后世脉学的发展有很大的影响。后世的脉学著作中仍然用此法探讨脉象，如涩脉，有"如雨沾沙""病蚕食叶""轻刀刮竹"之描述。

第五节　按　诊

一、按尺肤

1. 部位

【原文】

9501 尺内两旁[1]，则季胁[2]也，尺外以候肾，尺里以候腹[3]。

中附上^[4]，左^[5]外以候肝，内以候膈，右^[5]外以候胃，内以候脾。上附上^[4]，右外以候肺，内以候胸中，左外以候心，内以候膻中。前以候前，后以候后^[6]。上竟上者^[7]，胸喉中事也。下竟下者^[7]，少腹腰股膝胫足中事也。（《素问·脉要精微论》）

【注释】

［1］尺内两旁：尺内，即前臂内侧由肘至腕的皮肤。

［2］季胁：又名季肋、软肋。相当于侧胸第十一、第十二软骨部分。

［3］尺外以候肾，尺里以候腹：尺泽部外侧为尺外，尺泽部中间为尺里，即小指侧为尺里，拇指侧为尺外。尺外和尺里分别诊察肾和腹部。下文凡言内外均仿此。

［4］中附上、上附上；从尺泽至鱼际，分为三段，中即中段，上即上段，上文尺外、尺里为下段。

［5］左、右：指左右手。下文仿此。

［6］前以候前，后以候后：谓尺肤部的前面，即臂内阴经之分，候胸腹部的病；尺肤部的后面，即臂后阳经之分，候背部的病。

［7］上竟上、下竟下：上竟上，上段之尽端，即鱼际部。下竟下，下段之尽端，即尽于尺部。竟，尽头之意。

【译文】

尺部的脉两旁是候季胁的。轻按尺部可以候背，重按可以候腹。就尺的中部说，轻按其左，可以候肝，重按可以候膈；轻按其右，可以候胃，重按可以候脾。就尺的上部说，轻按其右，可以候肺，重按可以候胸中；轻按其左，可以候心，重按可以候膻中。从臂内阴经之分，可以候肢，从臂外阳经之分，可以候背。上段之尽端，是候头项胸喉部疾病的，下段之尽端，是候少腹腰股膝胫足中部疾病的。

2. 诊病

【原文】

9502 尺涩脉滑谓之多汗^[1]，尺寒脉细谓之后泄^[2]，脉尺粗常热者谓之热中^[3]。（《素问·平人气象论》）

【注释】

[1] 尺涩脉滑，谓之多汗：脉滑则阳热有余，尺肤涩则阴液不足，正是汗多伤津液之症。《阴阳别论》云："阳加于阴谓之汗"，即此义。

[2] 尺寒脉细，谓之后泄：脉细为气虚，尺肤寒则阳衰，脾肾阳气不足，多见腹泻之症。后泄，指大便泄泻。

[3] 脉尺粗常热者，谓之热中：高世栻曰："脉粗肤热，则阳气有余，故谓之热中。"热中，内热也。

【译文】

尺肤涩、脉来滑，主多汗。尺肤寒、脉来细，主大便泄泻。尺肤粗，脉气常显热者，主热在里。

【按语】

尺肤，是指从腕至肘的前臂内侧皮肤，尺肤诊察，是指察看尺肤皮肉的滑涩、坚脆、寒热，来诊断表里、虚实、寒热及病变部位。

临床应用中，寸口取脉与尺肤诊察常联合运用，如《素问·平人气象论》云："尺涩脉滑谓之多汗"，通过尺肤诊察来判断津液的盈亏情况，是目前在临床上应用较多的方法。

二、按虚里

1. 生理

【原文】

9503 胃之大络，名曰虚里[1]，贯膈络肺，出于左乳下，其动应衣，脉宗气也[2]。（《素问·平人气象论》）

【注释】

[1] 虚里：在左乳下乳根穴处，为心尖搏动之处，为足阳明胃经大络。

[2] 其动应衣，脉宗气也：张志聪曰："此言五脏之脉，资生于胃，而胃气之通于五脏者，乃宗气也。宗气者，胃府水谷之所生，积于胸中，上出喉咙，以司呼吸，行于十二经隧之中，为脏腑经脉之宗，故曰宗气。"衣，《甲乙

经》作"手"，可从。脉，动词，诊察之义。

【译文】

胃经的大络，叫作虚里。其络出于左乳下，贯膈而上络于肺，其脉搏动应手，这是脉的宗气。

2. 病理

【原文】

9504 盛喘数绝者，则病在中[1]。结而横，有积矣[2]。绝不至，曰死[3]。乳之下其动应衣，宗气泄也[4]。(《素问·平人气象论》)

【注释】

[1] 盛喘数绝者，则病在中：张介宾曰："若虚里动甚而如喘，或数急而兼断绝者，由中气不守而然，故曰病在中。"

[2] 结而横，有积矣：吴崑曰："横，横格于指下也。言虚里之脉结而横，是胃中有积。"结而横，指脉盛有力，横挺指下，时而一止。

[3] 绝不至，曰死：宗气绝，故死。马莳曰："绝而不至，则胃气已绝，所以为之曰死。"

[4] 宗气泄也：吴崑曰："宗气宜藏不宜泄，乳下虚里之脉，其动应衣，是宗气失藏而外泄也。"

【译文】

倘若跳动极剧，并且极快，这是病在膻中的征候；若见跳动时止，位置横移的，主病有积块；倘脉绝不至，就要死亡。如果虚里跳动甚剧而外见于衣，这是宗气失藏而外泄的现象。

【按语】

1. 关于虚里诊法

虚里，是左乳下形成心尖搏动区，为胃之大络，贯膈络肺，会聚水谷之气与自然清气，故诊察虚里可知宗气盛衰存亡。关于虚里的名义来源，杨上善曰："虚里，城邑居处也，此胃大络，乃是五脏六腑所禀居处，故曰虚里。"

2. 虚里诊法的临床应用

由于虚里所处的特殊位置，虚里诊病情况，后世多用于儿科，或暴厥、虚脱等脉伏不见之证，可协助诊断。尽管目前中医临床应用上很少提及虚里诊法，但其在临床上的价值不能忽视。

<h1 style="text-align:center">第六节　生死决诊</h1>

一、原理

【原文】

9601 **得神者昌，失神者亡**[1]。（《素问·移精变气论》）

【注释】

[1] 得神者昌，失神者亡：面色光泽，脉息和平，是谓"得神"；形羸色败，脉逆四时，是谓"失神"。得失之间，生死系焉。

【译文】

如果病人面色光华，脉息和平，这叫得神，预后良好。否则，面色无华，脉逆四时，这叫失神，预后不良。

【按语】

神是人体生命活动的总称，神的盛衰与人体脏腑精气盛衰密切相关，因此临床中可根据神的有无，关系疾病的发展及预后。得神者，神志清晰，表情自然，反应灵敏，肌肉不削，面色荣润含蓄，两目明亮有神，患病后预后较好；失神者，精神萎靡，意识模糊，反应迟钝，形体羸瘦，面色晦暗暴露，两目晦暗无神，患病后预后较差。

同时，还注意假神的存在，即久病重病之人，精气本已极度衰竭，但突然出现看似是暂时好转的虚假表现，是临终前的征兆。假神者，神志似清，但烦躁不安，欲活动，但不能自转，面似有华，但泛红如妆，目似有光，但虚浮暴露。

【原文】

9602 **人以水谷为本，故人绝水谷则死，脉无胃气亦死，所谓无**

胃气者，但得真脏脉^[1]不得胃气也。（《素问·平人气象论》）

【注释】

［1］真脏脉：是脉无胃气而真脏之气独见的脉象，如但弦无胃等之类。

【译文】

人的生命以水谷为本，所以断绝了水谷，就要死亡。脉没有胃气，也是要死亡的。什么是无胃气，就是仅见真脏脉。

【原文】

9603 所谓脉不得胃气者，肝不弦，肾不石^[1]也。（《素问·平人气象论》）

【注释】

［1］肝不弦，肾不石：张介宾曰："但弦、但石虽为真脏，若肝无气则不弦，肾无气则不石。亦由五脏不得胃气而然，与真脏无胃气者等。"

【译文】

而没有冲和胃气的脉，这样，肝就不能叫弦脉，肾就不能叫石脉了。

【按语】

1. 胃气为脉之本

"胃气"与人的生命息息相关，不仅指其本身的受纳腐熟功能，而且还包括了脾胃功能在整个机体生命活动中的作用，以及其运化的水谷之气充养全身的生理表现。《黄帝内经》中对于有胃气之脉象有所描述：《素问·玉机真脏论》云："脉弱以滑，是有胃气。"《灵枢·终始》云："邪气来也紧而疾，谷气来也徐而和。"因而，凡脉来柔和有力，来去节律规整分明，蕴含生生之机，便是有胃气之脉。

2. 真脏脉的形成机理

真脏脉即无胃气之脉。也是《素问·平人气象论》中论四季五脏的死脉。五脏之真气依靠胃气的充养，也需要胃气的运载才能至手太阴肺，进而布散周身，如"春胃微弦曰平"，其中"胃"是指携带肝脏之真气的胃气，因值春季，故脉呈"微弦"。若肝脏病重，肝脏之真气则不能与之俱来，此即《素问·平人气象论》"所谓不得胃气者，肝不弦"高世栻曰："至春而肝不微弦，至冬而肾不微石也。"

【原文】

9604 阴阳有时，与脉为期，期而相失，知脉所分。分之有期，故知死时。微妙在脉，不可不察，察之有纪，从阴阳始，始之有经，从五行生，生之有度，四时为宜。补泻勿失，与天地如一，得一之情[1]，以知死生。(《素问·脉要精微论》)

【注释】

[1] 得一之情：即掌握人与天地如一之理。

【译文】

阴阳的升降，是有一定时间性的，它与脉象的变化相一致。假如脉象和四季不相适应，就可从脉象里知道病是属于何脏，再根据脏气的盛衰，就可以推究出病人的死期。这里的微妙都在脉象上，不可不细心地体察，而体察是有一定要领的，必须从阴阳开始。阴阳亦有端绪，它是借着五行产生的，而它的产生又是按一定的法则，即以四季的变化为其规律。看病时就要遵循着这个规律而不能偏离，将脉象与天地阴阳的变化联系起来考虑。如果真正掌握了这种联系起来看问题的诀窍，就可以预知死生了。

【原文】

9605 脉从四时，谓之可治……脉逆四时[1]，为不可治。(《素问·玉机真脏论》)

【注释】

[1] 脉从四时：王冰曰："脉春弦、夏钩、秋浮、冬营，谓顺四时。从，顺也。"

【译文】

脉象和四季相适应，是可治之证……如果脉象和四季不相适应，那就是不可治之证了。

【原文】

9606 脉有逆从四时，未有藏形[1]，春夏而脉瘦[2]，秋冬而脉浮大，命曰逆四时也。风热而脉静，泄而脱血脉实，病在中脉虚，病在外脉涩坚者，皆难治[3]，命曰反四时也[4]。(《素问·平人气象论》)

【注释】

［1］未有脏形：指未有本脏脉所应时出现的正常脉形。马莳曰："逆四时者，未有正脏之脉相形，而它脏之脉反见。"

［2］脉瘦：王冰曰："脉瘦，谓沉细也。"《素问·玉机真脏论》"瘦"作"沉涩"。

［3］风热而脉静……皆难治：吴崑曰："风热之病，脉宜躁而反静。泄而脱血，脉宜虚而反实。病在中，脉宜实而反虚。病在外，脉宜浮滑而反涩坚，皆为难治。"

［4］命曰反四时也：《新校正》云："详'命曰反四时也'此六字，应古错简，当去。"可参。

【译文】

脉有逆四季的，就是当其时不出现正脏脉形，却反见它脏的脉，如春夏的脉反见瘦小，秋冬的脉反见浮大，这就叫作逆四时。风热的脉应该躁，反见沉静；泄泻脱血的病，脉应该虚，反见实脉；病在内的，脉应实而反见虚；病在外的，脉应浮滑，反见涩坚，这样，病全难治，是因为违反了正常。

【按语】

诊脉时，尤其要注意诊察其脉的逆从阴阳。首先是脉象与四季阴阳的逆从。随天地阴阳的消长，正常脉象会有四季不同的变化，反之，则病情严重，预后不良。其次是脉象与证候阴阳的逆从。脉象与证候的病性（表里、寒热、虚实等）一致为从，则预后较好；脉象与证候的病性相反为逆，预后不佳，如"风热而脉静，泄而脱血脉实"。

二、生死

【原文】

9607 人一呼脉四动以上曰死，脉绝不至曰死，乍疏乍数曰死[1]。（《素问·平人气象论》）

【注释】

［1］人一呼脉四动以上曰死，脉绝不全曰死，乍疏乍数曰死：高世栻曰：

"人一呼脉四动以上，则太过之极。脉绝不至，则不及之极。乍疏乍数，则错乱之极。故皆曰死。"

【译文】

若人一呼，脉的搏动在四次以上的必死。脉搏中断不复至的必死。脉搏忽慢忽快的也是死脉。

【原文】

9608 绵绵其去如弦绝，死。(《素问·脉要精微论》)

【译文】

若脉来似有似无，其去如弓弦断绝，那是必死的。

【按语】

数脉之极者，一呼四动以上，是阴精衰竭，阳极欲脱。脉搏节律变化亦主病，如脉律极不规整而"乍疏乍数"者，或脉律似有似无而"去如弦绝"者，是阴阳俱衰竭而败乱无主，亦主死。

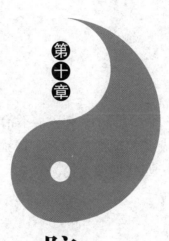

第十章

防治原则

第一节 治未病

一、早期治疗

【原文】

10101 是故圣人不治已病治未病，不治已乱治未乱，此之谓也。夫病已成而后药之，乱已成而后治之，譬犹渴而穿井，斗而铸锥[1]，不亦晚乎。(《素问·四气调神大论》)

【注释】

[1] 锥:《太素》作"兵"。指兵器、武器。

【译文】

所以圣人不治已经发生的病而讲究治未发生的病，不等到乱事已经发生再去治理，而注重在未乱之前。假如病形成以后再去治疗，乱事形成以后再去平治，这就好像临渴才去掘井，临战才去铸造兵器，那不是太晚了吗?

【原文】

10102 故邪风[1]之至，疾如风雨，故善治者治皮毛，其次治肌肤，其次治筋脉，其次治六腑，其次治五脏。治五脏者，半死半生[2]也。(《素问·阴阳应象大论》)

【注释】

[1] 邪风:泛指外界致病因素。

[2] 半死半生:指病势沉重、生命垂危的阶段。

【译文】

外界邪气的伤人速度有如暴风骤雨。善于治病的医生，在病邪刚侵入到皮毛时，就给以治疗;医术较差的，在病邪侵入到肌肤时，才治疗;更差的，在病邪侵入到筋脉时才治疗;最差的，在病邪侵入到五脏时治疗。如果病邪已经侵入到五脏，那么治愈的希望只有一半了。

【原文】

10103 上工，刺其未生者也。其次，刺其未盛者也。其次，刺其已衰者也。下工，刺其方袭者也，与其形之盛者也，与其病之与脉相逆者也。故曰：方其盛也，勿敢毁伤[1]，刺其已衰，事必大昌[2]。故曰：上工治未病，不治已病。此之谓也。(《灵枢·逆顺》)

【注释】

[1]方其盛也，勿敢毁伤：指邪正斗争激烈，病势盛，不或针刺，刺则毁伤正气。

[2]刺其已衰，事必大昌：邪气稍退，病势稍衰，正气待复时针刺，因势利导，乘势驱邪，治疗必然会成功。

【译文】

高明的医工，在疾病尚未表现于外时就给予针治，其次，在病势尚未大盛时就给予针治，再其次，在病势已经衰退时给予针治：不高明的医工，在症状叠发时才予以针治，或是在病势正盛时予以针治，或是在病的外部表现与脉象相反时予以针治。所以，古医经上说：病势正盛的时候，不可施以针刺；等到病势已经衰退，再予针治，一定会有很好的疗效。所以古医经还说：高明的医工，在疾病尚未表现于外时就予以治疗，而不是等疾病表露于外才予治疗。正是说的这个意思。

【按语】

《内经》十分强调疾病的早期诊断治疗，以及早期预防的重要性。在疾病早期或发病时治疗，可以收到更好的治疗效果，而如果发病了或久病后再治疗，就会因疾病病机复杂使治疗难度加大。"治未病"主要包括未病先防和已病防变两个方面。其中，未病先防是指在疾病发生之前，做好各种预防措施，防止疾病的发生，已达到延年益寿的目的。要做到早防早治，就需要通过四诊合参，达到见微知过，发现疾病的蛛丝马迹，及时根据病情施治而不使疾病进一步发展、恶化，达到救其萌芽的上工水平。

二、控制传变

【原文】

10104 皮者脉之部也，邪客于皮则腠理开，开则邪入客于络脉，络脉满则注于经脉，经脉满则入舍于腑脏也，故皮者有分部，不与[1]而生大病也。(《素问·皮部论》)

【注释】

[1] 不与:《甲乙经》作"不愈"。

【译文】

皮肤是络脉分属的部位，邪气侵入于皮肤则腠理开泄，腠理开泄则邪气侵入于络脉；络脉的邪气盛，就会贯注于经脉；经脉的邪气满盛则进而留于腑脏。所以说皮肤有十二经脉分属的部位，在络浅病轻的时候，不及时治疗，就会发展为大病。

【按语】

既病防变是《内经》"治未病"思想的一个方面，是指疾病已经发生，则争取早期诊断、早期治疗，来防止疾病进一步加重。《内经》认为邪气侵入人体内有一定的规律可循，外邪多由表入里、由浅入深，五脏病气则多以生克的顺序传变。因此治疗应及早动手，迅速治愈邪仅在皮毛的"极微极精"之病，或及时阻断脏腑间的传变。

第二节　三因制宜

一、因时制宜

【原文】

10201 春夏秋冬，各有所刺[1]，法[2]其所在。(《素问·诊要经

络论》)

【注释】

[1] 所刺：指刺散俞、络俞、皮肤、俞窍。

[2] 法：是指四时刺法。

【译文】

春夏秋冬各有相应的刺法，而四时的针刺也有相应的部位。

【原文】

10202 春取络脉诸荥大经分肉之间，甚者深取之，间[1]者浅取之。夏取诸俞孙络[2]肌肉皮肤之上。秋取诸合[3]，余如春法。冬取诸井诸俞之分，欲深而留之。此四时之序，气之所处[4]，病之所舍，脏之所宜[5]。(《灵枢·本腧》)

【注释】

[1] 间：与"甚"相对而言，指轻病。

[2] 孙络：孙有细小之意，络有网络之意，孙络是最细小的支络。

[3] 诸合：各经的合穴。

[4] 气之所处：经脉气血所存部位。

[5] 脏之所宜：脏腑病变时针刺取穴所适宜部位。

【译文】

春天有病，应取络穴、荥穴与经脉分肉之间，病重的取深些，病轻的取浅些；夏天有病，应取输穴、孙络，孙络在肌肉皮肤之上；秋天有病，除取各穴之外，其余参照春季的刺法；冬天有病，应取井穴或输穴，要深刺和留针。这是根据四时气候的顺序，血气运行的深浅，病邪逗留的部位以及时令、经络皮肉等与五脏相应的关系，从而决定的四时刺法。

【原文】

10203 是以天[1]寒无刺，天[2]温无疑[3]。月生无泻，月满无补，月郭空无治，是谓得时而调之。因天之序，盛虚之时，移光定位[4]，正立而待之。(《素问·八正神明论》)

【注释】

[1] 天：《甲乙经》作"大"。

［2］天：《甲乙经》作"大"。

［3］疑：《甲乙经》作"凝"。

［4］移光定位：用针当随日的长短，而定其气之所在。"光"，日光。"位"，气之所在。

【译文】

所以说气候太寒了不要行针刺；气候暖了，不要错过针刺的时机；月初生的时候，不要用泻法；月正圆的时候，不要用补法；月黑无光的时候，就干脆不要进行治疗；这就叫作能够顺应天时而调养气血。按照天时推移的次序，结合人生血气的盛衰，来确定气的所在，并聚精会神的等待治疗的最好时机。

【原文】

10204 刺散俞[1]，及与分理[2]，出血而止，甚者传气，间者环[3]也。夏刺络俞[4]，见血[5]而止，尽气闭环[6]，痛病必下[7]。秋刺皮肤，循理[8]，上下同法[9]，神变[10]而止。冬刺俞窍[11]于分理，甚者直下，间者散下。春夏秋冬，各有所刺，法其所在。（《素问·诊要经络论》）

【注释】

［1］散俞：散在各经的一般经穴。

［2］分理：即肌肉的内层。

［3］环：有"旋"的意思。

［4］络俞：即浅在络脉间的腧穴。

［5］见血：即微见血，是说刺之浅些。

［6］环：比喻孔穴。

［7］下：除去。

［8］循理：用手循按肌肤的纹理，使气血宣散，再行进针。所以春天的刺法，应刺经脉散俞穴，刺到肌肉分理。

［9］上下同法："上下"指浅深。"同法"同春夏见出血而止之法。

［10］神变：神色改变。

［11］俞窍：各经深在的穴位。

【译文】

所以春天的刺法，应刺经脉散腧穴，刺到肌肉分理，一出血就止针。如病较重者，经针刺后，气得流通，病会慢慢痊愈，病轻的，病随即就好了。夏天的刺法，应刺孙络的腧穴，见血就要止针，邪气一去，穴孔闭合起来，痛病也就消除了。秋天的刺法，应刺皮肤，先用手指循按肌肉的纹理，宣散气血，或浅，或深，观察病人的神色，如果变了，就要止针。冬天的刺法，应该深取俞窍，到达分理之间。病情重者，可以深刺直入；较轻者，可以左右上下随宜而刺。总的来说，春夏秋冬各有相应的刺法，而四时的针刺也各有所在的部位。

【按语】

根据时令气候节律特点，来制订适宜的治疗原则，称为"因时制宜"。《素问》中"是以天寒无刺，天温无疑。月生无泻，月满无补，月郭空无治，是谓得时而调之。"体现了因时制宜治疗思想。人生活在自然界中，自然界的变化具有时序性特征，如四季推移、昼夜交替、月相盈亏圆缺等，这些变化影响着人，使人的生命活动具有随时而变的基本特征，从而使其疾病呈现某种时序特征。因此某些疾病的治疗活动，必须顺应时序变化的原则。如针刺治疗，需根据季节的不同决定针刺的深浅和取穴的部位。

二、因地制宜

【原文】

10205 医之治病也，一病而治各不同，皆愈何也……地势[1]使然[2]也。(《素问·异法方宜论》)

【注释】

[1]地势：地面高低起伏的形势。此泛指各地区之间地理有高下燥湿、气候有寒温以及习惯不同等差异。

[2]使然：造成。

【译文】

医生治疗疾病，同一种疾病而治疗方法各不相同，却都可以治愈是什么原因呢？是因为病人所生活的地理坏境不一样而不同。

【原文】

10206 天不足西北，左寒而右凉[1]，地不满东南，右热而左温[2]，其故何也……阴阳之气，高下之理，太少之异也。东南方，阳也，阳者其精降于下，故右热而左温。西北方，阴也。阴者，其精奉于上，故左寒而右凉。是以地有高下，气有温凉，高者气寒，下者气热，故适[3]寒凉者胀，之[4]温热者疮，下之则胀已，汗之则疮已，此腠理开闭之常，太少之异耳。(《素问·五常政大论》)

【注释】

[1] 左寒而右凉："左右"指的是方位。西北的右方是西方，属金，气凉，西北的左方是北方，属水，气寒。

[2] 右热而左温：东南的左方是东方，属木，气温。东南的右方是南方，属火，气热。

[3] 适：往的意思。

[4] 之：与"适"义同。

【译文】

西北多阳气不足，北方寒，西方凉；东南多阴气不足，南方热，东方温，这是什么缘故？天气有阴阳，地势有高下，其中都有太过与不及的差异。东南方属阳，阳气有余，阳精自上而下降，所以南方热而东方温；西北方属阴，阴气有余，阴精自下而上奉，所以西方凉而北方寒。因此地势有高低，气候有温凉，地势高峻气候就寒，地势低下气候就热。往西北寒凉方向去就容易有胀病，往东南温热的地方去就容易有疮疡。患胀满的人，用通利的药可治愈，患疮疡的人，用发汗的药可治愈。这是气候和地理影响人体腠理开闭的一般情况，无非是太过和不及的区别罢了。

【原文】

10207 西北之气，散而寒之，东南之气，收而温之，所谓同病异治[1]也。(《素问·五常政大论》)

【注释】

[1] 同病异治：为病虽然相同，但治法则不同。

【译文】

西北方气候寒冷，应该散其外寒，清其里热；东南方气候温热，应该收敛外泄的阳气，温其内寒。这就是同样的病证，治疗方法不同的道理。

【按语】

治疗疾病，不仅要着眼于疾病本身，还应注意地理环境对人体生理病理的影响，必须结合不同的自然环境及人的个体差异的具体情况，来制定适宜的治疗原则，称为"因地制宜"。《内经》指出的东方"其治宜砭石"，西方"其治宜毒药"，北方"其治宜灸焫"，中央"其治宜导引按跷"，南方"其治宜微针"，均体现因地制宜治疗思想。由于地理有高下寒热的不同，水土的性质各异，因而会引起人体生理、病理和治疗上的不同差异，因地制宜就是考虑这些差异而实施治疗。

三、因人制宜

【原文】

10208 愿闻人之白黑肥瘦小长[1]，各有数[2]乎……年质壮大，血气充盈，肤革坚固，因加以邪，刺此者，深而留之，此肥人也。广肩腋项，肉薄厚皮而黑色，唇临临然[3]，其血黑以浊，其气涩以迟，其为人也，贪于取与，刺此者，深而留之，多益其数也。（《灵枢·逆顺肥瘦》）

【注释】

[1]人之白黑肥瘦少长：杨上善曰："白黑，色异也；肥瘦，形异也；少长，强弱异也。"

[2]数：分别。

[3]临临然：肥厚而大的样子。

【译文】

我希望听听关于人的皮肤黑白、形体胖瘦、体格高低的情况，在针刺时，是否各有不同呢？岐伯说：壮年而体质魁梧的人，血气充足旺盛，皮肤坚密，由于感受病邪而来治，针刺这种人，应该深刺、留针，这是刺肥壮的人的标准。另有一种人，肩腋项都很开阔，肉薄、皮厚、色黑，嘴唇肥厚，血色黑浊，气行涩迟，像这黑色的人，是贪图便宜，又好赠与的。针刺这种人，应该深刺、留针，多增加针刺的次数。

【原文】

10209 胃厚[1]色黑大骨[2]及肥者，皆胜毒[3]；故其瘦而薄胃者，皆不胜毒也。(《灵枢·论痛》)

10210 必先别其三形[4]，血之多少，气之清浊，而后调之，治无失常经。(《灵枢·卫气失常》)

【注释】

[1]胃厚：胃气强。

[2]大骨：骨骼强壮的人。

[3]胜毒：胜，耐受。毒，毒药。即耐受毒药。

[4]三形：肥、膏、肉三种形体肥壮的人。

【译文】

人的体质不同，用药也不同。胃功能强大、皮肤黑、骨骼强壮的人，对药物的耐受力强。相反，形体消瘦而胃功能薄弱的人，对药物耐受力就弱。

必须分清这三种不同类型（肥、膏、肉）的人的气血多少以及气的清浊、然后再进行调治，根据具体情况用常法治疗。

【按语】

不同的患者有其不同的个体特点，根据每个患者的年龄、性别、体质等不同的个体特点来制定适宜的治疗原则，称为"因人制宜"。《灵枢·逆顺肥瘦》云："年质壮大，血气充盈，肤革坚固，因加以邪，刺此者，深而留之，此肥人也"，体现了因人制宜治疗思想。或因年龄、性别不同，则生理功能、病理特点也有差异，治宜区别对待。或因先天禀赋或后天生活环境的不同，个体体质存在差异，一方面不同体质有着不同病邪易感性，另一方面，患病之后，由于机体的与体质差异反应性不同，病证就有寒热虚实之别或"从化"的倾向，因而治法方药也应有所不同。

"因人制宜"这一法则同样体现在针刺治疗中，这是由于针刺的基本作用部位在于经脉气血，而经脉气血的运行又容易受到体质状态、精神因素等的影响。针刺治疗时，可根据体质的差异，来决定针刺的深浅、留针的长短、取穴的多少，根据患者的社会地位，使用不同的针刺方法。

第三节 正治反治

一、基本原则

【原文】

10301 逆者正治，从者反治[1]，从少从多，观其事也。(《素问·至真要大论》)

【注释】

[1] 逆者正治，从者反治：即逆其病象用药，如以寒治热，以热治寒，为通常的治法，谓之正治；顺其病象用药，如以热治热，以寒治寒，谓之反治。

【译文】

即逆其病象用药，如以寒治热，以热治寒，为通常的治法，谓之正治；顺其病象用药，如以热治热，以寒治寒，谓之反治。要顺从哪种症状来治疗，要根据具体病情来判断。

【原文】

10302 谨察阴阳所在而调之，以平为期[1]，正者正治，反者反治[2]。(《素问·至真要大论》)

【注释】

[1] 谨察阴阳所在而调之，以平为期：张介宾曰："阴阳者，脉有阴阳，证有阴阳，气味有阴阳，经络藏象有阴阳，不知阴阳所在，则以反为正，以逆为从，故宜谨察而调之，以平为期，无令过也。"

[2] 正者正治，反者反治：张介宾曰："若阳经阳证而得阳脉，阴经阴证而得阴脉，是为正病，正者正治，谓当以寒治热，以热治寒，治之正也。若阳经阳证而得阴脉，阴经阴证而得阳脉，是为反病，反者反治，谓当以热治热，

以寒治寒，治之反也。"

【译文】

认真诊查疾病阴阳的偏性来调节，以阴平阳秘为标准，同病性表现相同的疾病用正治，反之用反治。

【按语】

《内经》以调节阴阳为治疗总纲，提出治病必求阴阳盛衰之所在而调之，其标准是"以平为期"，此即《素问·阴阳应象大论》所谓"治病必求于本"。《内经》调节阴阳有广义、狭义之分：广义者，即指治则中的调整阴阳，凡病位之表里、病性之寒热、邪正之虚实以及病情之顺逆缓急等，均为阴阳盛衰所致，故解表攻里、祛寒清热、补虚泻实等治法皆属调节阴阳。狭义者，则专指阴精阳气之调节，如滋阴、壮阳等。

二、正治

【原文】

10303 寒者热之，热者寒之[1]，微者逆之，甚者从之[2]，坚者削之，客者除之，劳者温之，结者散之，留者攻之，燥者濡之，急者缓之，散者收之，损者温之，逸者行之，惊者平之，上之下之，摩之浴之[3]，薄之[4]劫之，开之发之，适事为故。(《素问·至真要大论》)

【注释】

[1] 寒者热之，热者寒之：治寒证用温热法，治热证用寒凉法，也就是以热治寒，以寒治热的正治法。

[2] 微者逆之，甚者从之：微甚，指病证而言。微，病证单纯，疾病性质与所表现的病象一致；甚，病证复杂，疾病性质与表现不一致，或有假象。逆从，指治法而言。逆之，逆其病象而治，适用于病证单纯的"微者"；从之，指顺从病象或假象而治，适用于病证复杂的"甚者"。

[3] 摩之浴之：摩，即按摩疗法。浴，即汤洗沐浴等熏洗疗法。

[4] 薄之：吴崑曰："薄之，谓渐磨也。如日月薄蚀，以渐而蚀也。"

【译文】

治寒证用温热法，治热证用寒凉法；病证单纯，疾病性质与所表现的病象一致，可逆其病象而治；病证复杂，疾病性质与表现不一致，可以顺其病象治疗；体内有坚积之病，如瘕块之类，当用削伐法；外邪侵入，用祛除病邪的方法；虚劳类疾病，用温补法；气血郁结或痰浊、邪气内结等当用消散法治疗；对病邪留而不去，如留饮、蓄血、停食等，当用攻下法治疗；对津液耗伤所致的干燥症，当用滋润之法治疗；对拘急痉挛类的病证，当用舒缓法治疗；对精气耗散之病，当用收敛法治疗；对虚损怯弱疾病，当用温养补益法治疗；对于过度安逸导致气血壅滞不畅的疾病，当用行气活血之法；惊悸不安，精神亢奋一类的疾病，当用镇静安神法治疗；病邪在上，当用涌吐法使之上越而出，病邪在下，当用攻下法使之下夺而去；按摩法浸洗和洗浴；开泄法发散法；具体选用何法，皆以适应病情为准。

【原文】

10304 其高者，因而越之[1]；其下者，引而竭之[2]；中满者，泻之于内[3]。(《素问·阴阳应象大论》)

【注释】

[1] 其高者，因而越之：从上部发越邪气，统称"越"，包括涌吐法及其他（如针刺）方法。《灵枢·五邪》云："邪在肺，则皮肤痛，寒热，上气喘，汗出，咳动肩背……取缺盆中以越之。"

[2] 其下者，引而竭之：《内经知要》云："下者，病在下焦。竭者，下也，引其气液就下也，通利二便是也。"

[3] 中满者，泻之于内：中满，指中焦壅满。泻，指消导法。吴崑曰："消其坚满是也。

【译文】

如病在膈上，可用吐法；病在下焦，可用疏导之法；病胸腹胀满的，可用泻下之法。

【按语】

逆疾病病象而治，即所选药物的属性与疾病的性质相反。"逆者正治"，正治法又名"逆治"法。适用于病情轻浅而单纯，疾病性质与所表现的病象相一致的疾病，所谓"微者逆之"。如：寒者热之，热者寒之等。运用时应把握"适事为故"的原则。

三、反治

【原文】

10305 热因寒用，寒因热用[1]，塞因塞用，通因通用[2]，必伏其所主，而先其所因[3]，其始则同，其终则异[4]。(《素问·至真要大论》)

【注释】

[1] 热因寒用，寒因热用：程士德《内经讲义》作"热因热用，寒因寒用"并云："以热药治疗真寒假热证，以寒药治疗真热假寒证。"

[2] 塞因塞用，通因通用：运用补益固涩的方药治疗正虚所致的胀满闭塞的病证，运用通利泻下的方药治疗结实下利病证。

[3] 必伏其所主，而先其所因：治病必须治疗疾病的本质，因而先探求疾病的原因。伏，制伏；主，疾病的本质；因，病因。

[4] 其始则同，其终则异：以热药治病象之热，寒药治病象之寒，开始用药与疾病的病象似乎相同，但其实质的药性与疾病的性质还是相反的。

【译文】

以热药治疗真寒假热证，以寒药治疗真热假寒证，运用补益固涩的方药治疗正虚所致的胀满闭塞的病证，运用通利泻下的方药治疗结实下利病证。治病必须治疗疾病的本质，因而先探求疾病的原因。开始用药与疾病的病象似乎相同，但其实质的药性与疾病的性质还是相反的。

【按语】

顺从疾病病象而治。"从者反治"，反治法又名"从治"法。适用于病情较重而复杂，疾病性质与所表现的病象不一致的疾病，所谓"甚者从之"。如：寒因寒用，热因热用，塞因塞用，通因通用。反治法是顺从病象制定的治法，但从本质上来说，药性与疾病的性质还是相反的，仍是逆其病之本质而治。在运用时应注意"必伏其所主，而先其所因""从多从少，观其事也"，即先求病因，再治其病本，至于用药多少，视病情而定。

第四节 治标治本

一、基本原则

【原文】

10401 凡刺之方，必别阴阳[1]，前后相应[2]，逆从得施[3]，标本相移[4]，故曰有其在标而求之于标，有其在本而求之于本，有其在本而求之于标，有其在标而求之于本。故治有取标而得者，有取本而得者，有逆取而得者，有从取而得者。故知逆与从，正行无问[5]，知标本者，万举万当，不知标本，是谓妄行。(《素问·标本病传论》)

【注释】

[1] 必别阴阳：即必须区别属阴属阳。《类经》云："阴阳二字，所包者广，如经络时令，气血疾病，无所不在。"

[2] 前后相应：前后，指先病与后病。相应，指相互对应联系。

[3] 逆从得施：逆从，指的是逆治与从治；得施，谓施治无失。

[4] 标本相移：先治本病或标病，不能固定不移，需视情况具体而定。

[5] 无问：《素问吴注》作"无间"。

【译文】

大凡针刺的准则，必须辨别阴阳属性，联系其先后病的关系，恰当地运用逆治和从治，灵活的处理治疗中的标本先后关系。所以说有的病在标就要治标，有的病在本就要治本，有的病在本却要治标，有的病在标却要治本。在治疗上有治标而缓解的，有治本而见效的，有逆治而痊愈的，有从治而成功的。所以懂得了逆治而从治的原则，便能进行正确的治疗而不必疑虑，知道了标本之间的轻重缓急，治疗时就能得心应手；如果不知道标本就是盲目行事了。

【原文】

10402 夫阴阳逆从标本之为道也，小而大，言一而知百病之害，少而多，浅而博，可以言一而知百也。以浅而知深，察近而知远，言标与本，易而勿及[1]。治反为逆，治得为从[2]。(《素问·标本病传论》)

【注释】

[1] 言标与本，易而勿及：指标本的道理说起来比较容易理解，但真正熟练掌握却难达到。王冰曰："标本之道，虽易可为言，而世人识见无能及者。"

[2] 治反为逆，治得为从：得，相得、相顺的意思。高士宗曰："不知标本，治之相反，则为逆；识其标本，治之得宜，始为从。"

【译文】

关于阴阳、逆从、标本的道理，看起来很小，而应用价值却很大，所以谈一个阴阳标本逆从的道理，就可以知道许多疾病的利害关系；由少可以推多；执简可以驭繁，所以一句话可以概括许多事物的道理。从浅显入手可以推知深微，观察目前的现象可以了解它的过去和未来。不过，讲标本的道理是容易的，可运用起来就比较难了。迎着病邪而泻的方法就是"逆"治，顺应经气而补的方法就是"从"治。

【按语】

"标本"是相对的概念。"本"义为根本，"标"义同于"末"。《素问·标本病传论》的标本代表病证的先后、主次、病情的轻重缓急，即疾病发生过程中先起作用或先出现者为本，后作用或后出现者为标。"逆从"专指针刺治标本病证的方法。要求医生必须掌握标本逆从的规律，诊治疾病时须做到分清标本，灵活运用逆从治法。

二、标本先后

【原文】

10403 治反为逆，治得[1]为从。先病而后逆[2]者治其本，先逆而后病者治其本，先寒而后生病者治其本，先病而后生寒者治其本，先热[3]而后生病者治其本，先热而后生中满者治其标，先病而后泄者治其本，先泄而后生他病者治其本，必且[4]调之，乃治其他病，先病而后生中满者治其标，先中满而后烦心者治其本。人有客气有同气[5]。小大[6]不利治其标，小大利治其本。病发而有余，本而标之，先治其本，后治其标。病发而不足，标而本之，先治其标，后治其本。(《素问·标本病传论》)

【注释】

[1]得：相得、相顺。

[2]逆：张介宾曰："气血之逆。"《类经》云："有因病而致血气之逆者，有因逆而致变生之病者。"

[3]热：《甲乙经》作"病"。

[4]且：《甲乙经》作"先"。义长。

[5]客气、同气：客气，指新受之邪气。同气，应作"固气"，原本在体内之邪气。先受病而为本，后受病而为标，则客气为标，固气为本。

[6]小大：大小便。

【译文】

与疾病证候表现逆反而治的为逆治，顺从而治的为顺治，先患某病，而后发生气血逆乱，先治其病；先气血逆乱，而后生病的，先调其气血。先有寒而后生病的，先治其寒；先有病而后生寒的，先治其病。先有热而后生病的先治其热；先有热而后生中满腹胀的，应当先治中满腹胀。先有某病而后发生泄泻的，先治其某病；先有泄泻而后发生疾病的，当先治其泄泻，必须把泄泻调治好，然后再治其他病。先患某病而发生中满腹胀的，宜先治其中满腹胀；先患中满腹胀而后出现心烦的，也宜先治中满腹胀。人体疾病过程中与邪气和正气的相互作用，凡是出现了大小便不利的，宜先通利大小便以治其标，如大小便通利则可考虑治其本病。疾病发作表现为邪气有余的实证，就用"本而标之"的治法，先泻实邪以治其本，后理气血以治其标。疾病发作表现为正气不足的虚证，就用"标而本之"的方法，先扶正气以治其标，后除邪气以治其本。

三、标本兼治

【原文】

10404 间者并行，甚者独行。(《素问·标本病传论》)

【译文】

病情轻浅的可标本同治，病情较重者，可单独治标或治本。

【原文】

10405 春夏先治其标，后治其本；秋冬先治其本，后治其标。(《灵枢·师传》)

【译文】

春天和夏天先治疗疾病的标，而后治其本；秋天冬天先治疗本病，而后治疗其标。

【按语】

1.标本先后缓急法则的临床应用

"治病必求于本"，是治疗中的根本大法。当病情缓和，病势迁延，暂无急重症状的情况下，此时必须着眼于疾病本质的治疗。《素问·标本病传论》指出："先病而后逆者治其本，先逆而后病者治其本……先热而后生病者治其本"。一般来说，标病根于本病，本病得治，标病亦随之而解。

标本先后治疗原则并不是一成不变的，必须根据病情的缓急灵活处置。一般来说，在疾病发展演变过程中，标病将要危及生命，或在诸多病理矛盾中，标病成为突出的重要矛盾时，当先治标，否则恐贻误病机，甚则虞及生命。《素问·标本病传论》中"先热而后生中满者治其标"，"先病而后生中满者治其标"，"小大不利治其标"，均体现了急则治标的思想。

2."间者并行，甚者独行"的理解

《素问·标本病传论》提出"间者并行，甚者独行"的治疗法则。间者，指标本病情轻缓，治疗应标本兼治。即病轻缓者未必独治其本。在临床上，病证属纯阳纯阴、纯虚纯实者少，虚实夹杂、表里相兼、新旧同病者多。在病势不甚急危的情况下，多数应标本同治。当分析标本偏颇得侧重，或治标顾本，或治本顾标，或标本兼顾。

　　甚者，指疾病严重者，必须根据实际情况，标急则独治其标，本急则独治其本，是谓"独行"。如《伤寒论》中"伤寒，医下之，续得下利清谷不止，身疼痛者，急当救里；后身疼痛，清便自调者，急当救表。"按先病为本，后病为标来分，表证身疼痛为先病，属本；里证下利清谷为后病，属标。现标病为急故先以四逆汤救里治标；俟里急缓解则相对而言本病为急；故继以桂枝汤救表治本。

第五节　制方用药

君臣佐使

【原文】

10501 方制[1]君臣何谓也……主病[2]之谓君，佐君[3]之谓臣，应臣[4]之谓使，非上下三品[5]之谓也。(《素问·至真要大论》)

【注释】

［1］方制：方，指药方；制，指配制。

［2］主病：主治的疾病。

［3］佐君：辅佐君药对疾病进行治疗的药物。

［4］应臣：顺应臣药的药物。即"引经报使"药。

［5］三品：即上中下三品。《神农本草经》将药物性能、功效的不同分为上中下三类。《新校正》曰"按《神农》云：上药为君，主养命以应天；中药为臣，养性以应人；下药为佐使，主治病以应地也。"

【译文】

　　方药配制过程中的君药臣药是什么意思？方药中治疗主要疾病的药物叫君药，辅佐君药对疾病进行治疗的药物被认为是臣药，顺应臣药的药物叫作使药，并非上下三品分品的称谓。

【原文】

10502 君一臣二，奇[1]之制也，君二臣四，偶[2]之制也。君二臣三，奇之制也；君二臣六，偶之制也。(《素问·至真要大论》)

【注释】

[1]奇：指奇方，即单数方。

[2]偶：指偶方，即偶数方。

【译文】

君药一味，臣药二味，用三个药，因为是单数组成的方，所以叫奇方；君药二味，臣药四味，一共是六味药组成的药方，所以这样的药方叫偶方；君药二味，臣药三味，五味药组成的方也是奇方；君药二味，臣药六味，由八味药组成的方也是偶方。

【原文】

10503 近者奇之，远者偶之，汗者不以奇，下者不以偶[1]，补上治上制以缓，补下治下制以急，急则气味厚，缓则气味薄，适其至所，此之谓也。病所远而中道气味之者，食而过之，无越其制度也。是故平气之道，近而奇偶，制小其服[2]也。远而奇偶，制大其服[2]也。大则数少，小则数多。多则九之，少则二之[3]。奇之不去则偶之，是谓重方[4]偶之不去，则反佐[5]以取之，所谓寒热温凉，反从其病也。(《素问·至真要大论》)

【注释】

[1]汗者不以奇，下者不以偶：《类经》作"汗者不以偶，下者不以奇。"

[2]小其服、大其服：张志聪曰："大服小服者，谓分两之轻重也。"

[3]九之、二之：说明制方药味多少之约数，不是绝对的数字标准。

[4]重方：即复方。

[5]反佐：即从治。

【译文】

病在上、在近、在浅，故用奇方，病在下、在远、在深，故用偶方。发汗之剂不用偶方，攻下之剂不用奇方。治上部之病，不论用补法还是用其他治法，都适合用缓方；治下部之病，不论用补法还是其他治法，都适合用急方，气味迅急的药物其味多厚，性缓的药物其味多薄，方制用药要恰到病处，就是指此而言。如果病所远，而在中道药的气味就缺乏，就当考虑食前或食后服药，使药力达到病所，不要违反这个规定。所以平调病气的规律是：如病所近，不论用奇方或偶方，其制方的药物数量少；如病所远，不论是奇方还是偶方，其制方的药物数量多。方制大的是药的味数少而量重；方制小的是药的味数多而量轻；味数多的可至九味，味数少的仅用到二味。用奇方而病不去的就用偶方，这叫作重方；用偶方而病仍不去的就用反佐之药以顺其病情来治疗，这就属于反用寒热温凉的药来治疗了。

【按语】

1. 关于制方的法则

一是根据药物的作用来分主次，"君、臣、佐、使"。

张介宾《类经》注释"主病者，对证之要药也，故谓之君。君者，味数少而分量重，赖之以为主也"。在《内经》组方中，一个方剂中有一个药为君，个别的方有两个君药，所以说味数要少，但分量要重，君药作为治疗疾病的主药。又说"佐君者谓之臣，味数稍多而分量稍轻，是以匡君之不逮也。应臣者谓之使，数可出入而分量更轻，所以备通行向导之使也"。通行向导，是指引经的向导药。张介宾提及的是君、臣、使三类，因为把"佐君者谓之臣"作为一类药来看。后来《方剂学》上有君臣佐使之说，分为四类。

二是因病制方，这个制方包括选药以及每味药的用量。

2. 关于方剂的分类

根据君、臣、佐、使各类药物的药性、药力、味数、用量，将方剂分为大、小、缓、急、奇、偶、重七类。

大方和小方是根据药物味数的多少而分的，味数多者为大方，用于治疗严重的疾病；味数少者为小方，用于治疗单纯而轻浅的疾病。奇方和偶方是根据药味的奇数和偶数分的，奇方易于发散，单数药，阳数，适合治疗轻浅的病；偶方是阴数，宜治深层之病；缓方和急方是根据组成方剂药物的气味厚薄来分的，缓方气味薄且药力缓的方剂，多用于病情轻缓或上焦病，急方气味厚且作用猛烈的方剂，多用于病情危急或下焦病；重方就是两个方子复合在一起。

奇方和偶方的作用并不是绝对的，方剂功效强弱与药味的单复数相关，也与药物的分量有关，即方制的大、小。

第六节 治 禁

一、时禁

【原文】

10601 用寒远^[1]寒，用凉远凉，用温远温，用热远热。(《灵枢·六元正纪大论》)

【注释】

[1] 远：避开。

【译文】

用寒药者应当远岁气之寒，用凉药者应当远岁气之凉，用温药者应当远岁气之温，用热药者异应当远岁气之热。

【按语】

《内经》将"用寒远寒，用凉远凉，用温远温，用热远热"作为治病用药和养生的原则，体现了因时制宜的治疗思想。如在冬季应该顺应寒冷收藏之气养生，或冬季运用寒药治疗疾病时要注意避免用寒药太过；在夏季应该顺应炎热生长之气养生，或夏季运用热药治疗疾病时要注意避免用热药太过。

二、病禁

【原文】

[原文]

10602 无损不足，益有余，以成其疹^[1]。(《素问·奇病论》)

【注释】

[1] 疹：此指疾病。

【译文】

正气不足的不可用泻法，邪气有余的不可用补法，以免因误治而造成疾病。

【原文】

10603 无盛盛[1]，无虚虚[2]，而遗人夭殃，无致[3]邪，无失正[4]，绝人长命。(《素问·五常政大论》)

【注释】

[1]盛盛：用补法治实证。

[2]虚虚：用泻法治虚证。

[3]致：招引。

[4]失正：使邪气丧失。

【译文】

不要用补法治疗邪盛之实证，使邪气更盛，不要用攻法治疗虚证，使正气更亏，以免给人们造成夭折和灾殃。不可因用药不当而招致邪气侵害，损伤人体正气，断送了人的性命。

【按语】

以正气不足为矛盾主要方面，同时邪气不盛者为虚；以邪气盛实为矛盾主要方面，同时正气不虚者为实，即"邪气盛则实，精气夺则虚"。在疾病的治疗过程中，虚者宜补，实者宜泻，即"盛则泻之，虚则补之"，应避免虚证用泻法、实证用补法，犯虚者更虚、实者更实的虚虚实实的错误。强调了辨证论治的重要性。

三、食禁

【原文】

10604 五味所禁：辛走气，气病无多食辛；咸走血，血病无多食咸；苦走骨，骨病无多食苦；甘走肉，肉病无多食甘；酸走筋，筋病无多食酸。是谓五禁，无令多食。(《素问·宣明五气》)

【译文】

五味的禁忌：辛主发散，气弱者食之，则气更虚耗；咸入肾，水盛则克心火，心主血脉，故血病多食咸则伤心，影响血脉运行；苦属阴，骨属阴，同气则入，骨得苦则阴益甚，骨重则难举矣；甘入脾，脾主肉，过食甘则容易壅滞脾胃之气，使湿浊内盛，泛溢曰肉腠理而为肿，故肉病多食甘味容易加重病情；酸入肝，肝主筋，筋病多见拘急痉挛之证，酸味收敛，多食用易加重筋病的症状。这就是五味的禁忌，不可使之多食。

【按语】

五味入相应的五脏，适量摄入可补其脏，摄入太过则伤其脏。原理有二：一是本脏所恶，如气病无多食辛，因为辛主发散，气弱者过多摄入辛味，使气更虚；肉病无多食甘，因为甘味入脾助湿，肉病多属湿，过多摄入甘味，使湿浊更盛；筋病无多食酸，酸味入肝主收，筋病多属肝，过多摄入酸味，使筋脉拘挛更明显。二是伤及所胜、所不胜之脏，如血病无多食咸，因血病属心，咸味入肾属水，多食咸则水泛克火；骨病无多食苦，骨病属肾为阴，苦味入心，多食苦则火衰阴盛，骨病加重。这些理论对养生具有很重要的指导意义。

四、药禁

【原文】

10605 病有久新，方有大小，有毒无毒，固宜常制[1]矣。大毒治病，十去其六，常毒治病，十去其七，小毒治病，十去其八；无毒治病，十去其九。谷肉果蔬，食养尽之[2]，无使过之，伤其正也。（《素问·五常政大论》）

【注释】

[1]常制：即常规法则。制，法则。

[2]谷肉果蔬，食养尽之：服药未除尽的病证，可用谷物、肉类、水果、蔬菜等食疗之法调养正气以除之。

【译文】

病有新有久，处方有大有小，药物有毒无毒，服用时当然有一定的规则。

凡用大毒之药，病去十分之六，不可再服；用小毒之药，病去十分之七，不可再服；用平常的毒药，病去十分之八，不可再服。无毒的药物，病去十分之九，也不必再服。以后就用谷类、肉类、果类、蔬菜等饮食调养，使邪去正复而病痊愈，不要用药过度，以免伤其正气。

【原文】

10606 有故[1]无殒，亦无殒[2]也。(《素问·六元正纪大论》)

【注释】

[1] 故：王冰曰："故，谓有大坚癥痕，痛甚不堪，则治以破积愈癥之药。是谓不救必乃尽死，救之盖存其大也，虽服毒不死也。"

[2] 亦无殒：王冰曰："上无殒，言母必全。亦无殒，言子亦不死也。"殒，损伤。

【译文】

只要有应攻伐的疾病存在，则母体不会受伤害，胎儿也不会受伤害。

【原文】

10607 大积大聚，其可犯也，衰其大半而止，过者死。(《素问·六元正纪大论》)

【译文】

治疗大积大聚之类危害生命的疾病时，应当大胆祛邪，但是不可攻邪太过，使邪气驱逐大半而停止，如果祛邪太过会导致死亡。

【按语】

1. 关于用药的常规

方有大方小方，药有大毒、小毒、无毒，因此用药要有一定的常规和制度。药物作用剧烈，或是缓和，它只要是药，相对来说对正气都有一定的影响，用药太过，不仅损伤正气，也会导致新的疾病。因此在治病的时候，要掌握用药程度，不要求除病至尽，以免过多损伤正气。

2. 关于食养的方法

在治病时，即使药物无毒而很平和的药物，也要十去其九就应该停药，余下来的病就用食疗的方法，调动机体的主动抗病力，利用食疗促进机体自然康复，当然并不否认还要加强锻炼和其他护理等方法。

3. 妊娠期用药原则

孕妇用药应有禁忌，但如患有大积大聚之类危及生命的疾病时，也应当大胆祛邪。在辨证论治思想指导下，有是证便可用是药，但同时用药时需综合分析，既不伤胎儿，也不伤母体，攻邪时不可过量，避免过用猛药耗伤正气，危及孕妇和胎儿生命安全。这种治疗的思想，对临床上具有广泛的指导意义。

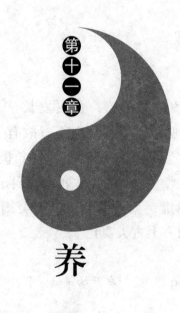

第十一章

养生

第一节 天年寿夭

一、生命过程

【原文】

11101 女子七岁，肾气盛，齿更发长[1]。二七而天癸至[2]，任脉[3]通，太冲[4]脉盛，月事以时下，故有子。三七，肾气平均[5]，故真牙生而长极[6]。四七，筋骨坚，发长极，身体盛壮。五七，阳明脉衰，面始焦[7]，发始堕[8]。六七，三阳脉衰于上，面皆焦，发始白。七七，任脉虚，太冲脉衰少，天癸竭，地道不通[9]，故形坏而无子也。(《素问·上古天真论》)

【注释】

[1]发长（zhǎng掌）：头发开始茂盛。长，茂盛之意。王冰曰："长，并茂也。"

[2]天癸至：天，先天。癸，《甲乙经》作"水"，癸水。至，极也，此指充盛。

[3]任脉：奇经八脉之一。

[4]太冲：王冰曰："太冲者，肾脉与冲脉合而盛大，故曰太冲"。《太素》《甲乙经》作"伏冲"。

[5]平均：充满而均衡。

[6]真牙生而长极：智齿生出，发育健全。真牙，智齿。长极，发育健全。

[7]焦：通"憔"，憔悴。

[8]堕：脱落。

[9]地道不通：月经停止来潮。王冰曰："经水绝止，是为地道不通。"

【译文】

女子到了七岁，肾气开始旺盛起来，乳齿更换，头发开始茂盛；十四岁时，天癸充盛，任脉通畅，冲脉旺盛，月经按时来潮，具备了生育子女的能力；二十一岁时，肾气充满，智齿生出，发育健全；二十八岁时，筋骨强健有力，头发长得最为茂盛，身体最为强壮；三十五岁时，阳明经脉气血逐渐衰弱，面部开始憔悴，头发开始脱落；四十二岁时，三阳经脉（太阳经、阳明经、少阳经）气血衰减于上（头面）部，整个面部憔悴无华，头发开始变白；四十九岁时，任脉气血虚弱，冲脉气血也衰少了，天癸枯竭，月经停止来潮，所以形体衰败，失去了生育子女能力。

【原文】

11102 丈夫八岁，肾气实，发长齿更。二八，肾气盛，天癸至，精气溢泻[1]，阴阳和[2]，故能有子。三八，肾气平均，筋骨劲强，故真牙生而长极。四八，筋骨隆盛，肌肉满壮。五八，肾气衰，发堕齿槁。六八，阳气衰竭[3]于上，面焦，发鬓颁白[4]。七八，肝气衰，筋不能动，天癸竭，精少，肾脏衰，形体皆极。八八，则齿发去。（《素问·上古天真论》）

【注释】

[1] 精气溢写：精气盈满而能外泻。写，通"泻"。

[2] 阴阳和：男女媾合。

[3] 竭：《甲乙经》无此字。

[4] 颁白：颁白，即白黑相杂，俗曰花白。颁，同"斑"。

【译文】

男子到了八岁，肾气开始充实起来，头发开始茂盛，乳牙更换了；十六岁时，肾气旺盛，天癸充盛，精气盈满而能外泻，男女媾合，就能生育子女；二十四岁时，肾气充满，筋骨强劲有力，智齿生出，发育健全；三十二岁时，筋骨丰隆盛实，肌肉丰满健壮；四十岁时，肾气衰退，头发开始脱落，牙齿开始枯槁；四十八岁时，阳气衰减于上（头面）部，面部憔悴无华，鬓发斑白；五十六岁时，肝气衰弱，筋不能灵活自如地活动，天癸枯竭，精气虚少，肾脏衰弱，形体各部分都衰竭；六十四岁时，牙齿头发脱落。

【按语】

生、长、壮、老、已是人类生命的自然规律。《素问·上古天真论》以女七男八为度，从肾气盛衰立论，阐述了男女生长壮老的规律：生长发育期（女子七岁至二七，男子八岁至二八），肾气渐盛，表现为齿更发长，天癸至，月事以时下，精气溢泻，具备了生育能力；壮盛期（女子三七至四七，男子三八至四八），肾气充盛，表现为真牙生，筋骨坚，体壮盛，发长极。衰老期（女子五七至七七，男子五八至八八），肾气渐衰，表现为面色憔悴，头发枯白、脱落，天癸渐竭，形体衰老，精气渐亏，逐步失去生育能力。由此可见，肾中精气的盛衰与人体生长壮老过程密切相关，因此，保精护肾成为中医学养生保健、延缓衰老的重要法则。由于齿、骨、发可以反映人体生长壮老等状况，故常被中医学作为判断肾中精气盛衰的标志。

【原文】

11103 人生十岁，五脏始定，血气已通，其气在下[1]，故好走[2]。二十岁，血气始盛，肌肉方长，故好趋[3]。三十岁，五脏大定，肌肉坚固，血脉盛满，故好步[4]。四十岁，五脏六腑十二经脉，皆大盛以平定，腠理始疏[5]，荣华颓落，发颇斑白[6]，平盛不摇，故好坐。五十岁，肝气始衰，肝叶始薄，胆汁始灭[7]，目始不明。六十岁，心气始衰，苦[8]忧悲，血气懈惰，故好卧。七十岁，脾气虚，皮肤枯。八十岁，肺气衰，魄离，故言善误[9]。九十岁，肾气焦[10]，四脏[11]经脉空虚。百岁，五脏皆虚，神气皆去，形骸独居而终矣。（《灵枢·天年》）

【注释】

[1] 其气在下：马莳曰："其气在下，气盛于足之六经也。"

[2] 走：《释名》云："疾趋曰走"。

[3] 趋：《释名》云："疾行曰趋"。

[4] 步：《释名》云："徐行曰步"。

[5] 疏：即"疏"，指疏松。

[6] 发颇斑白：《太素》作"发鬓颁白"。

[7] 灭：《太素》《甲乙经》作"减"。

［8］苦：《太素》作"喜"。

［9］悮：通"误"。

［10］焦：枯竭。

［11］四脏：心肝脾肺。

【译文】

人生到十岁，五藏渐趋安定，血气已经通达，气血畅行于下，所以走路时喜跑。到二十岁，血气开始充盛，肌肉开始发达，所以喜好快走。到三十岁，五脏健全稳定，肌肉坚实有力，血脉旺盛充盈，所以步履稳重，爱好从容不迫的行走。到四十岁，五脏、六腑、十二经脉气血都盛至极限，盛极转衰，腠理开始疏松，颜面荣华衰落，发鬓花白，不爱动作，喜静好坐。到五十岁，肝气开始衰退，肝叶开始薄弱，胆汁开始减少，眼睛开始昏花。到六十岁，心气开始衰弱，心情悲苦忧愁，血气运行缓慢，所以喜好躺卧。到七十岁，脾气虚衰，皮肤枯槁。到八十岁，肺气虚衰，魂魄离散，所以言语常常错误。到九十岁，肾气衰竭，其余四脏和经脉气血空虚。到百岁，五脏都虚衰，神气都离去，唯独留下形体，生命就终止了。

【原文】

11104 年四十，而阴气自半[1]也，起居衰矣。年五十，体重，耳目不聪明矣。年六十，阴痿[2]，气大衰，九窍不利[3]，下虚上实[4]，涕泣俱出矣。（《素问·阴阳应象大论》）

【注释】

［1］阴气自半：肾中精气衰减其半。《类经》云："阴，真阴也。四十之后，精气日衰，阴减其半矣。"

［2］阴痿：阳事不举。痿，通萎。萎弱不用。张志聪曰："阴事痿矣。"

［3］九窍不利：头面七窍及前后二阴功能减退。

［4］下虚上实：肾气衰于下，浊阴壅塞于上。

【译文】

年到四十，肾中精气衰减其半，起居动作就会衰退了；年到五十，身体笨重，耳不聪，目不明了；年到六十，阳事不举，肾气大衰，头面七窍及前后二阴功能减退，肾气衰于下，浊阴壅塞于上，涕泪都流出来了。

【原文】

11105 有其年已老而有子者何也……此其天寿过度，气脉常通，而肾气有余也。此虽有子，男不过尽八八，女不过尽七七，而天地之精气皆竭矣。(《素问·上古天真论》)

【译文】

有的人年纪已老，仍能生育，是什么道理呢？这是他天赋的精力超过常人，气血经脉保持杨通，肾气有余的缘故。这种人虽有生育能力，但男子一般不超过六十四岁，女子一般不超过四十九岁，精气便枯竭了。

【原文】

11106 夫道者能却老而全形，身年虽寿，能生子也。(《素问·上古天真论》)

【译文】

掌握养生之道的人，能防止衰老而保全形体，虽然年高，也能生育子女。

【按语】

《内经》关于生命节律的认识有以《素问·上古天真论》女子七岁、男子八岁为一节，和《灵枢·天年》以十岁为一个阶段的两种不同观点。《灵枢·天年》从脏腑气血立论，阐述了人体生长壮老已的生命规律：十岁至三十岁，人体气血逐渐充盛，身体逐渐强壮；四十岁后盛极转衰；五十岁至九十岁，五脏气血依次衰退，形体、感觉、运动、精神各方面逐渐虚衰；一百岁，五脏气血皆衰，神气离去，生命就终止了。由此可见，人体生长壮老已的生命过程是以脏腑气血的盛衰为基础。因此，中医学在养生保健、延缓衰老方面除强调保精护肾外，还十分注重调养脏腑气血。《素问·阴阳应象大论》同样以十岁为一个阶段，论述了人体年四十后生命逐渐衰退的过程。二者可互参，从而对人体生命过程有更全面的认识。

二、寿夭禀赋

【原文】

11107 高者其气寿，下者其气夭，地之小大异也[1]，小者小异，

大者大异。(《素问·五常政大论》)

【注释】

[1] 地之小大异也:《类经》云:"然大而天下则千万里之遥,有所异也,小而一州则数十里之近,亦有所异也。"

【译文】

地势高,因寒则气固而多寿;地势低,因热则气泄而多夭。地势的高低相差有程度的不同,相差小的,其寿夭差异也小;相差大的,其寿夭差异也大。

【原文】

11108 形与气相任[1]则寿,不相任则夭。皮与肉相果[2]则寿,不相果则夭。血气经络胜形则寿,不胜形则夭。(《灵枢·寿夭刚柔》)

【注释】

[1] 相任:相互适应。

[2] 相果:果,通"裹",引申为匀称协调。张介宾曰:"肉居皮之里,皮为肉之表,肉坚皮固者是为相果,肉脆皮疏者是为不相果,相果者气必蓄故寿,不相果者,气易失故夭。"

【译文】

人的形和气相当的就长寿,形与气不相当的就容易夭亡;皮肤与肌肉匀称协调的就长寿,不匀称、不协调的就短寿;血气经络充实于形体的就能长寿,血气经络不充实的就容易夭亡。

【原文】

11109 形充[1]而皮肤缓[2]者则寿,形充而皮肤急[3]者则夭,形充而脉坚大者顺也,形充而脉小以弱者气衰,衰则危矣。若形充而颧不起[4]者骨小,骨小则夭矣。形充而大肉䐃[5]坚而有分者肉坚,肉坚则寿矣;形充而大肉无分理不坚者肉脆,肉脆则夭矣。此天之生命,所以立形定气[6]而视寿夭者,必明乎此立形定气,而后以临病人,决生死。(《灵枢·寿夭刚柔》)

【注释】

[1] 形充:形体气血充盛。

［2］皮肤缓：皮肤和缓柔软富有弹性。

［3］皮肤急：皮肤拘急而少弹性。

［4］颧不起：面部颧骨小，其突起不显见。

［5］䐃（jùn 俊）：肌肉结聚之处。

［6］立形定气：通过观察以确立形体刚柔强弱，审知气血阴阳的盛衰。

【译文】

形体充实而皮肤和缓的人，就会长寿；形体充实而皮肤紧张的人，就会短命。形体充实而脉气坚大的，属表里如一，内外俱强，就叫作顺；形体充实而脉气弱小的，属外实内虚，脉气不足，是气衰的征象，出现气衰就表明其寿命不长了。形体充实而面部颧骨低平不起的，是骨骼弱小，出现这种形体充实而骨骼弱小之情况的人，就会短命。形体充实而臀部肌肉丰满，且在其肩、肘、髀、膝等肌肉凸起的地方也都是肌肉坚实而肤纹清楚的，就叫作肉坚，像这样的肌肉坚实的人，就会长寿；形体充实而臀部肌肉瘦削，没有肤纹且不坚实的，就叫作肉脆，像这样的肌肉脆薄的人，就会短命。这些都是由各人的先天禀赋不同所造成的，所以通过判定在外之形体和在内之元气的盛衰，以及形体与气血之间是否平衡统一，就可以观察、推测出人的生命寿夭。

【原文】

11110 墙基卑[1]，高不及其地[2]者，不满三十而死；其有因加疾者，不及二十而死也。

11111 平人而气胜形[3]者寿；病而形肉脱，气胜形者死，形胜气者危矣。（《灵枢·寿夭刚柔》）

【注释】

［1］墙基卑：墙基，指耳郭。卑，即小。

［2］地：耳前的肉。

［3］气胜形：气血充盛于体表。

【译文】

凡是面部肌肉陷下，而四周骨骼显露的，不满三十岁就会死亡。如果再加上疾病的影响，不到二十岁就会有死亡的可能。

健康人正气胜过外形的就会长寿；病人肌肉已经极度消瘦，虽然正气胜过外形，也终将不免要死亡；如果外形胜过正气，则是很危险的。

【原文】

11112 **五脏坚固**[1]，**血脉和调，肌肉解利**[2]，**皮肤致密，营卫之行，不失其常，呼吸微徐**[3]，**气以度行**[4]，**六府化谷，津液布扬，各如其常，故能长久。**（《灵枢·天年》）

【注释】

[1]五脏坚固：五脏精力充沛，阳气秘固。

[2]肌肉解利：肌肉分理间隙滑润，气行通畅。

[3]呼吸微徐：呼吸不急，调和自然。

[4]气以度行：气血运行速度与呼吸次数保持一定的比例。杨上善曰："呼吸定息，气行六寸，以循度数，日夜百刻。"

【译文】

五脏形质坚固，血脉和顺协调，肌肉分理间隙滑润通畅，皮肤固密，营卫之气运行保持正常，呼吸舒缓自然，气血运行速度与呼吸次数保持一定的比例，六腑消化水谷，津液向四周输布，所以能寿命长久。

【原文】

11113 **使道隧以长**[1]，**基墙高以方**[2]，**通调营卫，三部三里起**[3]，**骨高肉满，百岁乃得终。**（《灵枢·天年》）

【注释】

[1]使道隧以长：使道，杨上善曰："谓是鼻孔使气之道。"马莳曰："使道者，水沟也。俗云人中。一般指后说。"隧以长，深而长。

[2]基墙高以方：基墙，张介宾曰："指面部而言，骨骼为基，蕃蔽为墙。"高以方，高厚方正。

[3]三部三里起：颜面上（额角）、中（鼻头）、下（下颌）三部骨骼高起，肌肉丰满。

【译文】

人中沟深而长，面部骨肉高厚方正，营卫之气通畅调和，颜面上（额角）、中（鼻头）、下（下颌）三部骨骼高起，肌肉丰满，活过百岁才会寿终。

【原文】

11114 其五藏皆不坚，使道不长，空外以张[1]，喘息暴疾，又卑基墙[2]，薄脉少血，其肉不石[3]，数中风寒，血气虚，脉不通，真邪相攻，乱而相引[4]，故中寿而尽也。(《灵枢·天年》)

【注释】

[1] 空外以张：空，通"孔"，鼻孔外张。

[2] 卑基墙：面部瘦薄，骨肉塌陷。

[3] 石：《太素》作"实"，指肌肉虚松。

[4] 乱而相引：气血紊乱，不能祛邪外出，反而引邪深入。

【译文】

五脏都不坚实，人中沟不深长，鼻孔外张，呼吸急促，又面部瘦薄，骨肉塌陷，脉象薄弱，气血虚少，肌肉不结实，屡次被风寒侵袭，血气虚损，经脉不通畅，正邪相互斗争，气血紊乱，不能驱邪外出，反而引邪深入，所以中年就会寿尽而亡。

【按语】

人体寿夭与脏腑强弱，气血盛衰密切相关。脏腑功能健全，气血运行和畅，人体方能长寿。人体脏腑气血的状态既受先天禀赋的影响，又与后天调养有关，此外，生存环境对其也有一定的作用。《灵枢·天年》认为，人之始生"以母为基，以父为楯"。个体生命由父母生殖之精结合而成。《灵枢·经脉》曰："人始生，先成精。精成而脑髓生，骨为干，脉为营，筋为刚，肉为墙，皮肤坚而毛发长，谷入于胃，脉道以通，血气乃行。"由此可见，先天禀赋影响着人体的脏腑气血，进而影响着人体的寿夭。后天调养同样影响着人体的寿夭。《灵枢·天年》云："呼吸微徐，气以度行……故能长久"；反之，"数中风寒……脉不通……故中寿而尽也。"正如《类经·藏象类》所曰"第禀得其全而养能合道，必将更寿；禀失其全而养复违和，能无更夭？"此外，气候、地域等生存环境对人体的寿夭也有一定的作用，故《素问·五常政大论》云："高者其气寿，下者其气夭，地之小大异也，小者小异，大者大异"。人体的寿夭取决于脏腑气血的盛衰，而脏腑居于内。张景岳曰"五脏六腑之精气，皆上升于头，以成七窍之用。"故中医学时常通过观察人体面部的特征，以测知内在脏腑气血的盛衰，进而判断人体的寿夭。

第二节 养生原则

一、综合调摄

【原文】

11201 上古之人，其知道者[1]，法于阴阳[2]，和于术数[3]，食饮有节，起居有常，不妄作劳[4]，故能形与神俱[5]，而尽终其天年[6]，度百岁乃去。(《素问·上古天真论》)

【注释】

[1] 知道者：懂得养生之道的人。

[2] 法于阴阳：效法自然界的阴阳变化规律。法，效法。

[3] 和于术数：恰当地运用养生方法。术数，此指养生方法。

[4] 劳：此指过度的劳累和房事。

[5] 形与神俱：形神健全。俱，全也，引申为健全。

[6] 天年：天赋年寿，即自然寿命。

【译文】

上古时代那些懂得养生之道的人，能够效法自然界的阴阳变化规律，恰当地运用养生方法，饮食有所节制，起居作息有一定规律，不违背常规地劳作，所以能够形神健全，活到应尽的天赋年寿，度过百岁才离开人世。

【按语】

中医学认为影响人体寿夭的因素纷繁复杂，既涉及先天，又涉及后天；既涉及人体自身，又涉及生存环境。禀赋、气候、精神、饮食、劳逸、起居等因素皆会影响人体的寿夭。因此，中医养生学非常强调综合调摄，正如《素问·上古天真论》所云"法于阴阳，和于术数，食饮有节，起居有常，不妄作劳，故能形与神俱，而尽终其天年"，主张顺四时、和术数、节饮食、适起居、忌妄劳等综合调摄以养生。此外,《素问·上古天真论》还提出避虚邪,调精神等众多养生法则。这些养生法则至今对人们养生保健仍有重要的指导意义。

二、内外兼顾

【原文】

11202 夫上古圣人[1]之教下也,皆谓之虚邪贼风[2],避之有时,恬惔虚无[3],真气从之,精神内守,病安从来。(《素问·上古天真论》)

【注释】

[1]圣人:此指对养生之道有高度修养的人。

[2]虚邪贼风:泛指异常气候和外来致病因素。高士宗曰:"四时不正之气,皆谓之虚邪贼风。"因邪气常乘人体之虚而入侵,故称"虚邪";六淫之害,亦常于不知不觉中偷袭人体,故称"贼风"。王冰曰:"邪乘虚入,是谓虚邪;窃害中和,谓之贼风。"

[3]恬惔虚无:思想闲静,没有杂念。恬惔,安静淡泊。虚无,心无杂念。

【译文】

上古时代深通养生之道的人教导一般的民众,总是说对异常气候和外来致病因素应及时避开,心情要清静安闲,排除杂念妄想,使真气顺从调和,精神守持于内而不散失,疾病能从哪里来呢?

【原文】

11203 故智者之养生也,必顺四时而适寒暑,和喜怒而安居处,节阴阳而调刚柔[1]。如是则僻邪[2]不至,长生久视。(《灵枢·本神》)

【注释】

[1]节阴阳而调刚柔:张介宾曰:"唯节阴阳调刚柔二句,其义最精,其用最博,凡食息起居,病治脉药,皆有最切于此而不可忽者。"

[2]僻邪:致病的邪气。

【译文】

智者养生，必定顺从四时节令来适应气候的寒暑变化，调和喜怒，安定起居，调节阴阳刚柔。这样，致病的邪气就不能侵袭人体，从而获得长寿。

【按语】

中医学不仅认为人体自身是一个有机整体，而且认为人与生存环境息息相关。因此，影响人体寿夭的因素既有来自于人体自身的，也有来源于外界环境的，故《素问·上古天真论》提出：对外界环境要"虚邪贼风，避之有时"，对人自身要"恬惔虚无，精神内守"。"虚邪贼风"是外感致病因素，精神失调是内伤致病因素，消除了人体内、外的致病因素，疾病就无从发生。《灵枢·本神》则认为，只有对外注意"顺四时而适寒暑"，对内注意"和喜怒而安居处"，"如是则僻邪不至，长生久视"。因此，高世栻曰"外知所避，内得其守，病安从来"。

三、形神兼养

【原文】

11204 余闻上古有真人[1]者，提挈[2]天地，把握阴阳，呼吸精气[3]，独立守神[4]，肌肉若一[5]，故能寿敝天地，无有终时，此其道生[6]。(《素问·上古天真论》)

【注释】

[1] 真人：修真得道之人。

[2] 提挈：提挈，提举的意思，与下"把握"为互词，引申为掌握。

[3] 呼吸精气：指呼吸最清新的空气。此处强调真人善于选择环境，吸收最精纯的清气，调节呼吸运动，以达到养生之目的，这种活动当属于气功中"调息"的范围。

[4] 独立守神：独立，超然独处，脱离世俗干扰的意思。守神，自我控制精神，注意力集中于体内，而不外驰，这种活动，当属于气功中"调神"的范围。

[5] 肌肉若一：通过锻炼，使全身筋骨肌肉达到高度的协调统一。这种

活动，当属于气功中"调身"的范围。

[6] 道生：合乎养生之道而长生。

【译文】

上古时代有称为真人的人，掌握了天地阴阳变化的规律，能够调节呼吸，吸收精纯的清气，超然独处，使精神守持于内，全身肌肉高度协调，所以寿命同于天地而没有终了之时，这是合乎养生之道而长生。

【原文】

11205 中古之时，有至人[1]者，淳德全道[2]，和于阴阳，调于四时[3]，去世离俗[4]，积精全神，游行天地之间，视听八达之外[5]，此盖益其寿命而强者也，亦归于真人。（《素问·上古天真论》）

【注释】

[1] 至人：杨上善曰："积精全神，能至于道，故称至人。"

[2] 淳德全道：道德淳朴，道行完美。

[3] 和于阴阳，调于四时：王冰曰："言至人动静，必适中于四时生长收藏之令，参同于阴阳寒暑升降之宜。"

[4] 去世离俗：避开世俗的干扰。

[5] 游行天地之间，视听八达之外：也是自我控制精神的练功方法，但与上文"独立守神"的具体做法不周，这里的做法是使神志开放，驰骋于广阔的自然界，而将视觉、听觉的注意力集中于邈远的八方之外。达，通达。八达，达于四面八方。

【译文】

中古的时候，有称为至人的人，道德淳朴，道行完美，与四时阴阳的变化保持协调，避开世俗的干扰，积蓄精气，保全精神，使精神远驰于广阔的天地之中，让视听能广及于八方荒远之外，这是延长寿命和强健身体的方法，这种人也可以归属真人的行列。

【原文】

11206 其次有圣人者，处天地之和，从八风[1]之理，适嗜欲于世俗之间，无恚嗔之心，行不欲离于世，被服章[2]，举不欲观于俗，外不劳形于事，内无思想之患，以恬愉为务，以自得为功，形体不

敝^[3]，精神不散，亦可以百数。(《素问·上古天真论》)

【注释】

[1] 八风：东、南、西、北、东南、西南、西北、东北八方之风。

[2] 被服章：丹波元简曰："此三字，新校正为衍文，当然耳。"

[3] 敝：衰败。

【译文】

其次有称为圣人的人，安处于天地自然的正常环境之中，顺从八方之风的活动规律，使嗜好适于世俗社会，没有恼怒、怨恨之情，行为不脱离世俗社会，但举动又不仿效俗习，在外的形体不因事务而劳累，在内的思想没有任何负担，以恬愉、愉快作为追求的目的，以悠然自得作为有成的标志，形体就不会衰败，精神就不会耗散，寿命也可以达到百岁。

【原文】

11207 其次有贤人者，法则天地^[1]，象似日月^[2]，辩列^[3]星辰，逆从^[4]阴阳，分别四时，将从上古合同于道，亦可使益寿而有极时。(《素问·上古天真论》)

【注释】

[1] 法则天地：效法天地阴阳变化之道。

[2] 象似日月：仿效日月盈亏隐现之道。

[3] 辩列：辩通"辨"。列，位次。

[4] 逆从：偏义复词，取"从"义。

【译文】

其次有称为贤人的人，效法天地、日月的变化之道，辨别星辰位次转移而顺应之，顺从阴阳的消长，根据四时气候的不同来调理身体，追随上古真人，使生活符合养生之道，这样也能使人增益寿命，但有终了的时候。

【按语】

中医学认为，人之形体与精神密不可分。无形则神无以生，无神则形无以统。两者相辅相成，不可分离，故《素问·上古天真论》认为只有"形与神俱"，方能"尽终其天年，度百岁乃去。"因此，中医养生学不仅注重形体的保养，而且注重精神的调摄，提倡形神兼养。如《素问·上古天真论》既提出

"独立守神""内无思想之患""以恬愉为务"等调摄精神的方法，又提出"呼吸精气""肌肉若一""外不劳形于事"等保养形体的主张，同时认为形神统一是生命存在的根本保证，提倡"积精全神""形体不敝，精神不散"，从而使形体强健，精力充沛，身体和精神得以协调发展，有助于人体长寿。

第三节　养生方法

一、顺时调养

【原文】

11301 春三月，此谓发陈[1]，天地俱生，万物以荣，夜卧早起，广步于庭，被发缓形[2]，以使志生，生而勿杀，予而勿夺，赏而勿罚[3]，此春气之应，养生之道[4]也。（《素问·四气调神大论》）

【注释】

[1] 发陈：推陈出新的意思。《类经》云："发，启也。陈，故也。春阳上升，发育庶物，启故从新，故曰发陈。"

[2] 被发缓形：披散开头发，解开衣带，舒缓形体。被，通"披"。

[3] 生而勿杀，予而勿夺，赏而勿罚：生、予、赏，指精神、行为活动顺应春阳生发之气；杀、夺、罚，指精神、行为活动违逆春阳生发之气。

[4] 养生之道：保养春生之气的规律。

【译文】

春季的三个月，谓之发陈，阳气生发，万物复苏，植物萌生，天地自然都富有生气，万物显得欣欣向荣。人们应该入夜睡眠，早些起身，在庭院中缓步而行，披散开头发，解开衣带，舒缓形体，使情志宣发舒畅，精神、行为活动应顺应春阳生发之气而不可违逆春阳生发之气，这是顺应春令的气候特点而保养生发之气的方法。

【原文】

11302 夏三月，**此谓蕃秀**[1]，**天地气交，万物华实**[2]，**夜卧早起，无厌于日，使志勿怒，使华英成秀**[3]，**使气得泄，若所爱在外，此夏气之应，养长之道也。**(《素问·四气调神大论》)

【注释】

[1] 蕃秀：繁茂秀美。王冰曰："蕃，茂也，盛也。秀，华也，美也。"

[2] 天地气交，万物华实：天地阴阳之气交合，万物繁茂充实。华，开花。

[3] 使华英成秀：使人的精神饱满，以适应夏气成其秀美。《类经》云："使志无怒则华英成秀。华英，言神气也。"

【译文】

夏季的三个月，谓之蕃秀，自然界万物繁茂秀美，天地阴阳之气交合，万物繁茂充实。人们应该夜晚睡眠，早早起身，不要厌恶长日，情志应保持愉快，切勿发怒，使人的精神饱满，以适应夏气成其秀美，使气机宣畅，通泄自如，精神外向，意气舒展，这是顺应夏令的气候特点而保养长养之气的方法。

【原文】

11303 秋三月，**此谓容平**[1]，**天气以急，地气以明**[2]，**早卧早起，与鸡俱兴**[3]，**使志安宁，以缓秋刑**[4]，**收敛神气，使秋气平，无外其志，使肺气清，此秋气之应，养收之道也。**(《素问·四气调神大论》)

【注释】

[1] 容平：秋季万物成熟，形态平定不再生长的自然景象。容，容貌。王冰曰："万物夏长，华实已成，容状至秋平而定也。"

[2] 天气以急，地气以明：秋季风清劲急，万物萧条，山川清肃景净。《类经》云："风气劲疾曰急，物色清肃曰明。"

[3] 与鸡俱兴：比喻人的起卧，和鸡的活动时间相同，家鸡在黄昏时即入舍归宿，天亮时就开始活动，人若随之，即为早卧早起。张志聪曰："鸡鸣早而出埘晏，与鸡俱兴，与春果之早起少迟，所以养秋收之气也。"

[4] 使志安宁，以缓秋刑：使神志安宁平静，以避秋季肃杀之气。

【译文】

秋季的三个月，谓之容平，万物形态平定，不再生长，天空风气劲急，地面清肃景净。人们应该早睡早起，和鸡的作息相仿，使神志安宁平静，以避免秋季肃杀之气对人体的影响，收敛神气而不外露，以使肺气清肃，这是顺应秋令的气候特点而保养收敛之气的方法。

【原文】

11304 冬三月，此谓闭藏[1]，水冰地坼[2]），无扰乎阳，早卧晚起，必待日光，使志若伏若匿[3]，若有私意，若已有得[4]，去寒就温，无泄皮肤，使气亟夺[5]，此冬气之应，养藏之道也。(《素问·四气调神大论》)

【注释】

[1] 闭藏：冬季阳气内伏，万物潜藏的自然景象。

[2] 坼（chè 彻）：裂开。

[3] 匿：《素问》元刻本、道藏本、周对峰本、朝鲜刻本均作"匿"。

[4] 使志若伏若匿，若有私意，若已有得：使神志内藏，如有隐私不能外泄，如获心爱之物而窃喜。

[5] 无泄皮肤，使气亟夺：不要使皮肤过多出汗，导致阳气频繁耗失。亟，频数。

【译文】

冬季的三个月，谓之闭藏，阳气内伏，万物潜藏，水寒成冰，大地开裂。不要扰动阳气，早睡晚起，一定要待到日光照耀时才起身，使神志内藏，好像有隐私而不外泄，又像得到心爱之物而窃喜，避免寒冷，求取温暖，不要使皮肤过多出汗而导致阳气频繁耗失，这是顺应冬季的气候特点而保养闭藏之气的方法。

【原文】

11305 所以圣人春夏养阳，秋冬养阴[1]，以从其根，故与万物沉浮于生长之门[2]。逆其根，则伐其本，坏其真矣。故阴阳四时者，万物之终始也，死生之本也，逆之则灾害生，从之则苛疾[3]不起，是谓得道。道者，圣人行之，愚者佩[4]之。从阴阳则生，逆之则

死，从之则治，逆之则乱。(《素问·四气调神大论》)

【注释】

[1]春夏养阳，秋冬养阴：在春夏季节顺应自然界生长规律调养阳气，在秋冬季节顺应自然界收藏规律调养阴气。养阳，养生养长。养阴，养收养藏。

[2]万物沉浮于生长之门：人与万物一样在生长收藏的生命过程中运动不息。沉，隐没，此指收藏。浮，与沉相对而言，此指生长。门，门径，道路。

[3]苛疾：重病。王冰曰："苛者，重也。"

[4]佩：通"倍"，违逆之意。《说文》云："倍，反也。"

【译文】

精通养生之道的人在春夏季节顺应自然界生长规律调养阳气，在秋冬季节要顺应自然界收藏规律调养阴气，以顺应万物生存的根本，所以与万物一样在生长收藏的生命过程中运动不息。如果违逆了万物生存的根本，就会戕伐生命之本，损坏真元之气。所以阴阳四时是万物的终始，是盛衰存亡的根本，违逆了它就会产生灾害，顺从了它就不会发生重病，这样可谓懂得了养生之道。对于养生之道，圣人加以实行，愚人有所违背。顺从阴阳的规律就能生存，违逆阴阳的规律就会死亡；顺从了阴阳的规律就会正常，违逆了阴阳的规律就会乖乱。

【原文】

11306 必先岁气，无伐天和[1]，无盛盛[2]，无虚虚[3]，而遗人夭[4]殃，无致[5]邪，无失正[6]，绝人长命。(《素问·五常政大论》)

【注释】

[1]必先岁气，无伐天和：治病时，首先应明确主岁之气，不可对抗天气与人气相应的规律。《类经》云："五运有纪，六气有序，四时有令，阴阳有节，皆岁气也。人气应之以生长收藏，即天和也。"

[2]盛盛：用补法治实证，使盛者更盛。

[3]虚虚：用泻法治虚证，使虚者更虚。

　［4］夭：《类经》作"天"。

　［5］致：招引。

　［6］失正：使邪气丧失。

【译文】

　必须首先知道该年的气候，不可违背天人相应的规律，不要使盛者更盛，不要使虚者更虚，否则，造成人体夭折的灾祸；不要招致邪气，不要耗失正气，以免断送人的长久生命。

【按语】

1. 关于四季养生法则

　人以天地之气生，四时之法成。大自然是人类赖以生存的基础，人与之息息相通。四时气候和昼夜晨昏等自然变化直接或间接地影响着人体。与此相应，人类在漫长的进化过程中，逐步形成了适应自然变化的生命机制，以保证人类的生存。人类顺应了自然变化规律，生命活动就能稳定而有序，延年益寿就能得以保证。因此，中医养生学非常强调顺应自然，顺时调养，以维系人体的长寿。《素问·四气调神大论》依据自然四时生长收藏的变化规律，提出了人类要顺从四时的阴阳变化以调神养生：春三月"夜卧早起，广步于庭，被发缓形，以使志生"，以符合"养生之道"；夏三月"夜卧早起，无厌于日，使志勿怒"，以符合"养长之道"；秋三月"早卧早起，与鸡俱兴，使志安宁"以符合"养收之道"；冬三月"早卧晚起，必待日光，使志若伏若匿"，以符合"养藏之道"。人类能顺应四时生长收藏的阴阳变化规律以调养精神情志和生活起居，则体健神旺，可以预防疾病，延年益寿。这一认识充分体现了中医学"天人相应"的整体观思想，具有重要的实践价值。

2. 对"春夏养阳，秋冬养阴"的理解

　《素问·四气调神大论》提出"春夏养阳，秋冬养阴"的养生原则，认为养生应顺时调摄，在春夏季节应顺应自然界生长规律以调养阳气，在秋冬季节应顺应自然界收藏规律以调养阴气，天人相应以利于人体生存长寿，故《素问·五常政大论》曰："无伐天和"。对于"春夏养阳，秋冬养阴"，后世医家多有发挥，马莳认为春夏顺其生长之气即养阳，秋冬顺其收藏之气即养阴。王冰认为养即制也。春夏阳盛，故宜食寒凉以制其亢阳；秋冬阴盛，故宜食温热以抑其盛阴。张介宾认为阳为阴之根，养春夏之阳是为了养秋冬之阴；阴为阳之基，养秋冬之阴是为了养春夏之阳。张志聪认为春夏阳盛于外而虚于内，故当养其内虚之阳；秋冬阴盛于外而虚于内，故当养其内虚之阴。上述各说从不同角度阐发了原文精神，扩大了养生防病的应用范围，对中医养生学具有重要的指导作用。

二、外避邪气

【原文】

11307 谨候虚风而避之，故圣人日[1]避虚邪之道，如避矢石然，邪弗能害，此之谓也。（《灵枢·九宫八风》）

【注释】

[1] 日：顾观光《校记》云："日，疑作曰。"

【译文】

谨慎观测四时不正之气而躲避它，所以圣人说，躲避四时不正之气的方法，如同躲避箭矢石头一样，邪气就不能伤害，说的就是这个道理。

【按语】

邪气泛指各种致病因素，有外感和内伤之别。外感邪气是疾病发生的重要因素，在某些特殊情况下，外感邪气在疾病发生中起着主导作用。因此，中医学认为虽然提高正气是防病养生的上乘之策，但是防止外邪的侵害也是防病养生不可缺少的手段，正如《素问·刺法论》所云："不相染者，正气存内，邪不可干，避其毒气"，强调防病养生既要提高正气，又要外避邪气。《灵枢·九宫八风》则曰"避虚邪之道，如避矢石然"，告诫人们要特别防范外邪的侵害，从而达到防病养生的目的。

三、调摄精神

【原文】

11308 是以志闲而少欲，心安而不惧[1]，形劳而不倦，气从以顺，各从其欲，皆得所愿。故美^[2]其食，任其服^[3]，乐其俗^[4]，高下不相慕^[5]，其民故曰^[6]朴^[7]。是以嗜欲不能劳其目，淫邪不能惑其心，愚智贤不肖不惧于物^[8]，故合于道^[9]。所以能年皆度百岁而动作不衰者，以其德全不危^[10]也。（《素问·上古天真论》）

【注释】

［1］惧：焦虑。《荀子》云："故有知非以虑是，则谓之惧。"

［2］美：《新校正》云："按别本美一作甘。"《千金》作"甘"。

［3］任其服：《千金》作"美其服"。着衣随便。

［4］乐其俗：在任何风俗环境下生活，都感到快乐。

［5］高下不相慕：无论社会地位尊或卑，不互相倾慕。

［6］曰：《新校正》云："按别本曰作日。"《千金》作"日"。

［7］朴：淳朴敦厚。

［8］不惧于物：不为外界物欲所惊扰。

［9］于道：《新校正》云："按全元起注本云：合于道数。"《甲乙经》《千金》作"合于道数"。

［10］德全不危：懂得修身养性之道，并全面实施之，可免受内外邪气的危害。德，修养有得于心。全，全面实施。不危，不会有内外邪气的危害。

【译文】

心志安闲，少有欲望，心情安定，没有恐惧，形体劳作而不疲倦，真气调达和顺，各人都能随其所欲而达到自己的愿望。所以吃什么食物都觉得甘美，着衣随便，在任何风俗环境下生活，都感到快乐，社会地位无论高低，都不相倾慕，这样的民众称得上淳朴敦厚。因而各种嗜好欲望都不能引起他的注目，任何淫乱邪僻不能惑乱他的心志。愚笨、聪明、有才能、无才能的人，都不为外界物欲所惊扰，所以符合养生之道。之所以能够年寿都超过百岁而动作不显得衰老，是由于懂得修身养性之道，并全面实施之，从而免受内外邪气的危害所致。

【原文】

11309 是以圣人为无为^[1]之事，乐恬憺之能^[2]，从欲快志于虚无之守^[3]，故寿命无穷，与天地终，此圣人之治身也。（《素问·阴

阳应象大论》)

【注释】

[1]无为：顺乎自然。

[2]恬惔之能：安静淡泊的状态。能，通"态"。虚无，心无杂念

[3]虚无之守：心无杂念的境界。守，《素问校义》云："守字义不相属，当为宇。胡澍曰："当作宇。"意为境地。

【译文】

精通养生之道的人做顺乎自然的事，乐于安静淡泊的状态，居于心无杂念的境界，使心志快乐自如，所以寿命就会无穷，尽享天年，这是精通养生之道的人保养身体的方法。

【原文】

11310 喜怒不节，寒暑过度，生乃不固。(《素问·阴阳应象大论》)

【译文】

喜怒不加以节制，过分触冒寒暑，生命就会不牢固。

【原文】

11311 故喜怒伤气，寒暑伤形。暴怒伤阴[1]，暴喜伤阳[2]。(《素问·阴阳应象大论》)

【注释】

[1]暴怒伤阴：暴怒则肝气横逆而血乱，故伤阴。阴，此指肝。

[2]暴喜伤阳：暴喜则心气弛缓而神逸，故伤阳。阳，此指心。

【译文】

喜怒过度损伤气机，寒暑侵袭损伤形体；大怒则肝气横逆而血乱，大喜则心气弛缓而神逸。

【按语】

中医养生学历来认为"养生贵乎养神"，通过怡养心神、调摄情志等方法以使人们得以延年益寿。《内经》创立了众多调神养生的方法，如《素问·阴阳应象大论》曰："是以圣人为无为之事，乐恬惔之能，从欲快志于虚无之守"，提倡恬惔虚无以养生。《素问·上古天真论》云："独立守神"，提倡"精

神内守"以养生；又曰："以恬愉为务，以自得为功"，提倡愉悦自得以养生。此外，《素问·上古天真论》还提倡"淳德全道"以养生。而《素问·阴阳应象大论》提出"喜怒不节……生乃不固"，从而反证了调节情志对人们防病养生的重要性。

四、调和五味

【原文】

11312 阴[1]之所生，本在五味[2]，阴之五宫[3]，伤在五味。（《素问·生气通天论》）

11313 是故谨和五味[4]，骨正筋柔，气血以流，腠理[5]以密，如是则骨气[6]以精[7]，谨道[8]如法，长有天命[9]。（《素问·生气通天论》）

【注释】

[1]阴：指阴精。

[2]五味：酸、苦、甘、辛、咸五种味道的饮食物或药物。有时亦单指这五种味觉。

[3]阴之五宫：即五脏。宫，居室，因阴精贮藏于五脏之内，所以称五脏为"阴之五宫"。

[4]谨和五味：杨上善曰："调和五味各得其所者，则咸能资骨，故骨正也，酸能资筋，故筋柔也。辛能资气，故气流也。苦能资血，故血流也。甘能资肉，故腠理密也。"

[5]腠理：皮肤、肌肉和脏腑的纹理。

[6]骨气：《素问》元刻本、朝鲜刻本、道藏本及《太素》作"气骨"。

[7]骨气以精：骨气精壮，骨骼有力。

[8]谨道："道"有"行"的意思。"谨道如法"是说按着养生方法去做。

[9]天命：即人类寿命的自然规律。

【译文】

精血的产生，根源于对饮食五味的物质摄取；但是，贮藏精血的五脏，又因为过食五味而受伤害。

所以把五味调和得适当，使得骨骼正直，筋脉柔和，气血流通，腠理固密，这样就气骨精强了。要是能够严格地按着养生的方法去做，就可以享受天赋的寿命了。

【原文】

11314　五谷为养，五果为助，五畜为益，五菜为充，气味合而服之，以补精益气。（《素问·脏气法时论》）

【译文】

五谷用来作为补养的，五果用来作为补助的，五畜用来作为补益的，五菜用来作为补充的，将谷果畜菜之气味合而服之，可以补益精气。

【原文】

11315　食饮衣服，亦欲适[1]寒温，寒无凄怆，暑无出汗。食饮者，热无灼灼，寒无沧沧[2]。寒温中适，故气将持[3]，乃不致邪僻也。（《灵枢·师传》）

【注释】

[1]适：适宜。

[2]沧沧：寒凉。

[3]故气将持：《太素》作"真气内守"。

【译文】

饮食衣服也要寒温适宜。天寒时加厚衣服，不要受寒着凉；天热时减少衣服，不要过热出汗。饮食不要过热过寒。寒温适中，真气就能内守，才不会使邪气侵袭人体。

【原文】

11316　久而增气，物化之常也。气增而久，夭之由也。（《素问·至真要大论》）

【译文】

饮食五味日久可增加五脏之气，这是五味入胃后所起气化作用的一般规律，脏气增长日久而形成过胜，则是导致夭折的原因。

【按语】

《素问·生气通天论》曰："阴之所生，本在五味，阴之五宫，伤在五味。"故中医养生学非常强调"谨和五味"。《素问·脏气法时论》云："五谷为养，五果为助，五畜为益，五菜为充，气味合而服之，以补精益气"。强调通过合理调配各种谷果肉菜，无令有偏，以使其气味和谐，有利于补益人体精气，从而有益于人体长寿。《内经》非常反对五味偏嗜，认为长期嗜好某种性味的饮食，会导致相应之脏气偏盛，出现五脏之间平衡关系失调，从而影响人体生命。故《素问·至真要大论》曰："久而增气，物化之常也，气增而久，夭之由也"。同时，《内经》也反对饮食寒热偏嗜，认为过分偏嗜寒热饮食，会造成人体阴阳失调，进而影响人体健康，故《灵枢·师传》云："食饮者，热无灼灼，寒无沧沧。"除了"谨和五味"，《素问·上古天真论》还主张"食饮有节……而尽终其天年"，对中医养生保健同样有重要的指导意义。

五、房事有节

【原文】

11317 能知七损八益[1]，则二者[2]可调，不知用此，则早衰之节[3]也。(《素问·阴阳应象大论》)

【注释】

[1] 七损八益：古代房中术指七种损害精气、八种有益精气的做法。

[2] 二者：阴阳。

[3] 之节：《甲乙经》无"之节"二字。

【译文】

能够知道房中七种损害精气、八种有益精气的做法，阴阳就可以调摄。否则，就会早早衰弱。

【按语】

中医学认为肾中精气的盛衰决定着人体的生长壮老过程，进而影响着人体生命的寿夭。肾中精气充盛，则人体精力充沛，身体强健，不易衰老而寿命延长；肾中精气亏乏，则精神疲惫，体质虚弱，容易衰老而寿命缩短。房劳过度易伤肾精，故中国养生学历来提倡房事有度，节欲保精。反之，则如《素问·上古天真论》所曰："以欲竭其精，以耗散其真……故半百而衰也。"男女情欲不可绝亦不宜纵。《素问·阴阳应象大论》云："能知七损八益，则二者可调；不知用此，则早衰之节也。"由此可见，房事有度、节欲保精对人体延年益寿具有重要作用。此外，房事有度、节欲保精也有益于优生优育。张景岳曰："凡寡欲而得之男女，贵而寿；多欲而得之男女，浊而夭。"

六、起居有常

【原文】

11318 故阳气者，一日而主外，平旦[1]人气[2]生，日中而阳气隆，日西而阳气已虚，气门[3]乃闭[4]。是故暮而收拒，无扰筋骨，无见雾露，反此三时[5]，形乃困薄[6]。（《素问·生气通天论》）

【注释】

[1] 平旦：清晨太阳刚刚冒出地平线的时候。

[2] 人气：此指阳气。《素问注证发微》云："一说'人'为'阳'字之误。"

[3] 气门：汗孔。

[4] 闭：《太素》作"开"。

[5] 三时：指上文的平旦、日中、日西三个时段。

[6] 困薄：困乏虚损。

【译文】

人体的阳气，白天主司体表，清晨的时候，阳气开始活跃，并趋向于外；中午时，阳气最为旺盛；太阳偏西时，体表的阳气逐渐虚少，汗孔就闭合。所以到了晚上，阳气收敛拒守于内，这时不要扰动筋骨，不要冒犯雾露。如果违反了平旦、日中、日西三个时段的阳气活动规律，形体就会困乏虚损。

【原文】

11319 今时之人不然也，以酒为浆[1]，以妄[2]为常，醉以入房[3]，以欲竭其精，以耗[4]散其真，不知持满[5]，不时[6]御神[7]，务

快其心，逆于生乐^[8]，起居无节，故半百而衰也。(《素问·上古天真论》)

【注释】

[1] 以酒为浆：把酒当作水浆一样。

[2] 妄：《甲乙经》作"安"。

[3] 入房：行房事。

[4] 耗：嗜好，与前文"欲"义同。《新校正》云："按《甲乙经》'耗'作'好'"。

[5] 持满：保持精气盈满。

[6] 时：此指按时，有节制。

[7] 御神：驾驭和使用精神

[8] 务快其心，逆于生乐：贪图一时快乐，违背生命长久安乐。

【译文】

把酒当作水浆一样饮用，时常行为妄乱，饮醉酒而行房事，因恣情纵欲而损竭肾精，因满足嗜好而耗散真气，不知道保持体内精气的盈满，不能调控精神，专求心志的一时快乐，违背生命长久安乐，起居作息毫无规律，所以到半百之年就衰老了。

【按语】

人类生活在自然之中，与自然息息相关。人们的起居只有与自然阴阳消长的变化规律相适应，才有利于长寿。《素问·四气调神大论》根据自然四时生长收藏的阴阳变化规律，提出了春三月，人们宜"夜卧早起，广步于庭"；夏三月，人们宜"夜卧早起，无厌于日"；秋三月，人们宜"早卧早起，与鸡俱兴"；冬三月，人们宜"早卧晚起，必待日光"。《素问·生气通天论》则根据自然昼夜晨昏的阴阳变化规律，提出"故阳气者，一日而主外，平旦人气生，日中而阳气隆，日西而阳气已虚，气门乃闭。是故暮而收拒，无扰筋骨，无见雾露，反此三时，形乃困薄。"起居有常是中医学用于祛病强身、益寿延年的重要法则，正如《素问·上古天真论》所云："起居有常……而尽终其天年"。